STEPHEN N. ROUS, M.D.

Guia completo

da

PRÓSTATA

Informação médica sobre sintomas e tratamento

STEPHEN N. ROUS, M.D.

Guia completo da PRÓSTATA

Informação médica sobre sintomas e tratamento

São Paulo
2010

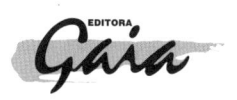

EDITORA
Gaia

THE PROSTATE BOOK
Copyright © 2001, 1994, 1992, 1988 by Stephen Rous

1ª Edição, Editora Gaia, São Paulo 2010

Diretor-Editorial
Jefferson L. Alves

Diretor de Marketing
Richard A. Alves

Gerente de Produção
Flávio Samuel

Coordenadora-Editorial
Dida Bessana

Assistentes-Editoriais
Alessandra Biral
João Reynaldo de Paiva

Tradução
Adriana B. M. Ament

Preparação de Texto
Tatiana Souza

Revisão
Nair Kayo
Ana Carolina G. Ribeiro

Capa
Reverson R. Diniz

Projeto e Diagramação
Luana Alencar

Dados Internacionais de Catalogação na Publicação (CIP)
(Câmara Brasileira do Livro, SP, Brasil)

Rous, Stephen N.
  Guia completo da próstata : informação médica sobre sintomas e tratamento / Stephen N. Rous ; tradução de Adriana B. M. Ament. – 1. ed. – São Paulo : Gaia, 2010.

  Título original : The prostate book
  Bibliografia
  ISBN 978-85-7555-070-0

  1. Próstata – Anatomia. 2. Próstata – Doenças. 3. Próstata – Fisiologia. 4. Próstata – Obras de divulgação. I. Título.

10-01832   CDD-616.65
                                              NLM-WJ 750

Índices para catálogo sistemático
1. Próstata : Medicina : Obras de divulgação   616.65

Direitos Reservados
Editora Gaia Ltda.
(pertence ao grupo Global Editora
e Distribuidora Ltda.)

Rua Pirapitingui, 111-A – Liberdade
CEP 01508-020 – São Paulo – SP
Tel.: (11) 3277-7999 – Fax: (11) 3277-8141
e-mail: gaia@editoragaia.com.br
www.editoragaia.com.br

Obra atualizada conforme o
Novo Acordo Ortográfico da Língua Portuguesa

Colabore com a produção científica e cultural.
Proibida a reprodução total ou parcial
desta obra sem a autorização do editor.

Nº de Catálogo: **3139**

Com todo o meu amor, este livro é dedicado a
Margot, Ben, David e Elizabeth.

Sumário

Agradecimentos 9
Introdução 11
1 Anatomia e função normais 15
2 Como o médico faz seu diagnóstico 21
3 Infecção e inflamação na próstata e da uretra prostática e síndrome de dor pélvica crônica 56
4 Hiperplasia benigna da próstata 68
5 Câncer de próstata 94
6 Técnicas minimamente invasivas, procedimentos cirúrgicos e radioterapia 125
7 O que você (paciente) pode esperar de cada passo do caminho 157
8 Complicações da cirurgia da próstata 177
Glossário 199
Índice remissivo 218

Agradecimentos

Escrever um livro como este dá, sem dúvida, muito trabalho, mas é um trabalho bem pago porque tenho esperança de que ele ajudará os homens que sofrem de uma ou outra doença da próstata a entender melhor seu problema e as possíveis escolhas de tratamento. Mais ainda, escrever um livro como este é muito prazeroso por causa da ajuda e cooperação dos colegas com quem trabalhei em vários períodos de minha carreira. Nesse sentido, gostaria de expressar meu profundo apreço a muitos colegas que me deram sua imensurável ajuda enquanto eu escrevia este livro.

Dr. Michael Blute, professor e chefe da área de urologia na Clínica Mayo, e dr. Horst Zincke, professor de urologia na Clínica Mayo, ajudaram muito, oferecendo várias informações sobre prostatectomia radical e terapia hormonal para o tratamento do câncer de próstata. Dra. Reza Malek, da Clínica Mayo, e dr. Barry Stein, chefe da área de urologia da Universidade Brown, foram generosos compartilhando seu conhecimento sobre tratamento a laser da próstata. Dr. Robert Amdur, professor de radiologia da Universidade da Flórida, foi o colega com quem trabalhei mais intimamente enquanto ele esteve em Dartmouth, e eu lhe agradeço por me ajudar com sua fonte de conhecimento sobre radioterapia contra o câncer de próstata; também a dra. E. Ann Gormley, outra colega de Dartmouth, foi muito gentil ao explicar os prós e os contras dos exames urodinâmicos. Gostaria de agradecer à dra. Judd Moul, do Centro Médico militar Walter Reed, que generosamente compartilhou comigo seu extenso conhecimento sobre a determinação do PSA e do teste de PSA, e também à dra. Nancy Dawson, que já trabalhou no Centro Médico militar Walter Reed e que agora é professora de medicina na Universidade de Maryland, que foi muito generosa ao me atualizar sobre as mais recentes descobertas no tratamento do câncer de próstata avançado. Na instituição onde trabalhei, a Universidade Médica da Carolina do Sul, quero agradecer ao dr. Robert Nelson, professor de urologia, assim como à dra. Pamela Ellsworth, professora assistente de urologia e minha colega em Dartmouth, por ajudar atualizando-me no que se refere aos mais novos tratamentos para a disfunção erétil. Também da Universidade Médica da Carolina do Sul, estou em dívida com a dra. Nancy Curry, professora de radiologia, por permitir que eu utilizasse a maioria, se não todos, dos exames de raios X e tomografias deste livro.

A sra. Betty Goodwin, ex-chefe de ilustrações médicas da Universidade Médica da Carolina do Sul, foi capaz de expressar muito bem pensamentos e ideias em belíssimos desenhos que ilustram perfeitamente o que eu esperava mostrar.

Finalmente, estou verdadeira e totalmente em dívida com Susan Pullen, minha secretária na Universidade Médica da Carolina do Sul, agora aposentada e vivendo feliz nas montanhas da Carolina do Norte. A sra. Pullen foi responsável por transcrever cada palavra deste livro, de todas as suas edições anteriores e virtualmente quase todos os livros que escrevi, e ela nunca perdeu a calma enquanto revisava os manuscritos infinitas vezes. Suas muitas excelentes sugestões foram aceitas com gratidão, e sempre apreciarei sua incrível eficiência e esplêndida alegria enquanto trabalhava em seu processador de texto por muitas e muitas horas. Ela é de fato um ser humano único. Durante muitos anos, antes e depois de conhecer essa mulher maravilhosa, não tive a sorte de trabalhar com outra pessoa que tivesse a metade de sua capacidade, competência e amabilidade!

Introdução

Pessoas leigas pedem, com frequencia, que eu descreva minha especialidade em urologia. A melhor resposta que consigo dar é que a urologia é o tratamento clínico e cirúrgico das doenças do trato urinário de homens, mulheres e crianças e dos órgãos reprodutores masculinos. Às vezes, digo também que essas muitas e variadas doenças ocorrem em todas as faixas etárias, desde o recém-nascido até o bem idoso. Mas antes que eu possa falar muito mais sobre meu assunto favorito, em geral sou interrompido por um homem perguntando: "Urologia? Trato urinário? Sistema reprodutivo? Isso quer dizer que você sabe tudo sobre a próstata também. Escuta, detesto falar sobre trabalho fora do horário comercial, mas você poderia apenas explicar por que é que...".

Esse homem com um problema não é muito diferente dos homens com quem me encontrei durante quarenta anos, praticando urologia. Sem dúvida, a próstata parece gerar mais dúvidas, mal-entendidos, preocupações e ansiedade do que qualquer outra parte do trato geniturinário masculino. Entretanto, na verdade isso não é nenhuma surpresa, porque a próstata realmente causa mais preocupação a muitos homens do que qualquer outra estrutura do corpo, e os sintomas e as dificuldades que surgem na próstata acontecem durante quase toda a vida adulta do homem.

Quando meu editor perguntou pela primeira vez, em 1987, se eu estava disposto a escrever um livro sobre a próstata, literalmente pulei e agarrei a oportunidade, porque descobri que a maior parte dos tratamentos da especialidade que amo tanto é feita por pacientes com problemas na próstata. Diariamente me vejo explicando aos pacientes porque sua próstata está causando problema, discutindo a razão do tratamento recomendado – seja clínico, seja cirúrgico – e, em particular, acabando com os muitos mitos e grandes mentiras que os pacientes ouvem sobre a próstata. Então, fiquei feliz por escrever um livro como este, para beneficiar meus pacientes e os pacientes de meus colegas. Talvez este livro devesse ser dedicado a todos os homens que já sofreram de qualquer doença na próstata e talvez àqueles que ainda sofrerão o infortúnio de suas aflições.

Se você está lendo este livro, imagino que lhe disseram que você tem uma doença na próstata, ou talvez você ache que pode ter uma dessas doenças, ou talvez conheça alguém acometido por um desses males. Neste livro tentarei ajudá-lo a entender a próstata o máximo possível para que você e seu médico sejam capazes de superar seu problema, de lidar com ele, ou pelo menos que você consiga aprender a como viver com ele.

Há três tipos distintos de doenças que afetam a próstata e elas ocorrem, em sua maioria, em períodos diferentes da vida do homem. A infecção e a inflamação da próstata tendem a ocorrer em idade relativamente jovem, tendo a maioria dos homens com esse problema idade entre 25 e 45 anos. A segunda doença é a hiperplasia benigna da próstata, mais conhecida como HBP, que em geral começa a apresentar sintomas por volta dos 45 a cinquenta anos. A HBP é extremamente comum e é provável que a maioria dos homens dos Estados Unidos com mais de cinquenta anos tenha pelo menos alguns dos sintomas dessa doença. A última doença a afetar a próstata é o câncer, incomum antes dos cinquenta anos, mas cuja frequência aumenta com a idade. O câncer de próstata é o câncer mais comum nos homens dos Estados Unidos (depois do câncer de pele) e é a segunda causa de morte por câncer mais comum (após o de pulmão). Neste livro discutirei de forma ampla cada uma dessas três condições para que você tenha um entendimento completo sobre os sintomas que elas produzem, os vários testes que, em minha opinião, devem ser usados para seu diagnóstico e as formas específicas de terapia que considero mais efetivas para cada um desses grupos de doenças.

Aprendi que a próstata difere em muitas maneiras de outras estruturas do corpo que tendem a ter os mesmos tipos de doenças. A maioria dos homens acha que ela é uma estrutura genital ou sexual, e suponho que pensem no sentido mais estrito das palavras, pois a principal função da próstata é produzir o fluido no qual os espermatozoides saem do corpo durante o orgasmo e a ejaculação. Infelizmente, entretanto, por causa da percepção da próstata como uma estrutura sexual, percebi que a maioria dos homens tende a ter muito medo de doenças na próstata de qualquer tipo. Em geral, eles estão muito mais preocupados do que eu esperaria que estivessem tendo como base apenas seus sintomas. Fico constantemente impressionado com a crença de que a infecção ou inflamação da próstata ou até mesmo a HBP levarão à mais pavorosa das doenças, a impotência sexual! Descobri que esse único medo é a principal preocupação de quase todos os homens. Esse medo se baseia em parte na aterrorizante perspectiva de não ser mais capaz de ter relações sexuais, mas descobri também que para a maioria dos homens a capacidade de ter uma relação sexual é tão importante quanto o ato em si, porque esses homens acham que não podem ser homens de verdade se não puderem ter relações sexuais.

Se há algo que aprendi com os pacientes em quarenta anos é que simplesmente tratar seus males físicos não é o suficiente quando esses males têm origem na próstata. Todo o tempo extra utilizado para analisar a doença, explicar exatamente o que ela é e, em particular, repetir e assegurar que esses problemas da próstata não estão relacionados com a capacidade de ter relações sexuais é um tempo extremamente bem usado. Foi estimado que cerca da metade das reclamações que levam os pacientes a se consultar com clínicos gerais são de origem psicossomática. Se, por um lado, não acredito que esse número esteja próximo de ser tão alto em se tratando de problemas urológicos apresentados a um urologista, por outro, estou total e absolutamente convencido da necessidade de se reconhecer a angústia e o grande medo de muitos pacientes, e que se deve utilizar o tempo que for necessário para lidar com essas preocupações, aniquilar esses medos e assegurar aos pacientes que suas horríveis previsões não se materializarão.

Como as doenças da próstata são muito difundidas e predominantes, descobri que a maioria delas é tratada a princípio por um clínico geral. Isso é, em geral, satisfatório no início e em caso de o paciente responder rapidamente à terapia. Entretanto, para os pacientes com infecção ou inflamação que não melhora, para os que têm sintomas da HBP e, em particular, para os que têm câncer de próstata, acredito que a melhor forma de terapia é a ministrada por um urologista.

Como essa é uma declaração muito forte, devo explicá-la. Apenas um urologista recebeu o treinamento extensivo e primoroso que o tratamento dessas complexas doenças urológicas requer. O treinamento de um urologista é longo e árduo, estende-se por dois a três anos após a graduação em uma faculdade de medicina. Ele acontece em um programa aprovado e, invariavelmente, em um centro médico universitário altamente especializado. Durante o curso desses anos, o urologista em estado embrionário, conhecido como residente de urologia, é exposto a todo o conjunto das doenças urológicas. Diagnóstico e tratamento urológicos são ensinados a ele nesses centros médicos universitários por professores de urologia, muitos deles educadores e doutores reconhecidos. O processo educacional do residente de urologia segue passo a passo até culminar no ano final do treinamento, em que o residente é de fato responsável pelo tratamento clínico e cirúrgico de um grande número de pacientes, sempre sob a supervisão de um membro do corpo docente da universidade. No Brasil, alguns urologistas são Titulares da Sociedade Brasileira de Urologia, título obtido após dois anos de residência médica em cirurgia geral e três anos em urologia e aprovação em um exame de qualificação, em que constam provas escrita e oral e apresentação de trabalho de pesquisa.

A urologia, como quase todos os outros ramos da medicina, é tanto uma arte quanto uma ciência. Isso significa, entre outras coisas, que o tratamento de pacientes não é necessariamente algo definido como "depois de A vem sempre B", como seria na ciência pura. Com frequência, há muitas opções de tratamento para a mesma doença, pois não existe um tratamento que funcione o tempo todo. De forma similar, os passos para o diagnóstico dos sintomas de um paciente não são sempre os mesmos e nem todos os médicos fazem escolhas iguais para a mesma situação.

Médicos diferentes, com o mesmo talento e capacidade, seguirão caminhos diferentes para o mesmo diagnóstico e utilizarão métodos de tratamentos diferentes para a mesma doença. Nenhum médico está necessariamente errado, pois as diferenças refletem o fato de que nas mãos de um determinado médico um tratamento mostrou, de forma consistente, melhores resultados do que outro e que os médicos têm experiências diferentes que os levam a conclusões diferentes. Neste livro, expressei minhas opiniões próprias sobre os diagnósticos e tratamentos de muitos problemas urológicos. Entretanto, as minhas opiniões são apenas as minhas opiniões e certamente não significam que quem tem opinião diferente esteja errado.

Espero que este livro venha ao encontro das expectativas de meus leitores; ficarei satisfeito se ele der conforto e segurança aos homens que sofrem de várias doenças da próstata.

1

Anatomia e função normais

Sempre achei o estudo de anatomia entediante. Envolve trabalho de memorização sem a necessidade de pensar muito. Mas também cheguei à conclusão que o conhecimento íntimo de anatomia não é necessário para os clínicos gerais, mas é muito importante para os cirurgiões que precisam fazer uso diário desse conhecimento.

Também acredito que conhecimento básico de anatomia e das funções normais da próstata o ajudarão a entender melhor qualquer problema que você possa ter e seu tratamento.

A próstata normal de um homem adulto situa-se entre a bexiga e o esfíncter uretral externo e é o músculo que um homem contrai quando quer cortar o fluxo urinário (Fig. 1-1). A próstata de um adulto é aproximadamente do tamanho e formato de uma castanha grande e pesa cerca de 20 g. Quando um menino nasce, sua próstata tem o tamanho aproximado de uma ervilha. Ela aumenta gradualmente até a puberdade; então há um período de crescimento rápido que continua até a terceira década de vida, quando atinge seu tamanho adulto e, então, assim permanece até por volta dos quarenta ou 45 anos. É nessa época que começa a hiperplasia benigna da próstata (HBP) para a maioria dos homens. A HBP é o processo de envelhecimento na presença do hormônio masculino (testosterona) em que a próstata aumenta pela multiplicação de suas células, o que em geral é acompanhado por dificuldade para urinar. Esse crescimento continuará de forma bem lenta até a morte. Em relativamente poucos homens, muito afortunados, a HBP não se desenvolve; esses homens nunca terão nenhum dos sintomas comumente associados a esse problema. Nesses muito poucos homens de sorte, a próstata diminui de forma demorada durante os anos de vida, o que não é um problema para eles.

Descobri que o dado anatômico mais confuso para os pacientes e até mesmo para alguns médicos também pode ser confuso para você. Eu me

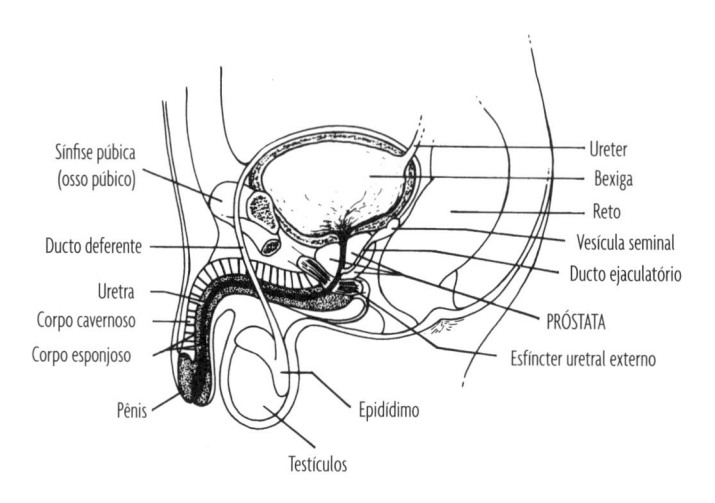

Figura 1-1. O trato geniturinário masculino completo. Esta figura mostra a relação da próstata com a bexiga e com o esfíncter ureteral externo; também ilustra as outras estruturas do trato geniturinário. Esta é uma visão lateral obtida através do ponto médio do corpo masculino.

refiro à relação da próstata com a uretra prostática, da uretra prostática com o restante da uretra e da próstata com a bexiga. A melhor forma que encontrei para simplificar isso foi pensar na próstata como uma maçã sem o centro (Fig. 1-2). A uretra prostática será então a porção da uretra que está dentro da próstata e que tem precisamente a mesma relação anatômica com a próstata que o centro da maçã tem com a maçã em si. A uretra inteira é um canal através do qual a urina flui quando sai da bexiga; a uretra prostática é a primeira parte do canal (Fig. 1-3). A uretra prostática termina no esfíncter uretral externo. Aí fica o músculo do esfíncter que, quando está urinando, você contrai de forma voluntária para interromper repentinamente o fluxo. A porção bem pequena da uretra que passa através do músculo do esfíncter externo é conhecida como uretra membranosa. A próxima parte da uretra, que vai da bexiga ao pênis, é conhecida como uretra bulbosa. A última e muitas vezes a mais longa porção da uretra é a externa, conhecida como uretra peniana ou pendular. Você notará que a porção interna da uretra pode às vezes ser quase tão longa quanto a externa. Repito, a uretra prostática nada mais é do que um canal reto que atravessa a próstata pelo qual a urina flui assim que sai da bexiga.

Se você observasse sua próstata em um microscópio, veria que ela é composta por músculos, glândulas e tecidos fibrosos e conectivos. São os mesmos tipos de tecido que compõem a HBP. A única diferença entre o tecido normal

Stephen N. Rous, M.D.

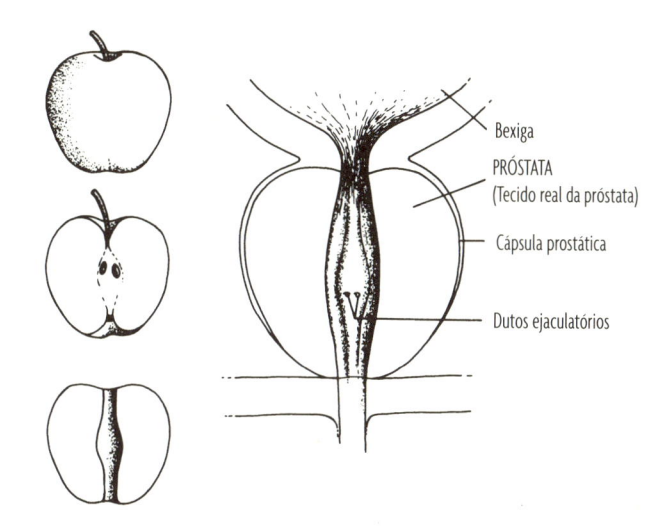

Figura 1-2. A próstata. Aqui a próstata é ilustrada como se fosse uma maçã cortada ao meio e com o centro removido.

da próstata e o tecido da HBP é que no último, em geral, a proporção de tecido muscular e fibroso em relação ao tecido glandular é maior do que no primeiro.

Há muitas pequenas glândulas dentro da próstata e cada uma delas joga sua secreção em um dos ductos prostáticos durante o orgasmo e a ejaculação. Esses ductos, por sua vez, terminam dentro da uretra prostática. Os ductos por onde passam os espermatozoides também terminam na uretra prostática; eles são chamados ductos ejaculatórios. Além de levar os espermatozoides para a uretra prostática, eles também levam fluidos das vesículas seminais, que são duas estruturas em forma de sacos situadas atrás da base da bexiga. As vesículas seminais servem como área de armazenamento de espermatozoides e proveem alguns dos fluidos que servem como nutrientes para os espermatozoides. A vasta maioria destes últimos chega aos ductos ejaculatórios via ductos deferentes, estruturas pareadas, em formato de corda, através das quais o esperma é transportado dos testículos e epidídimo. Em uma operação contraceptiva muito popular, conhecida como vasectomia, os ductos deferentes são divididos. Durante o orgasmo, os fluidos da próstata e os espermatozoides que saem das vesículas seminais vão para a uretra prostática por causa das contrações dos músculos da próstata e das vesículas seminais. Essa mistura de fluidos é então impulsionada para fora durante a ejaculação, em razão das contrações espasmódicas dos músculos ao redor da uretra.

A próstata é referida como um órgão sexual secundário. É considerada uma parte secundária (e não primária) no trato reprodutivo (ou sexual) por-

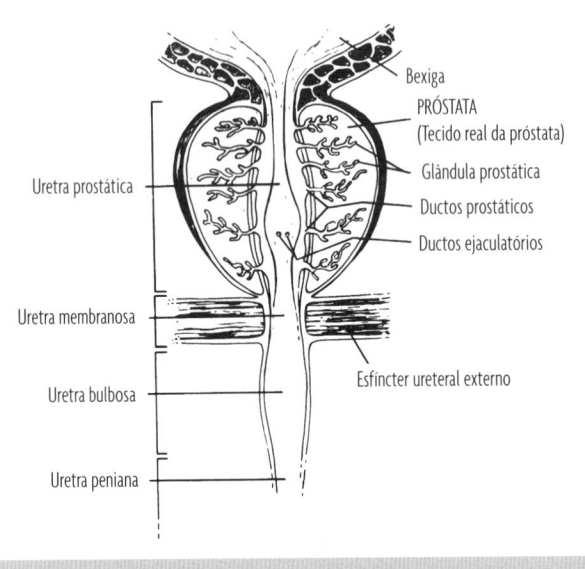

Figura 1-3. A relação entre a próstata e a uretra prostática e entre cada uma das outras porções da uretra.

que, embora sua única função seja sexual, ela está envolvida apenas de forma indireta na procriação. Obviamente, os testículos são o local de produção dos espermatozoides e o pênis é necessário para levar estes últimos até o fundo da vagina. Os testículos e o pênis são, portanto, considerados órgãos sexuais primários. A próstata é considerada uma glândula porque produz secreções, o que vai ao encontro dessa definição. Essas secreções são produzidas dentro da próstata e entram na uretra prostática com os fluidos dos ductos ejaculatórios no momento do orgasmo e da ejaculação (Fig. 1-4). Todas essas secreções saem do corpo durante a ejaculação e, portanto, a próstata é uma glândula de secreção externa. Por outro lado, o corpo masculino possui também glândulas endócrinas, como os testículos, a suprarrenal e a pituitária, que produzem secreções internas que percorrem todo o corpo via corrente sanguínea.

A principal função da próstata é produzir o fluido que compõe a maior parte do sêmen. O propósito primário desse fluido é servir como veículo para o espermatozoide sair do corpo na hora da ejaculação. Secundariamente, o fluido prostático provê nutrição para o espermatozoide.

A compreensão do aparelho reprodutivo masculino será útil para que você possa ver o papel da próstata de uma perspectiva adequada (Fig. 1-5). Cada testículo está localizado no saco escrotal e tem duas funções principais, ambas controladas por hormônios da glândula pituitária. Primeiro, os testículos produzem os espermatozoides necessários para a procriação. Isso acontece em túbulos muito pequenos dentro dos testículos, conhecidos

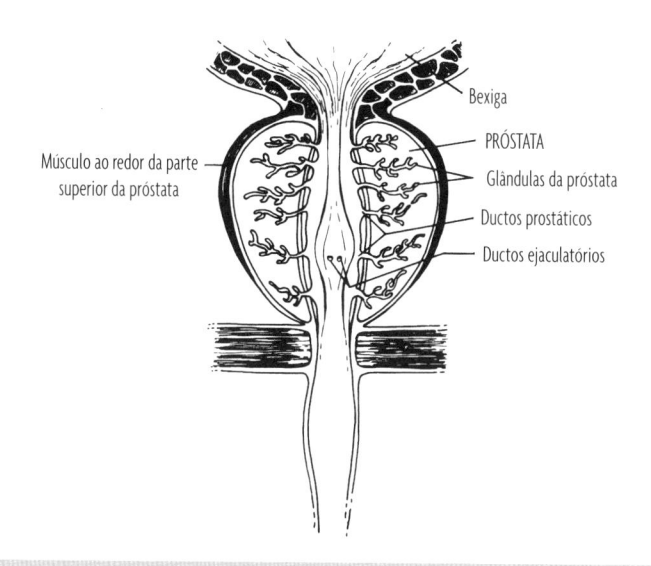

Figura 1-4. A próstata e as inúmeras glândulas dentro dela e as relações dessas glândulas com os dutos prostáticos exibidos. Note a presença dos dutos ejaculatórios, que terminam dentro da uretra prostática a partir dos dutos deferentes e das vesículas seminais.

como túbulos seminíferos. O testículo também produz quase todo o hormônio principal do corpo masculino, a testosterona. Ela é produzida pelas células de Leydig, que também se localizam no testículo. Essas células liberam a testosterona diretamente na corrente sanguínea. Por essa razão, o testículo é considerado uma glândula endócrina. Os espermatozoides produzidos nos testículos convergem para uma rede de ductos que chegam até o epidídimo, uma estrutura bem atrás dos testículos, conectada a eles por uma rede de ductos (a rede testicular).

O epidídimo é uma estrutura longa, como uma mola tubular que provê um local de armazenamento em que os espermatozoides podem amadurecer e então seguir seu caminho quando necessário. Os ductos deferentes são um par de estruturas tubulares muito musculosas que transportam os espermatozoides do epidídimo até as vesículas seminais e os ductos ejaculatórios. Estes, por sua vez, levam os fluidos até a uretra prostática no momento do orgasmo e da ejaculação. Os músculos dos ductos deferentes servem para propulsar os espermatozoides na direção da uretra prostática. A vesícula seminal em si é uma estrutura pareada que, na verdade, é pouco mais que um saco de armazenamento localizado atrás da base da bexiga. Ela produz e armazena um fluido nutriente utilizado pelos espermatozoides durante seu caminho através da uretra em direção à vagina da mulher, ao útero e às tubas uterinas, a fim de fertilizar um óvulo. Os espermatozoides também são armazenados dentro das

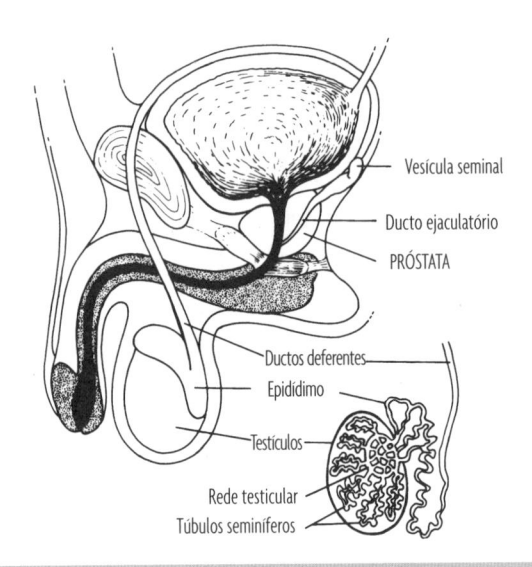

Figura 1-5. O sistema reprodutivo masculino, com detalhes dos testículos e das relações dos testículos com o epidídimo, com os dutos deferentes, com a vesícula seminal e com o duto ejaculatório mostrado.

vesículas seminais. O quanto é armazenado varia em função da frequência de ejaculação.

Durante o estímulo sexual, o pênis fica ereto por causa do aumento do fluxo sanguíneo dentro do par de corpos esponjosos (corpos cavernosos) que existe dentro dele. No ponto mais alto da excitação sexual, acontece o orgasmo, um fenômeno produzido por contrações musculares que propelem os espermatozoides e fluidos da próstata e das vesículas seminais para a uretra prostática e depois para fora do corpo, conhecido como ejaculação. Os músculos fortes que envolvem a próstata e a uretra propelem a ejaculação para fora e, ao mesmo tempo, o gargalo da bexiga se fecha para evitar que o fluido ejaculado volte para este órgão. Menos de 5% de todo o fluido ejaculado contêm espermatozoides; o restante é composto por fluido da próstata e das vesículas seminais. Uma quantidade muito pequena é composta por fluido das pequenas glândulas ao redor da uretra. A próstata produz e armazena suas secreções de forma mais ou menos contínua, e para todo tipo de propósito, a próstata nunca fica completamente sem essas secreções. A produção de fluido varia com a demanda, que por sua vez é regulada pela frequência de ejaculação e, portanto, pelo *status* do fluido dentro da próstata em qualquer momento.

2

Como o médico faz seu diagnóstico

Desde os primeiros dias na faculdade de medicina os médicos são ensinados a "ouvirem o paciente se quiserem saber o que há de errado com ele". Concordo plenamente, e descobri que em geral posso ter uma noção precisa sobre o problema do meu paciente apenas ouvindo o relato de seus sintomas, e então sei quais perguntas fazer a ele a fim de obter dados para realizar um diagnóstico. Esse processo é conhecido como "obter o histórico" do paciente.

Em seguida, examino meu paciente com ênfase particular nos detalhes do exame físico que, em minha opinião, a partir dos dados obtidos com o histórico, proverão mais informações. Em geral, a combinação de um bom histórico e um bom exame físico do trato geniturinário é suficiente para que eu chegue a um diagnóstico provisório da causa do problema. Para a maioria dos pacientes, entretanto, o que eu acho ser a causa do problema deles não é suficiente; eles querem que eu tenha certeza absoluta do diagnóstico.

Fazer o diagnóstico preciso das diversas doenças da próstata pode ser algo difícil, mas felizmente os urologistas têm à disposição uma grande variedade de testes diagnósticos. Desses muitos testes, entretanto, apenas alguns são escolhidos, e sempre tento escolher o menor número possível de exames necessários para ter certeza absoluta do meu diagnóstico. Pesquiso os testes diagnósticos que de fato considero necessários a fim de confirmar o diagnóstico provisório que fiz a partir do histórico e do exame físico do paciente. Ocasionalmente, entretanto, os testes diagnósticos servem para refutar meu diagnóstico provisório, me obrigando a refazê-lo.

Entendo perfeitamente que você, como paciente, possa ter medo considerável de vários dos testes que nós, urologistas, fazemos. Isso se deve não só à aversão natural que muitas pessoas têm a médicos e seus testes, mas também à área extremamente íntima do corpo com a qual lidam os urologistas. Eu asseguro a você que nós fazemos o menor número possível de exames compatíveis para conseguir um diagnóstico correto, e asseguro a você ainda que quase todos os exames feitos por urologistas são muito mais desagradáveis para quem os fazem do que para quem se submete a eles! A seguir são discutidos muitos dos testes diagnósticos feitos com maior frequência, mas sempre se lembre de que você muito provavelmente precisará fazer apenas um pequeno número deles.

EXAME DE URINA

Considerando o custo, esse único teste provavelmente obtém mais informações sobre um paciente e seu trato geniturinário do que qualquer outro. Ele é na verdade um teste de rastreamento que sozinho não prové nenhum diagnóstico definitivo, servindo mais como alerta para que o médico procure por mais informações. Embora a análise da urina seja capaz de detectar açúcar na urina de pacientes diabéticos, as partes dessa análise diretamente relacionadas às doenças da próstata são o exame microscópico e a cultura de urina. O exame microscópico é útil para um paciente com uma doença na próstata, pois ele pode mostrar glóbulos brancos no sangue (células de pus), que podem indicar uma infecção. Ele também pode mostrar presença de glóbulos vermelhos, o que pode decorrer de um problema insignificante, como uma leve inflamação na uretra ou bexiga, ou pode ser um sinal inicial de um tumor que traga risco de morte ao paciente. Qualquer resultado acima de 0-3 glóbulos vermelhos por campo do microscópio de alta resolução em geral é considerado anormal, embora não indique necessariamente um problema sério.

A cultura da urina é absolutamente necessária para se ter certeza do diagnóstico de infecção do trato urinário. Qualquer exame microscópico da urina que mostre mais de três glóbulos brancos por campo de alta resolução em geral é considerado anormal, embora não seja necessariamente indicativo de alguma doença. Esses glóbulos brancos na urina podem representar, por exemplo, uma contaminação no pênis de um homem que não fez circuncisão. A presença desses glóbulos brancos, entretanto, deve sugerir pelo menos a possibilidade de uma infecção do trato urinário, embora eu considere incorreto fazer um diagnóstico definitivo de infecção sem que se faça a cultura da urina.

O ideal é que essa cultura seja obtida do jato médio do fluxo urinário, depois que o homem retrai o prepúcio e limpa bem a glande do pênis com água e sabão. Um homem que fez circuncisão em geral não precisa fazer esse procedimento de limpeza. Para obter o jato médio da urina, o homem deve expelir os primeiros mililitros de urina no vaso sanitário, depois coletar a porção média do fluxo urinário em um recipiente esterilizado e, então, terminar de esvaziar a bexiga no vaso sanitário. Em nenhum momento, do início ao fim desse processo, o fluxo urinário deve parar ou ser interrompido. Um mililitro de urina obtido do jato médio do fluxo urinário é depois transferido para uma pequena placa que contém um nutriente no qual as bactérias (caso presentes) crescerão ao serem colocadas em uma incubadora com temperatura adequada para o crescimento bacteriano. Após 24 horas de incubação, pode-se identificar qualquer bactéria presente na urina por seu padrão de crescimento na placa e contar o número de bactérias presentes por milímetro de urina. Ao mesmo tempo em que as culturas estão sendo feitas, pequenos discos parecidos com papelão, impregnados com vários antibióticos, são colocados em uma seção da placa para saber quais antibióticos são efetivos contra essas bactérias, caso estejam crescendo. Em geral, é necessário um dia para que a urocultura e o teste de sensibilidade bacteriana sejam feitos. Esse teste sempre deve ser feito antes de qualquer diagnóstico de infecção, mesmo que se possa suspeitar de infecção e iniciar um tratamento apenas com base nos sintomas do paciente e na presença de glóbulos brancos na urina.

Exame de sangue para analisar o funcionamento dos rins

Dois exames de sangue muito usados para medir a função dos rins são conhecidos como ureia nitrogenada e creatinina. Quando os rins estão funcionando normalmente, esses testes apresentam valores normais, mas quando há diminuição da função renal, os níveis sanguíneos de ureia nitrogenada e creatinina em geral alcançam níveis anormais. A ureia é formada pela quebra de proteína no fígado e é encontrada no sangue como ureia nitrogenada, ou, como é mais conhecida, ureia nitrogenada sanguínea. A maior parte da ureia nitrogenada é excretada pela urina; seu nível no sangue ficará acima do normal caso os rins não estejam funcionando bem o bastante para excretar as quantidades normais. Os níveis de ureia nitrogenada também podem aumentar ou diminuir por causa de anormalidades no corpo não relacionadas à função renal. Por exemplo, como é produzida no fígado, a ureia pode ser reduzida a níveis extremamente baixos caso o paciente sofra de insuficiência hepática e, portanto, não seja capaz de produzi-la. Pode acontecer de as funções renais também diminuírem de forma significativa e o resultado ser, então, um nível de ureia nitrogenada perfeitamente normal, embora a função renal esteja seriamente reduzida. Entretanto, o nível de creatinina no sangue em geral não depende de nenhuma função corporal além da função renal e, por essa razão, é uma avaliação muito mais precisa da função renal do que o nível de ureia nitrogenada. A creatinina é produzida pelo processo normal dos músculos do corpo, por isso um homem muito musculoso tem um nível de creatinina mais alto, embora perfeitamente normal, quando comparado a um homem pequeno com massa muscular mínima. Toda a creatinina produzida é retirada do sangue pelos rins e excretada pela urina.

Aumentos anormais da creatinina (assim como da ureia nitrogenada) em geral indicam diminuição das funções renais, mas isso não é necessariamente irreversível ou permanente. Por exemplo, caso haja obstrução de urina em ambos os rins – o que pode ser causado por uma próstata aumentada que impeça a bexiga de se esvaziar –, o nível de creatinina no sangue pode ficar elevado porque os rins não conseguem funcionar normalmente por causa da obstrução. Uma vez que a obstrução seja retirada, o nível de creatinina no sangue pode voltar ao normal. Mas isso é determinado pelo estado dos rins antes da obstrução e por quanto tempo ela esteve presente. Deve-se observar que, em relação ao nível de creatinina no sangue, se apenas a metade de um dos rins estiver funcionando normalmente, o nível de creatinina ainda estará dentro dos níveis normais. Em outras palavras, o corpo humano tem grande reserva para a função renal.

Os níveis normais de creatinina variam de acordo com a idade e a massa muscular, mas, em geral, em um homem adulto o nível é entre 1,2 e 1,4 mg por 100 ml de sangue. Esses valores podem ser um pouco mais baixos em homens muito pequenos e costumam aumentar um pouco em homens com mais de sessenta anos de idade.

Exames de sangue que podem sugerir câncer de próstata

O antígeno prostático específico (PSA, na sigla em inglês) é muito provavelmente o melhor marcador tumoral de toda a medicina, embora seu valor elevado não possa por si só dar certeza de diagnóstico de câncer de próstata, nem que seu valor normal sozinho possa eliminar essa possibilidade. Esse exame de sangue passou a ser utilizado clinicamente no fim dos anos 1980 e vem sendo utilizado com frequência cada vez maior desde então, talvez a ponto de haver uso inapropriado.

O PSA é uma substância produzida pelas células glandulares normais, aumentadas e malignas do tecido da próstata. Portanto, deveria ser óbvio que um exame de sangue de PSA não consegue, por si só, fazer o diagnóstico ou eliminar a possibilidade de câncer de próstata porque não é específico para essa doença. Como os tecidos benignos da próstata produzem PSA e como a próstata tende a aumentar de tamanho com o passar do tempo, é perfeitamente compreensível que os níveis de PSA possam aumentar um pouco com a idade. Como resultado da avaliação dos níveis de PSA no sangue em grandes grupos de homens, com ou sem câncer de próstata diagnosticado, foram feitas sugestões para aumentar os limites dos níveis normais de acordo com as várias faixas etárias (Tabela 2-1).

Idade	Brancos (ng/ml)	Afro-americanos (ng/ml)
40 – 49	0,0 – 2,5	0,0 – 2,0
50 – 59	0,0 – 3,5	0,0 – 4,0
60 – 69	0,0 – 3,5	0,0 – 4,5
70 – 79	0,0 – 3,5	0,0 – 5,5

Referências para variações específicas por idade dos valores normais no teste de PSA

Fonte: Banco de dados do Centro Médico militar Walter Reed dos níveis de PSA em 3.500 homens sem câncer de próstata.

Outras avaliações dos níveis de PSA em grandes grupos sugerem que homens com aproximadamente setenta anos podem ter o limite máximo dos níveis de PSA um pouco mais altos.

A diferença entre os dois valores-limite é a diferença entre a sensibilidade (valor mais baixo) e a especificidade (valor mais alto). Em outras palavras, utilizando o valor mais baixo aumenta-se a probabilidade de detectar um câncer de próstata em estágio inicial com o acompanhamento das biópsias da próstata, mas também resulta um número maior de biópsias negativas, o que alguns podem considerar desnecessário. A adoção de um limite mais alto para PSA levaria a um número maior de biópsias positivas da próstata, mas esses cânceres poderiam estar em estágio mais avançado. Um número cada vez maior de urologistas tende a utilizar os limites mais baixos de aceitação para os níveis de PSA (Tabela 2-1), especialmente no caso de pacientes jovens. Com certeza, pacientes por volta dos quarenta anos com PSA acima de 2,0-2,5 representam uma situação preocupante em potencial, porque é para esses pacientes entre quarenta e cinquenta anos que o câncer de próstata representa uma grave ameaça à possibilidade de vida normal. São esses os pacientes com maior necessidade de tratamento do câncer de próstata e, portanto, considero realmente sábio utilizar um valor-limite mais baixo do nível de PSA ao avaliar a necessidade de biópsia da próstata para diagnosticar câncer de próstata. Homens acima dos setenta anos, por outro lado, nem sempre precisam de qualquer forma de tratamento para o câncer de próstata, pois suas expectativas de vida não são muito diferentes caso o câncer de próstata esteja presente ou não.

Minha regra geral é que se um homem tem estimativa de expectativa de vida de dez anos ou mais, recomendo o tratamento para um câncer de próstata presente. Na prática, então, para a maioria dos meus pacientes, isso significa que se um homem tem mais de setenta anos, em geral não recomendo nenhum tratamento, a menos que seja evidente que ele tenha os genes para longevidade ou que ele indique que quer definitivamente ser tratado independente de sua idade.

Já mencionei que o câncer de próstata não pode ser diagnosticado apenas pelo nível de PSA, porque ele pode apresentar valores considerados preocupantes, mas estar elevado apenas por ação de uma próstata benigna muito grande, por uma infecção na próstata ou na bexiga, por infarto de uma porção da próstata ou por outras causas ainda desconhecidas ou extremamente raras. Se, como acabamos de ver, existem outros fatores que podem elevar o nível de PSA, como o urologista decide quando aprofundar o estudo e recomendar uma biópsia da próstata e quando recomendar uma simples observação? Você deve entender que embora tanto o tecido benigno quanto o maligno da próstata produzem PSA nas glândulas da próstata, as células malignas produzem até dez vezes mais PSA por grama de tecido da próstata do que as células benignas; portanto, quanto mais alto o nível de PSA, maior é a probabilidade de que exista um câncer de próstata. Foi verificado que a maioria das elevações de PSA observadas por urologistas na prática clínica comum são níveis menores do que 9 ou 10 e as biópsias da próstata feitas por causa dessas elevações de PSA são em sua maioria negativas para o câncer de próstata.

Embora, até este momento, não haja outro exame de sangue capaz de definir se a elevação do PSA representa câncer na próstata, há alguns outros fatores que podem ser úteis para determinar a necessidade de se fazer uma biópsia da próstata. O primeiro, e mais óbvio, é o exame de toque retal (ver Capítulo 4), pois, caso haja qualquer anormalidade que sugira a possibilidade de câncer de próstata, a recomendação de biópsia deve ser seriamente considerada, independente do nível de PSA.

Além disso, um número conhecido como densidade de PSA pode ser útil em certos casos, embora não seja definitivo. O conceito de densidade de PSA baseia-se no fato de que as células do câncer produzirão mais PSA por grama de tecido da próstata do que as células benignas. Por meio de um exame de ultrassom da próstata (ver tópico Estudos de raio x e outras técnicas de imagem), é possível determinar o tamanho (em centímetros cúbicos) e o peso (em gramas) de toda a próstata. Então, a densidade de PSA é calculada dividindo-se o valor de PSA pelo peso da próstata em gramas. Se o número resultante (a densidade de PSA) for igual ou inferior a 0,10, há grandes chances de não haver câncer. Se a densidade de PSA for igual ou inferior a 0,15, as chances de não haver câncer de próstata ainda são maiores. Por outro lado, se a densidade de PSA for igual ou superior a 0,2, as chances de um câncer estar presente na próstata aumentam significativamente. O conceito de densidade do PSA é interessante e também lógico, porque se baseia no truísmo de que quanto mais alto o valor de PSA por peso da próstata, maiores as chances de câncer. Entretanto, devo enfatizar mais uma vez que nem o PSA nem a densidade de PSA são capazes, por si mesmos, de dizer com certeza se há câncer de próstata. O diagnóstico definitivo desse câncer pode ser feito apenas pela biópsia da próstata.

Outro parâmetro potencialmente útil para determinar se o nível de PSA está preocupante o suficiente para que se faça uma biópsia é encontrar aumentos nos níveis de PSA ano após ano. Claro, isso apenas pode ser útil se um paciente tiver feito pelo menos dois testes de PSA prévios durante um período. Em geral, um aumento de PSA inferior a 0,7 unidades por ano é considerado aceitável. Aumentos mais elevados podem ser preocupantes mesmo que esses aumentos permitam que o paciente fique dentro dos limites normais de PSA. Em outras palavras, caso o paciente tenha tido PSA de 1,2 durante os dois últimos anos e de repente foi para 2,5, essa mudança poderia, em minha opinião, determinar a necessidade de biópsia da próstata.

Outra tentativa de se compreender o significado das elevações do PSA como um meio de minimizar a incidência de biópsias negativas da próstata (em outras palavras, de tentar limitar o máximo possível a utilização da biópsia da próstata àqueles pacientes em que é provável que se encontre câncer de próstata) é o conceito "PSA livre" como um exame de sangue para detectar câncer de próstata. O conceito PSA livre utiliza uma razão na qual o PSA livre (a porção livre) é o numerador e o PSA total é o denominador. O raciocínio desse conceito baseia-se no fato de quando as células da próstata se tornam malignas, o PSA que produzem tende mais a alcançar a corrente sanguínea do que o PSA produzido pelas células benignas. Por razões ainda não bem compreendidas, é fato que a porcentagem desse PSA livre é mais baixa em pacientes com câncer de próstata do que em pacientes com qualquer condição benigna que eleve o nível total de PSA. Portanto, em um paciente com câncer de próstata, o nível de PSA livre, em geral é menor que 25% do PSA total no sangue (expresso pela razão entre PSA livre e PSA total). Quando o aumento do PSA se deve a condições diferentes do câncer, o PSA livre, em geral, é maior que 25% do PSA. É importante compreender, entretanto, que determinar o PSA livre de maneira nenhuma é uma forma de determinar se um valor de elevação de PSA representa câncer. É apenas outro meio pelo qual se espera reduzir o número de biópsias negativas.

O termo técnico do PSA é calicreína tissular humana tipo 3. Pesquisas de campo estão trabalhando com a calicreína tissular humana tipo 2 (hK2) na esperança de que ela seja um meio novo e melhor para identificar os pacientes com níveis de PSA elevados que, de fato, não precisam fazer uma biópsia da próstata porque não há presença de câncer. Experimentalmente, verificou-se que os níveis do soro hK2 aumentam na presença do câncer de próstata; espera-se que no futuro a combinação entre os níveis de hK2 e a razão entre PSA livre e total possa resultar na eliminação de muitas biópsias negativas de próstata, evitando desconforto e ansiedade para o paciente, assim como um gasto considerável. Há outro exame de sangue que ainda está em estágio muito inicial de investigação, a avaliação do PSA complexo. Esse não é um simples cálculo matemático do que sobra quando o PSA livre é subtraído do PSA total, mas uma avaliação precisa que, segundo alguns cientistas sugerem, poderá ser útil para detectar pacientes com níveis elevados de PSA que de fato têm câncer de próstata. Até o momento, ele não está sendo utilizado na medicina geral.

Você já pode ter entendido que embora o PSA seja, em minha opinião, o melhor marcador tumoral em toda a medicina, não é capaz, por si só, nem de fazer o diagnóstico nem de refutar a presença de câncer de próstata. Ao invés disso, em geral, caso o PSA esteja elevado, ele leva um paciente ao próximo passo, a biópsia da próstata, o que por sua vez faz que o paciente sinta ansiedade e desconforto e tenha despesas consideráveis. Além disso, nunca foi documentado em um estudo prospectivo que o diagnóstico precoce do câncer de próstata, resultante de testes de PSA, levasse a uma expectativa maior de vida. Por essas razões, há muitos médicos, assim como muitas organizações profissionais, que acreditam que o teste de PSA não deva ser feito como exame de rotina. Realmente discordo disso, mas com a ressalva de que apenas o recomendo para homens de até aproximadamente setenta anos.

Não há dúvida de que todo tipo de câncer cresce, se propaga e em última instância mata; o que queremos saber é o quão rapidamente determinado câncer cresce, se propaga e mata, e quais são as chances de um paciente morrer de outra causa durante o tratamento. Como a expectativa de vida para a maioria dos pacientes com câncer de próstata é de dez anos a partir da data do diagnóstico precoce sem nenhum tratamento definitivo (exceto tratamento hormonal adiado ao máximo; ver Capítulo 5), em geral não recomendo um tratamento específico, como cirurgia ou radioterapia, para um paciente diagnosticado com câncer de próstata depois dos setenta anos. Para isso me baseio no fato de que a expectativa de vida para a maioria das pessoas com mais de setenta anos é de aproximadamente dez anos. Como em geral não recomendo qualquer tratamento definitivo (cirurgia ou radioterapia) para paciente com mais de setenta anos, não recomendo também a rotina de testes de PSA para essa faixa etária. Por outro lado, caso um paciente com essa idade, com diagnóstico de câncer de próstata, peça um determinado tratamento específico, estou totalmente disposto a indicá-lo para radioterapia, embora eu não leve em consideração tentar um procedimento cirúrgico curativo (prostatectomia radical) para um homem com mais de setenta anos.

No caso de homens mais jovens, entretanto, especialmente os que têm por volta de quarenta, cinquenta e sessenta anos, para os quais há uma evidente expectativa de vida de vinte anos ou mais, acredito que o teste de PSA seja definitivamente indicado, assim como biópsias de seguimento e o tratamento necessário. Minha regra prática é que se um homem afro-americano ou branco tem um parente de primeiro grau (pai ou irmão) com câncer de próstata diagnosticado antes dos sessenta anos, recomendo fazer anualmente testes de PSA e exame de toque retal a partir dos quarenta anos. Para todos os outros homens brancos, recomendo o mesmo a partir dos cinquenta anos.

Algumas palavras finais sobre os níveis de PSA e o quão alto eles podem chegar. Já os vi chegar a 3 mil em pacientes com câncer de próstata metastático amplamente alastrado para muitos ossos do corpo. Em geral, se o PSA está abaixo de 10, a chance provável de presença de câncer de próstata é ao redor de 25%. Quanto mais alto o nível de PSA, maior a probabilidade de câncer de próstata. Caso o PSA esteja em 50 ou mais, a probabilidade é grande, mas ainda há uma boa chance de o câncer estar confinado dentro da próstata, embora não se tenha certeza disso. Uma vez que o PSA alcance 100 ou mais, as chances de o câncer estar muito alastrado para fora da próstata são grandes.

Algumas palavras finais sobre fosfatase ácida prostática. Esse foi o exame-padrão para os casos de câncer de próstata até o advento dos exames de PSA. Não acredito que o exame de sangue para fosfatase ácida prostática apresente qualquer benefício para determinar a presença de câncer de próstata em estágio inicial, embora, caso ele seja elevado, possa ajudar a determinar se o câncer se alastrou para fora da próstata e para os ossos.

Estudos de raios X e outras técnicas de imagem

Urografia excretora

Às vezes referido como um PIV (pielograma intravenoso), este único estudo de raios X provê o urologista de uma quantidade extraordinária de informação sobre quase todo o trato urinário. É realizado injetando-se em uma veia do antebraço uma substância que, contra o fundo escuro dos raios X, aparecerá branca. Essa cor dentro dos rins produz no filme de raios X uma imagem desses órgãos e de seu interior e então, sequencialmente, dos ureteres, da bexiga e da uretra, pois a substância injetada, misturada à urina, se move para baixo, dos rins à bexiga e, então, ao exterior do corpo. Até bem recentemente, a substância injetada para a realização do exame causava, com frequência, náusea, vômito, coceira e até mesmo, ocasionalmente, reações muito sérias, incluindo a extremamente rara reação fatal.

Infelizmente, é quase impossível prever quais pacientes terão reações brandas ou graves, uma vez que praticamente nada no histórico de uma pessoa possa fazer o médico suspeitar de um possível problema, a não ser a declaração muito evidente do paciente de que uma urografia excretora anterior apresentou efeitos colaterais desagradáveis ou até mesmo sérios. Mais recentemente, os radiologistas têm utilizado uma forma de contraste não iônico para fazer urografias excretoras, o que fez a incidência de reações brandas diminuírem muito, embora reações sérias e até mesmo fatais ainda ocorram. Para os pacientes em que exista histórico alérgico a qualquer material de contraste, esteroides orais (cortisona) e anti-histamínicos são administrados um dia ou dois antes de se fazer os exames de raios X, mas é questionável se essa medida oferece alguma proteção real contra uma reação grave.

Não precisaria nem dizer, tendo como base a antecipação, que por seu inerente, embora muitíssimo baixo risco de levar a uma séria reação, uma urografia excretora deva ser feita apenas quando há uma indicação real para tal.

A urografia excretora, que consiste em uma série de raios X feita em um período de aproximadamente trinta minutos, é útil em muitos casos de urologia e é utilizada sobretudo para visualizar e examinar os rins (Fig. 2-1). Sua relevância específica para as doenças da próstata é, portanto, limitada. Historicamente, a urografia excretora vem sendo utilizada para estimar a capacidade do paciente em esvaziar sua bexiga e também para verificar se há alguma obstrução à drenagem de um rim decorrente do aumento da próstata. Além disso, a fase de cistograma excretor desse exame pode dar uma ideia do tamanho da próstata por meio da sombra negativa formada dentro da própria bexiga. Embora muitos urologistas ainda peçam urografia excretora antes de qualquer cirurgia da próstata, acredito que a maioria dos urologistas não a considere necessária em todas as situações e que um exame de ultrassom dos rins ou da bexiga tenha a mesma efetividade para determinar se há qualquer obstrução nos rins e qual é a capacidade de o paciente esvaziar a bexiga. Realmente acredito, entretanto, que para qualquer paciente com sangue microscópico ou visível na urina deva ser feita uma urografia excretora, pois ela é o melhor exame para detectar quaisquer possíveis tumores no revestimento interno dos rins ou dos ureteres. Assumindo que o paciente tenha função renal normal, demonstrada por um nível normal de creatinina no sangue, não considero necessário nenhum estudo específico para deter-

Stephen N. Rous, M.D.

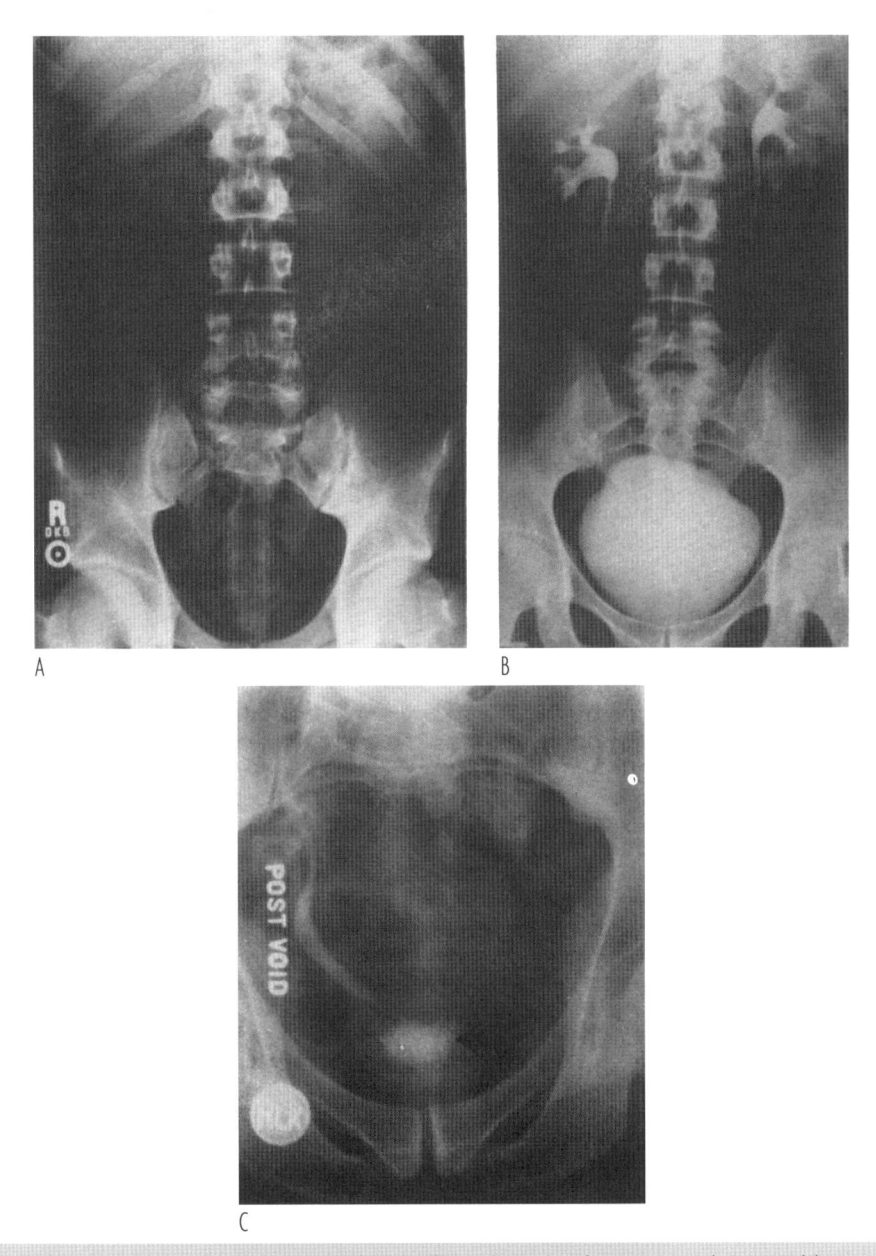

Figura 2-1. A - Um filme RUB (rim, uretra, bexiga). Este é o filme preliminar que é feito antes que qualquer material de contraste seja injetado no paciente. Ele mostra as áreas do rim, áreas de tecido macio através dos quais passam as uretras que vão em direção à bexiga, à área da bexiga e todas as estruturas ósseas. B - Um raios x feito alguns minutos após a injeção de material de contraste, mostrando rins normais, uretras e bexiga. Note especialmente a aparência da bexiga, que está cheia e perfeitamente normal. C - Um filme feito após a bexiga estar vazia mostrando uma quantidade insignificante de material de contraste restante na bexiga (seta). Esse fime é feito após se pedir ao paciente para eliminar a urina e o material de contraste que se acumulou na bexiga, o que se vê no painel B. Após o esvaziamento, deve apenas haver uma quantidade insignificante de material de contraste dentro da bexiga.

minar como os rins estão funcionando, como uma tomografia renal (ver a seguir) ou uma urografia excretora.

Para os pacientes já diagnosticados com câncer de próstata, uma urografia excretora pode ser utilizada para demonstrar a obstrução de um ou dos dois ureteres, que pode ocorrer em decorrência do alastramento do câncer. Entretanto, pode e é possível se obter essa mesma informação por intermédio de uma tomografia renal ou de um ultrassom renal (ver p. 34). A imagem inicial da urografia excretora (Fig. 2-1A) com frequência pode revelar câncer alastrado para um ou mais ossos da pelve ou coluna.

Para a maioria dos pacientes com infecção ou inflamação na próstata, em geral, uma urografia excretora não é necessária.

Tomografias renais

A tomografia renal é outro método para se visualizar o trato urinário, mas isso é feito pela detecção de radioatividade nos rins (utilizando uma câmera gama) resultante da injeção intravenosa de um material radioativo. Essa radioatividade é então vista em um monitor e transferida para papel, em vez de filme de raios X (Fig. 2-2). A exposição à radiação nessas tomografias renais deve-se a um material radioativo injetado, mas a quantidade total de radiação é muito menor do que a recebida por um paciente que faz uma urografia excretora (PIV), pois neste último caso a radiação a que o paciente é exposto vem dos próprios raios X. Além disso, não há risco de reação alérgica na tomografia renal. O estudo é especialmente indicado para pacientes com função renal abaixo do normal, porque a visualização dos rins com mau funcionamento por meio de urografia excretora não é muito satisfatória. Quando são feitas tomografias renais, é possível ver detalhes anatômicos precisos dentro do rim, que também são vistos em uma urografia excretora, mas a tomografia renal é uma técnica excelente para avaliar o fluxo de sangue para os rins, o funcionamento destes últimos e se há qualquer obstrução para a drenagem deles.

Diferentes isótopos radiativos são concentrados em diferentes partes dos rins. Esses isótopos emitem raios gama, que são detectados por uma câmera gama e colocados em uma imagem. Os raios gama emitidos terão um padrão característico que depende do isótopo específico utilizado; este, por sua vez, depende das células específicas do rim que concentram esse isótopo. O padrão específico emitido pelos raios gama para um indivíduo pode então ser comparado com padrões normais conhecidos para esse isótopo, o que permite a interpretação das tomografias renais como normais ou anormais.

Uma tomografia renal "Tripla" normal

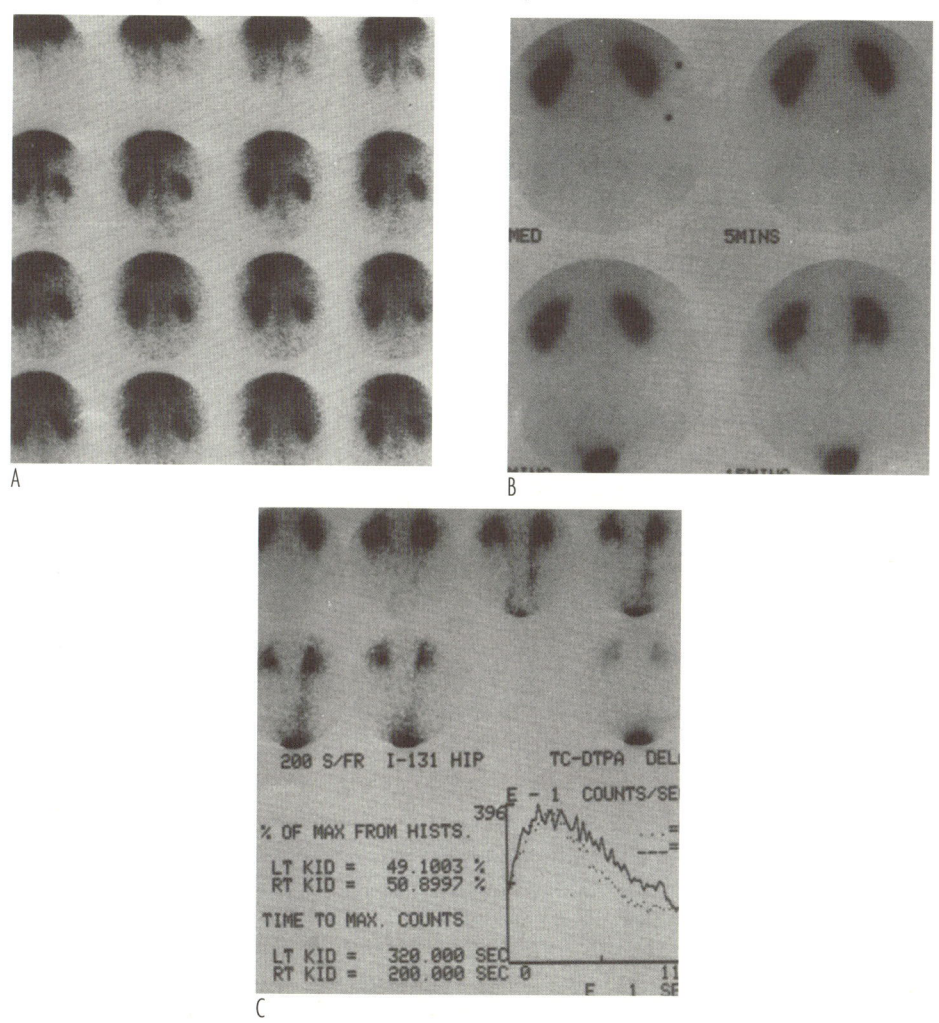

Figura 2-2. Tomografia renal "tripla" normal. A. O sangue flui para os rins segundos após a injeção do radioisótopo. Cada rim é visto com mesma intensidade, o que mostra fluxo de sangue igual nos dois rins. B. Dois rins funcionando bem vários minutos após a injeção dos radioisótopos. A função específica do rim aqui avaliada é a glomerular e a taxa de filtragem, que podem ser analisadas anotando-se quantos minutos se passam após a injeção de radioisótopos até que a radioatividade nos rins atinja seu máximo. C. Análise da segunda maior função dos rins, conhecida como secreção tubular. Essa mesma imagem mostra também a presença ou ausência de qualquer obstrução à drenagem dos rins.

A utilização de tomografias renais em doenças da próstata é infrequente e com certeza não é tão comum quanto a de urografias excretoras ou de ultrassom, embora provavelmente as tomografias renais pudessem ser usadas com frequência muito maior como estudo diagnóstico para avaliar a função renal e a possibilidade de obstrução renal. Esse exame não oferece, entretanto, muita informação sobre a anatomia real do rim.

Ultrassom

Este é um procedimento totalmente não invasivo e benigno no qual não há nenhum risco e nenhuma exposição à radiação. É utilizado para se obter a imagem de muitas estruturas diferentes dentro do corpo. Quando combinado à tomografia renal, provê quase a mesma quantidade de informação sobre os rins (Fig. 2-3) que uma urografia excretora. É excelente para determinar se várias das massas encontradas dentro do rim em uma urografia excretora, por exemplo, são cistos ou de natureza sólida. O princípio de um ultrassom é semelhante ao de um sonar, que é um meio pelo qual objetos dentro d'água (como, por exemplo, um submarino) podem ser identificados por um navio na superfície. Uma série de ondas sonoras de alta frequência é gerada pela vibração de um cristal dentro da máquina de ultrassom, e então o cristal "ouve" o eco em resposta. Essas respostas são transmitidas como sinais elétricos para uma tela que os grava e faz um diagrama deles; a forma vista na tela reflete o formato e a consistência do objeto de onde retornam as ondas de som. O ultrassom é de grande utilidade na urologia para examinar os rins e para diferenciar os tipos de massa que ocorrem neles comumente, em particular para diferenciar entre uma massa completamente cística (cheia de um líquido claro e benigno), uma sólida (com boa possibilidade de ser câncer) e uma cística e sólida (que pode ou não ter células cancerígenas dentro dela). Para os pacientes com infecção ou inflamação na próstata, o ultrassom tem benefício diagnóstico mínimo e é pouco utilizado.

Para a hiperplasia benigna da próstata (HBP), o ultrassom pode ser útil para estimar o tamanho da próstata a fim de determinar o melhor procedimento cirúrgico para o caso, pois esses procedimentos muitas vezes são definidos pelo tamanho da próstata. Entretanto, há métodos de mesma eficácia para determinação do tamanho e que não requerem ultrassom. Por fim, deve-se notar que o ultrassom não adiciona nada sobre a indicação ou não de cirurgia para uma HBP (ver Capítulo 4). O principal uso do ultrassom em relação à próstata é sua visualização com o propósito de saber se biópsias da próstata são indicadas. Esse seria o caso para o paciente com nível alto de PSA sanguíneo ou com resultado de exame de toque retal anormal ou ambos (ver Capítulo 4). O ultrassom da próstata não é indicado para rastrear paciente a um possível câncer de próstata, assumindo-se que o paciente tenha exame de sangue PSA e toque retal com resultados normais. Entretanto, uma vez que as biópsias da próstata sejam indicadas, o uso do ultrassom é de grande va-

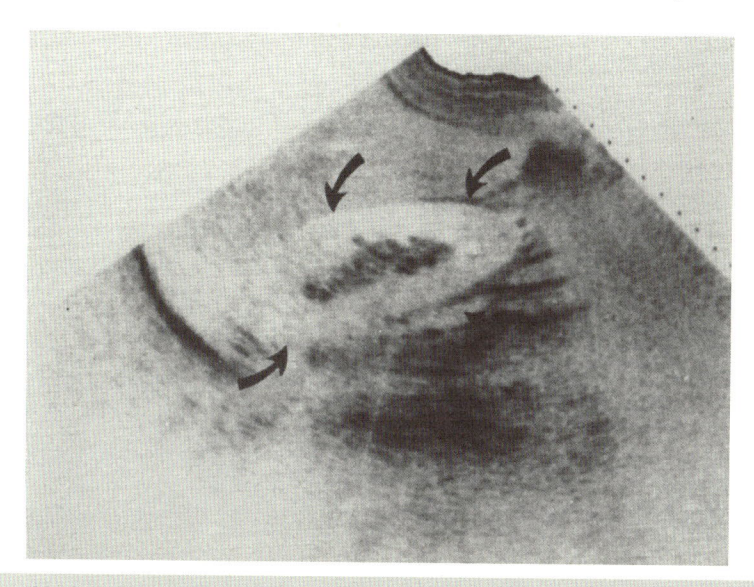

Figura 2-3. Ultrassom normal do rim. As setas delimitam o rim. A linha escura no centro dele é formada pelas estruturas complexas normais que existem no centro do rim.

lia para que se tenha a maior quantidade possível de amostras da próstata. A maioria dos cânceres de próstata aparecerá no ultrassom como áreas hipoecoicas (ou seja, áreas menos densas que o tecido da próstata ao redor delas), mas é fato que a maioria dessas áreas não é maligna. Todavia, é feita biópsia de quaisquer áreas hipoecoicas observadas e, depois, a biópsia de muitas áreas diferentes da próstata.

Os exames de imagem que acabam de ser descritos – urografias excretoras, tomografias renais e exames de ultrassom – são feitos por urologistas e às vezes por radiologistas. Na maioria das clínicas nos Estados Unidos, radiologistas fazem as urografias excretoras, embora existam muitos consultórios urológicos que fazem esse exame. As tomografias renais são feitas principalmente por especialistas em medicina nuclear, uma divisão da radiologia, embora alguns urologistas também as façam. Os exames de ultrassom da próstata são em geral feitos por urologistas que fazem biópsias da próstata com o exame de ultrassom. Entretanto, em alguns centros, os exames são feitos em equipe: radiologistas visualizam a próstata e urologistas fazem as biópsias.

Tomografia computadorizada (TC)

Esta extraordinária ferramenta de diagnóstico vem sendo muito utilizada desde o fim da década de 1970. É um método de imagem que combina o uso de raios X com a tecnologia do computador. O computador é capaz de construir uma imagem bidimensional de um corte transversal do corpo a partir de dados obtidos de raios X a cada 1 cm da parte do corpo analisada. O maior avanço obtido com a visão do corte transversal é a possibilidade de observar achados anatômicos, e particularmente anormais, em uma relação anterior-posterior que simplesmente não seriam vistas pelas técnicas padrão ou convencionais de raios X. Além disso, com esse corte transversal (os raios X convencionais oferecem uma visão longitudinal), talvez a maior vantagem das TC seja a possibilidade de detectar diferenças de densidade entre partes do corpo melhor que os exames de raios X mais convencionais. A TC é, portanto, extremamente útil para a avaliação de massas anormais em qualquer parte do corpo, pois os tomógrafos são muitas vezes capazes de determinar se essas massas são densas o suficiente para que se suspeite de tumores malignos ou se são, na verdade, lesões císticas benignas. Os tumores dos rins são muito mais densos do que as lesões císticas benignas, pois as últimas em geral estão cheias de líquido claro. Além disso, a densidade dos tumores dos rins é diferente da do tecido adjacente normal. Às vezes é mais denso e às vezes menos denso, mas é diferente o suficiente para prover outros meios pelos quais se pode detectar uma malignidade.

O maior papel da TC no diagnóstico urológico é determinar a natureza das massas dentro do rim, assim como a existência de qualquer propagação maligna para outras partes do abdômen ou pelve; as tomografias computadorizadas são também muito úteis para avaliar a presença de câncer que possa ter se propagado a partir da bexiga. Em relação à próstata, as TC são de uso limitado e não têm quase nenhum papel genuíno na avaliação da infecção, inflamação ou HBP. É verdade que alguns urologistas decidem obter tomografias da pelve de pacientes com câncer de próstata diagnosticado para ver se há qualquer propagação visível do câncer antes de iniciar qualquer tratamento. Como regra geral, as TC têm valor muito limitado para determinar se houve qualquer propagação local do câncer de próstata para fora dela (Fig. 2-4). Pessoalmente, não acredito que as TC tenham grande papel na monitoração de pacientes com câncer de próstata exceto, talvez, em situações muito limitadas e especiais.

Ressonância magnética (RM)

Esse exame de imagem é mais recente do que a TC e seu uso tem sido relativamente comum nos Estados Unidos desde a metade da década de 1980. Ela conta muito com a assistência do computador e é um pouco parecida com a TC, em que imagens de seções transversais podem ser obtidas. Entretanto, essa máquina versátil, embora extremamente cara, também pode

Stephen N. Rous, M.D.

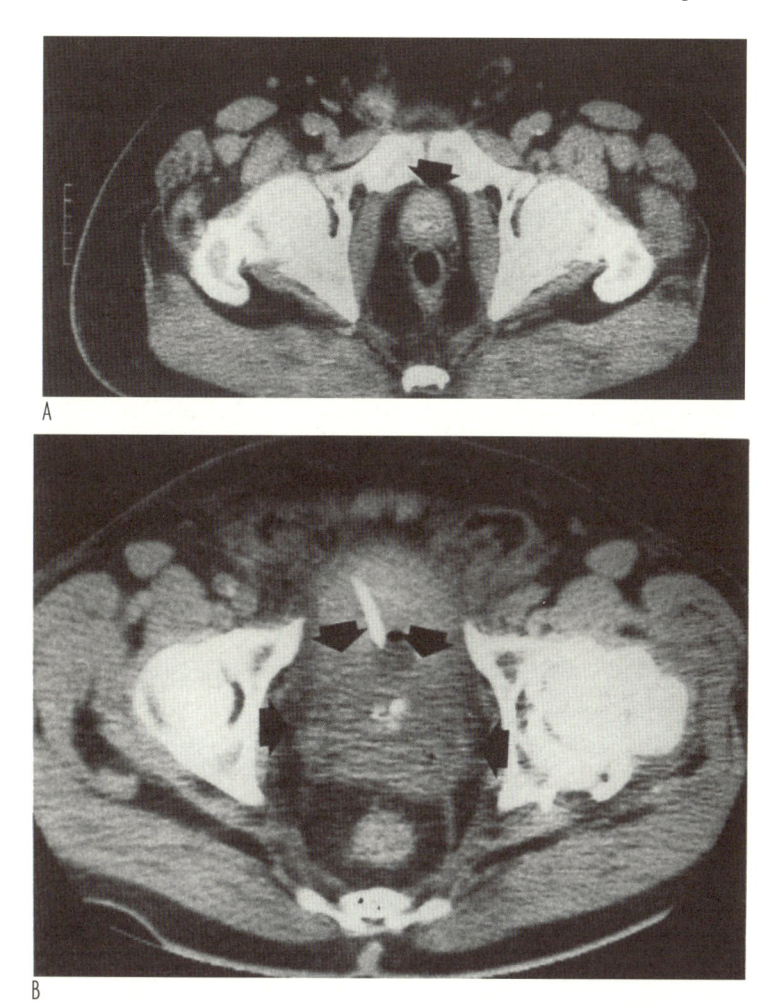

Figura 2-4. A. Tomografia computadorizada da pelve mostrando próstata normal (seta). B. Tomografia computadorizada mostrando próstata muito inchada com margens irregulares decorrentes de um câncer de próstata grande e extenso (setas). A e B são imagens de cortes transversais da pelve.

fazer imagens longitudinais, sagitais e de planos oblíquos. O método de obtenção da imagem é completamente diferente daquele da TC e tem grande vantagem sobre este último: o paciente não é exposto a nenhuma radiação e não há, portanto, nenhum risco relacionado a esse exame. Além disso, não é necessário introduzir nenhum material de contraste nos intestinos e nem nos rins para se obter a imagem (Fig. 2-5). A imagem da RM é vista em uma tela e, então, transferida para um filme fotográfico. Essa modalidade de RM oferece pouco mais do que uma TC para se determinar se houve qualquer grande propagação de um câncer de próstata primário. Entretanto, é um

Imagem de ressonância magnética (IRM)

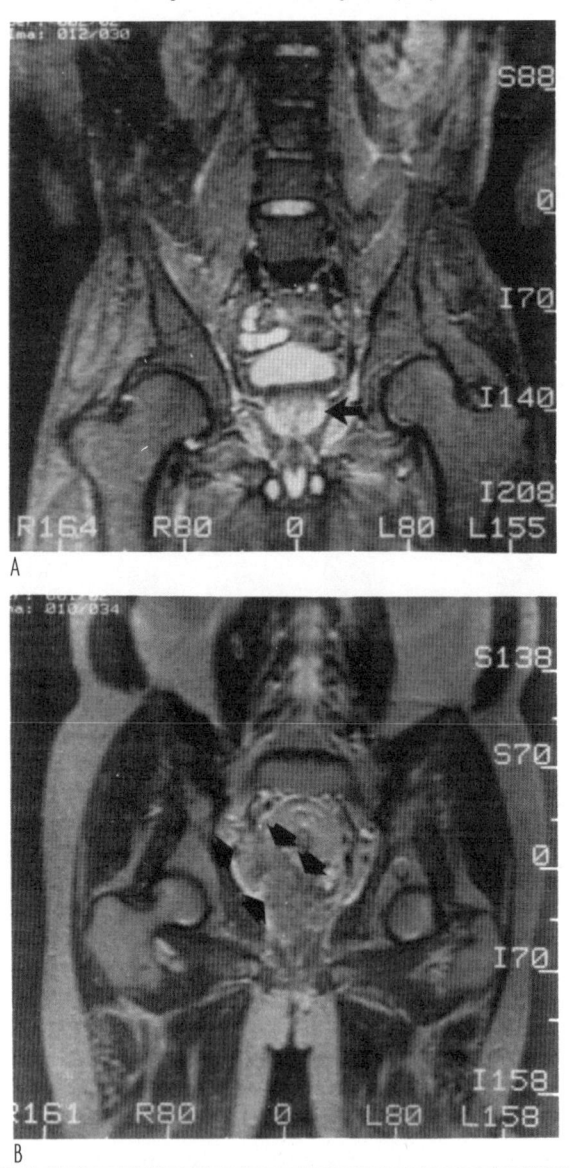

Figura 2-5. Ressonância magnética (RM). A. Próstata normal (seta). B. Extenso câncer de próstata propagando-se para cima (setas). A e B são imagens longitudinais da pelve.

pouco melhor do que a TC para tentar determinar se houve qualquer propagação local do câncer de próstata, para além da cápsula prostática, e para esse propósito ótimos resultados são obtidos quando se coloca uma mola no reto no momento em que se faz a RM. Entretanto, o exame de RM não é considerado parte da rotina do trabalho de diagnóstico para pacientes com câncer de próstata, e eu não o utilizo.

Tomografias e raios X dos ossos

Estes são exames feitos quando um diagnóstico de câncer já foi estabelecido ou é altamente suspeito. Seu propósito é "estadiar" o câncer de próstata. O estadiamento é um termo médico para o processo de se determinar se um câncer diagnosticado ainda está confinado dentro da próstata e é, portanto, provavelmente curável ou se ele se propagou para fora da próstata e é, portanto, incurável. Uma das partes para onde o câncer de próstata mais se espalha é para os ossos, em particular os da coluna, bacia, pelve e os ossos longos da parte superior da perna. Quando o câncer de próstata se propaga para os ossos, ele os danifica e até mesmo os destrói até certo ponto. Assim que esse dano ou destruição ocorre, o processo natural de cura do corpo inicia-se para reconstruir um novo osso na área danificada.

Se forem feitos raios X do osso danificado, a aparência inicial será de uma lesão lítica, um termo médico para o resultado do processo destrutivo que dá ao osso uma aparência afinada nos raios X e que o faz parecer não ter nenhuma substância. Quando um novo osso é reconstruído pelo processo natural de cura do corpo, sua aparência em raios X é a de um osso muito mais denso do que o normal. Essa aparência é referida como blástica (Fig. 2-6). Obviamente, há um intervalo entre o momento em que se inicia a destruição óssea e o momento em que ela começa a ficar visível em raios X como uma lesão lítica ou blástica.

Entretanto, entre três e seis meses antes que qualquer coisa possa ser vista em um exame de raios X, as mudanças que ocorreram no osso por causa da propagação de um câncer podem ser visualizadas por meio de tomografias ósseas, muito mais sensíveis para detectar uma destruição em estágio inicial e uma recuperação no osso do que os raios X. Essas tomografias são feitas com uma injeção intravenosa de radioisótopo que passa do sangue para as células ósseas em fase de reparação. A quantidade do radioisótopo absorvida pelo osso é então contada por um equipamento – muito similar a um contador Geiger – que calcula a quantidade de radioatividade (do radioisótopo) no osso e mostra cada registro como um ponto em uma tela ou monitor. Um osso com grande quantidade de radioatividade pode ser rapidamente visualizado no monitor e, depois, em papel fotográfico para onde o resultado é transferido (Fig. 2-7).

Uma grande quantidade do radioisótopo em uma ou mais áreas ósseas é considerada forte evidência presumível de reconstrução de um novo osso, o que em geral ocorre em resposta à destruição óssea. Entretanto, não é prova da

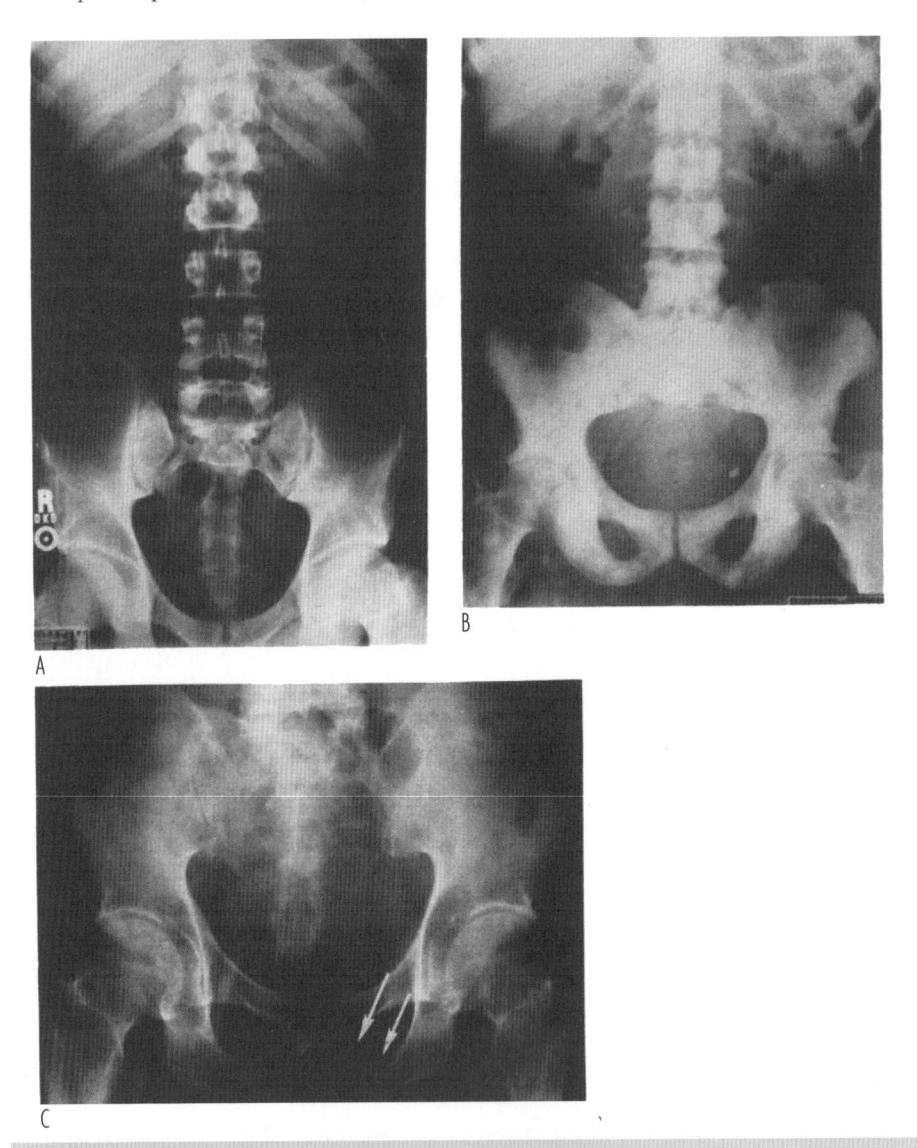

Figura 2-6. A. Raios X de ossos normais. B. Lesão lítica no osso (setas) causada pela completa destruição do osso por causa da disseminação do câncer de próstata. C. Lesões blásticas difusas na coluna e pelve causadas pela reconstrução de um osso novo após extenso dano resultante da disseminação do câncer de próstata. As lesões blásticas dão aos ossos a aparência de serem mais densos do que o normal.

presença de um câncer propagado para os ossos. Qualquer processo que possa destruir os ossos, como um ferimento ou até mesmo artrite, resultará no início do mecanismo de reparação óssea e isso levará, por sua vez, a um número alto de radioatividade nessas áreas. Em outras palavras, uma ressonância dos ossos "positiva" significa apenas que a destruição óssea e o processo reparador

Stephen N. Rous, M.D.

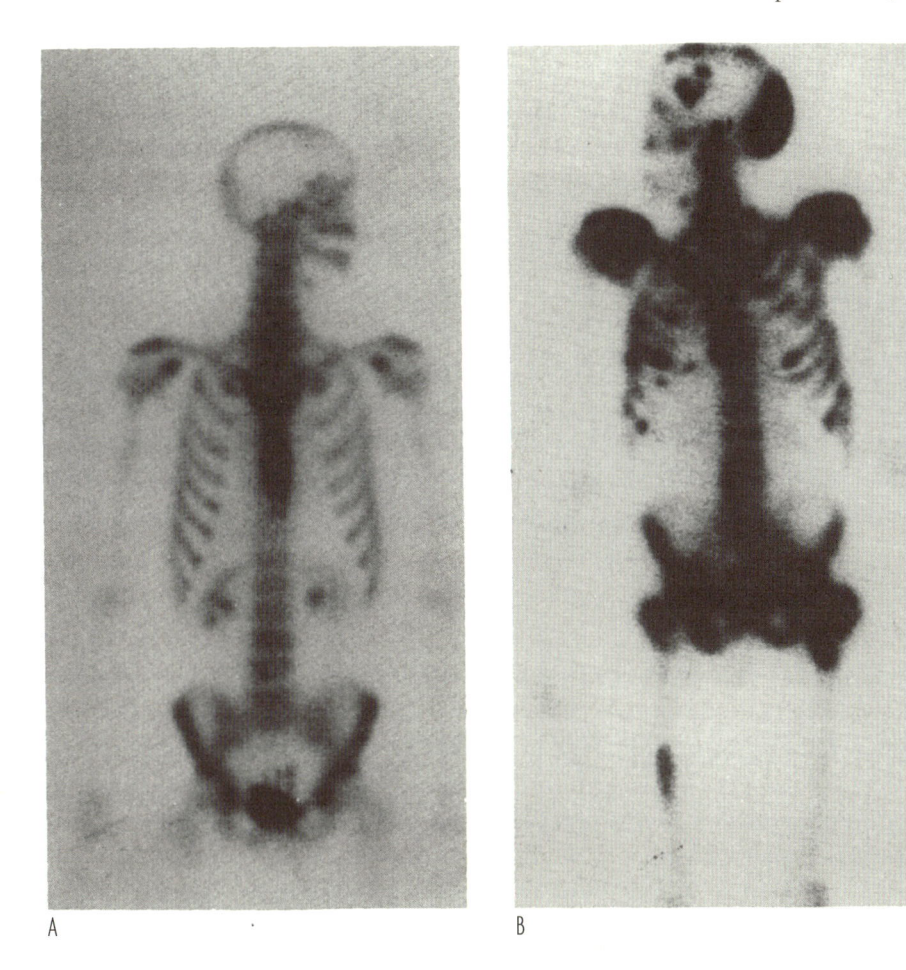

Figura 2-7. Ressonância dos ossos. A. Ressonância normal. B. Ressonância muito positiva com grande aumento de absorção de radioisótopos em muitos ossos, especialmente no crânio, ombros e pelve, por causa de extensa propagação de um câncer de próstata para essas áreas ósseas.

ocorreram; não indica o que causou a destruição. Entretanto, caso as ressonâncias com radioisótopos sejam comparadas aos raios X dos ossos e as áreas de alta absorção aparecerem nos raios X como perfeitamente normais (e não com aparência de trauma novo ou antigo ou de artrite), então a probabilidade de haver câncer metastático se torna o diagnóstico mais provável. Note que se os raios X dos ossos mostrarem lesões blásticas ou líticas, em geral não há necessidade de ressonância dos ossos.

As ressonâncias dos ossos não são indicadas para monitorar pacientes com HBP, infecção ou inflamação da próstata.

Exames urodinâmicos

A bexiga tem duas funções básicas: guardar e expelir urina (esvaziar). Os exames urodinâmicos são testes simples pelos quais um médico é capaz de verificar essas funções, um meio objetivo de avaliar o ato de urinar e, o mais importante, as anormalidades do esvaziamento da bexiga. Esses exames urodinâmicos são úteis para avaliar muitas doenças urológicas, mas sua principal aplicação em relação a doenças da próstata é para pacientes com HBP. Em uma escala muito menor, esses exames têm papel ocasional na avaliação de pacientes com sintomas de inflamação da próstata (ver Capítulo 3). Os exames urodinâmicos em geral não têm papel na avaliação ou tratamento de pacientes com câncer de próstata, embora eles possam desempenhar um papel muito definido na monitoração de determinados problemas para urinar, às vezes observados após o tratamento cirúrgico do câncer de próstata (ver Capítulo 8).

Pacientes com HBP (ver Capítulo 4) em geral têm sintomas como fluxo fraco de urina, hesitação para começar a urinar, interrupção do fluxo antes de terminar de esvaziar a bexiga e até mesmo gotejamento de urina após terminar de esvaziar a bexiga e vestir-se. Esses sintomas sugerem probabilidade de obstrução da bexiga causada pela próstata. Outros pacientes com obstrução da saída da bexiga ainda têm sintomas como frequência para urinar, em particular à noite (noctúria), e urgência com ou sem incontinência. Esses dois grupos de sintomas são muitas vezes associados à obstrução da saída da bexiga causada pela próstata.

Entretanto, em uma pequena porcentagem dos casos, esses sintomas podem ocorrer por causas não relacionadas à próstata. No caso do primeiro grupo de sintomas, um músculo da bexiga enfraquecido, resultante, por exemplo, de diabetes ou de algum problema neurológico, pode produzir os sintomas de fraco fluxo urinário e dificuldade para iniciar o fluxo, e assim por diante. Além disso, com o envelhecimento, a bexiga, tanto nos homens quanto nas mulheres, tende a se tornar um pouco hiperativa e, com isso, gerar sintomas de maior frequência, urgência e assim por diante. Essa hiperatividade da bexiga pode ser causada por uma obstrução pela próstata, mas também pode ser um problema primário da bexiga não relacionado à próstata. É fato que, em aproximadamente 80% dos casos em que um homem com mais de cinquenta anos tem qualquer um desses sintomas, a causa é a obstrução pela próstata. Entretanto, pelo menos em 20% dos casos os sintomas não se devem a uma obstrução pela próstata e sim a um ou mais problemas na bexiga. Portanto, considero extremamente precipitado e não aconselhável fazer um tratamento de intervenção (cirúrgica) para uma possível obstrução pela próstata sem a maior certeza possível de que essa é a verdadeira causa dos sintomas do paciente.

Stephen N. Rous, M.D.

O exame que considero o mais eficiente, para diferenciar entre obstrução pela próstata e problema primário da bexiga como causa desses sintomas, é o estudo fluxo-pressão. Nele, um cateter muito pequeno com duas vias internas é colocado na bexiga do paciente. Uma dessas vias é conectada a uma máquina que mede a pressão da bexiga enquanto ela se enche – por meio do outro canal –, quando ela está cheia e quando o paciente, ao ser solicitado, começa a urinar, em volta desse pequeno cateter. No momento do esvaziamento, mede-se a taxa do fluxo urinário em centímetros cúbicos por segundo com um equipamento apropriado. O programa dessa máquina faz então um nomograma utilizando os dados (pressão da bexiga e taxa do fluxo urinário) no momento do esvaziamento, o que mostra, com alto grau de precisão, ao urologista que está fazendo o exame, se a obstrução do fluxo urinário de fato existe.

Minha regra prática é que se a pressão da bexiga for de 50 a 60 cm H_2O ou maior e o fluxo máximo de urina menor que 10 cm^3/s a obstrução existe. Se a pressão da bexiga, no momento do esvaziamento, for maior que 100 cm H_2O independentemente da taxa de urina, também se diz haver obstrução. É importante entender, entretanto, que as pressões mencionadas devem ser obtidas durante o ato normal de urinar (ou da tentativa de urinar) e não devem refletir a pressão de dentro da bexiga quando o paciente utiliza seus músculos abdominais para forçar ou impedir o esvaziamento, pois isso causa um falso aumento da pressão da bexiga. Também não deve incluir as pressões medidas durante o enchimento da bexiga, que é involuntário e não relacionado às tentativas de esvaziamento (bexiga hiperativa).

O estudo fluxo-pressão também pode diagnosticar a causa de sintomas como frequência maior e urgência quando as taxas de pressão e fluxo da bexiga estão dentro dos limites normais, mas a pressão da bexiga durante o enchimento tende a se estabilizar de forma inapropriada, o que indica bexiga hiperativa. Normalmente, a pressão da bexiga durante o enchimento aumenta muito vagarosamente até que a capacidade máxima do órgão seja alcançada; entretanto, em pacientes com bexiga hiperativa, ocorrerão paradas involuntárias, o que representa aumento inapropriado da pressão da bexiga. Por meio do estudo fluxo-pressão, portanto, o urologista consegue analisar melhor se os pacientes tiveram os resultados mais esperados de uma intervenção cirúrgica. Claro, se é indicado um tratamento farmacológico dos sintomas em vez do tratamento cirúrgico, a princípio, não é necessário fazer esse estudo, pois se o tratamento com medicamento não funcionar a perda é muito pequena.

O equipamento necessário para fazer o estudo fluxo-pressão é caro (Fig. 2-8) e não é necessariamente encontrado em todos os consultórios urológicos. Uma das razões do alto preço desse equipamento é que além de ser um meio de medir as pressões dentro da bexiga e as taxas de fluxo urinário, ele também pode ter um fluoroscópio. É frequente a necessidade de se obter uma imagem fluoroscópica durante o esvaziamento da bexiga porque isso permite que o urologista especifique o local exato da obstrução. Essa fluoroscopia, entretanto, pode ser muito cara para o paciente. Embora eu não a considere necessária na maioria dos casos em que se avalia uma possível obstrução da saída da bexiga, às vezes ela é útil, mas com certeza se reflete no custo do equipamento e do procedimento. Como disse, há muitos urologistas que não acham necessário fazer esses exames antes de uma intervenção cirúrgica para o que eles presumem ser uma obstrução da saída da bexiga, o que, em geral, é confirmado. Entretanto, prefiro fazer esses exames em quase todos os pacientes para os quais se considera uma cirurgia por causa de obstrução pela próstata, de acordo com as razões já mencionadas.

Cateterismo da bexiga

Existem dois tipos distintos de cateterismo da bexiga e eles são feitos com dois tipos diferentes de cateter (Fig. 2-9). Um é o cateterismo de drenagem, em que, por exemplo, o cateter é colocado na bexiga por um período muito breve com a finalidade de medir a quantidade de urina residual imediatamente após o esvaziamento da bexiga, quantidade normalmente próxima a zero. Devo fazer aqui uma breve menção de que, embora esta com certeza seja a forma mais precisa de medir a quantidade de urina residual, ela não é utilizada com frequência, pois essa quantidade de urina pode ser medida com precisão razoável por um equipamento de ultrassom, que não é invasivo e certamente é muito mais confortável para o paciente. De qualquer forma, quando a HBP obstrui a saída da bexiga, ocorre o esvaziamento incompleto, e quanto maiores as quantidades de urina residual após urinar, mais importante se torna fazer o tratamento e liberar a obstrução. Esse cateterismo de drenagem pode ser feito de forma intermitente muitas vezes ao dia, no caso de indivíduos que não conseguem esvaziar suas bexigas de forma adequada, seja a causa dessa incapacidade uma obstrução pela próstata ou uma deficiência dos nervos da bexiga, resultante, por exemplo, de diabetes ou de um dano à coluna vertebral. Essas deficiências neurais podem fazer que a bexiga se torne incapaz de funcionar normalmente. O cateterismo de drenagem pode também ser utilizado para se injetar na bexiga líquidos como material de contraste para fazer raios X ou vários medicamentos para certos tipos de doenças dos rins.

A segunda ampla categoria de cateterismo é feita com um tipo especial de cateter que é colocado na bexiga e ali permanece por períodos variados. Esse tipo de cateter, conhecido como cateter de Foley, pode ficar na bexiga graças a

Stephen N. Rous, M.D.

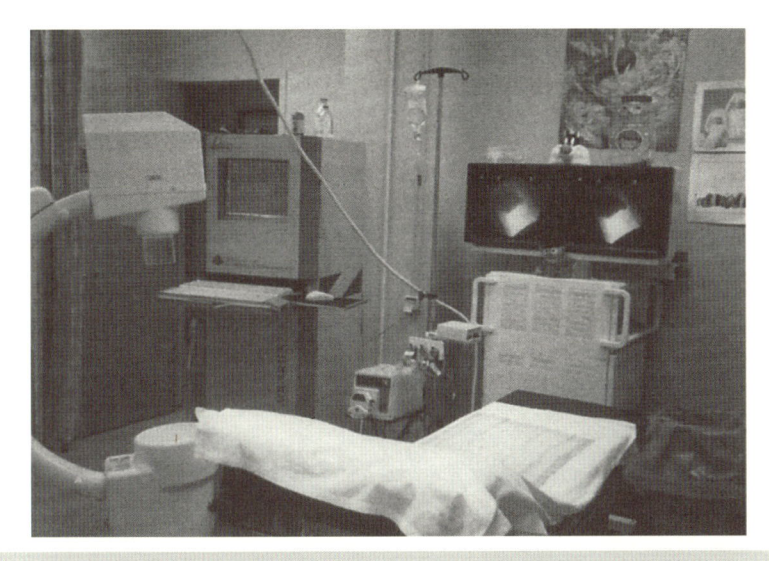

Figura 2-8. Avançado equipamento para fazer exames urodinâmicos. Esse tipo de equipamento é utilizado especificamente para o estudo fluxo-pressão descrito no texto. Note que o equipamento também pode fazer cinefluoroscopia, exame às vezes utilizado em conjunto com o estudo fluxo-pressão para determinar o local exato de uma obstrução.

um balão presente em sua extremidade, que é inflado quando o cateter já está dentro da bexiga, impedindo que ele caia. Esse cateterismo de drenagem de longa duração pode ser feito por muitas razões diferentes, mas para pacientes com aumento da próstata ele é feito para facilitar o esvaziamento contínuo da bexiga, no caso de indivíduos incapazes de urinar por causa da obstrução pela próstata ou daqueles em que grandes quantidades de urina residual são observadas. Como regra geral, um cateter permanente é colocado apenas até que possa ser feita a correção cirúrgica da obstrução causada pelo tecido da próstata. Para esses pacientes, o cateterismo de drenagem é preferível ao cateter de Foley, mas alguns pacientes acham que não são capazes desse procedimento e preferem que seja colocado um cateter de Foley. Raramente, o cateterismo de drenagem contínua (ou drenagem indefinida) pode ser mantido por tempo indeterminado no caso de um paciente que se recusa a fazer tratamento cirúrgico, daqueles cuja condição de saúde geral é tão ruim que não podem ser submetidos ao risco de uma cirurgia ou daqueles que simplesmente preferem continuar com o cateterismo de drenagem.

Sendo um urologista, raramente penso duas vezes em fazer um cateterismo em um paciente quando acho que é o melhor para ele. O cateterismo é um procedimento tão comum e feito com tanta frequência, por quase todos os médicos, que às vezes tendo a dar pouca atenção ao extremo nervosismo que pode aflorar só de imaginar um cateterismo. Entendo que quando um ca-

Catéteres utilizados para drenar a bexiga

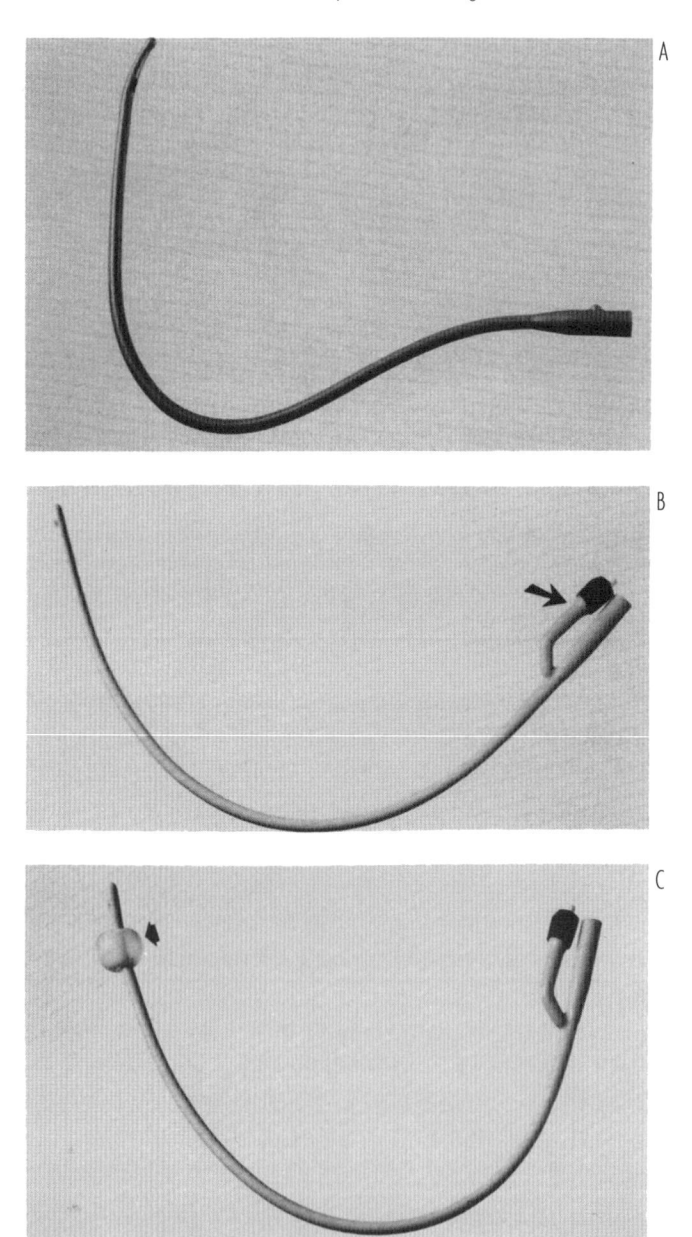

Figura 2-9. Cateteres utilizados para drenar a bexiga. A. Cateter reto, utilizado no cateterismo de drenagem. B. Cateter de Foley, utilizado quando o cateter permanece na bexiga por um determinado período. A seta aponta o braço lateral do cateter, pelo qual é inflada uma bolsa na outra extremidade. A outra porção do cateter adjacente à seta é a parte pela qual a urina é drenada, em geral, para um saco coletor. C. Cateter de Foley com balão inflado em sua extremidade (seta). Ele é inflado após ser colocado dentro da bexiga e adere-se à parte interna do gargalo da bexiga, evitando a queda do cateter.

teterismo é feito, não é doloroso nem causa danos, mas também sou homem e posso, portanto, entender as ansiedades e preocupações relacionadas a uma invasão na parte mais sagrada do corpo masculino. Quando um cateterismo é necessário, seja em meu consultório ou no hospital, faço questão de sempre explicar a meu paciente exatamente em que consiste o procedimento. Além disso, mostro a ele um cateter, igual ao que será utilizado, e conto a ele que a abertura dentro de seu pênis é muito, muito maior do que o cateter e, portanto, o procedimento não pode feri-lo. Entretanto, conto a meus pacientes que eles podem achar o procedimento desagradável. Digo a eles que eu mesmo já fiz um cateterismo. Conto também que a expectativa foi muito mais desagradável que o procedimento em si, que não foi nada doloroso, embora psicologicamente estressante, só pelo fato de imaginar o que estava sendo feito comigo. Quando mostro um cateter a um paciente, faço questão de fazer com que ele o sinta, para que possa entender que é de fato feito de borracha macia. Estou convencido que o tempo extra que passo com meus pacientes antes do cateterismo é muito importante. Nos casos em que é utilizado um cateter de Foley, mostro a meus pacientes exatamente como o balão na extremidade do cateter é inflado e como é esvaziado quando é removido; explico que nada disso causará algum desconforto, nem a remoção do cateter quando não for mais necessário. Na verdade, acho que não consigo me lembrar de nenhum paciente que tenha sido preparado de forma adequada me contar que um cateterismo feito de maneira cuidadosa com utilização de muito gel lubrificante tenha sido doloroso, estressante ou de fato algo pior que uma experiência desagradável.

Cistoscopia

O procedimento diagnóstico mais frequentemente associado à urologia e à doença urológica é, sem dúvida, o exame cistoscópico da bexiga e da uretra. Esse exame é praticamente exclusivo do domínio dos urologistas e as informações precisas e detalhadas obtidas por meio dele são exemplos do quanto as técnicas de diagnóstico ajudam a fazer da urologia uma especialidade exata e precisa.

A cistoscopia envolve a passagem de um instrumento oco com uma luz e lentes em uma das extremidades e lentes de observação na outra por dentro da uretra peniana e da bexiga. Através desse instrumento oco, a urina pode sair da bexiga, o que permite medir a quantidade de urina dentro dela; essa pode ser considerada uma medida suficientemente precisa da urina residual após o esvaziamento caso o paciente tenha urinado imediatamente antes do exame. Uma vez esvaziada a bexiga, pode-se verter água através do cistoscópio para dentro da bexiga, graças ao efeito da gravidade. Isso é necessário a fim de se inflar a bexiga e distanciá-la das lentes do cistoscópio. Por exemplo, se você colocasse sua cabeça dentro de um balão, você teria de inflar o balão para que ele se distanciasse de seus olhos e você conseguisse visualizar de forma adequada o interior do balão; a bexiga precisa ser inflada pela mesma razão: para que se distancie das lentes do cistoscópio. Uma vez que a bexiga esteja cheia, é possível visualizar com detalhes e precisão o interior da bexiga. Quando se visualiza o interior da próstata e da uretra, não é necessário inflar a bexiga, porque o interior da próstata e da uretra tem formato tubular e são mais ou menos rígidos, ao passo que a bexiga é uma estrutura flexível que simplesmente cairia ao redor das lentes se não fosse inflada.

Historicamente, os cistoscópios têm sido instrumentos rígidos (Fig. 2-10A), mas há alguns anos cistoscópios flexíveis vêm sendo mais utilizados (Fig. 2-10B). A passagem desses novos cistoscópios flexíveis pela bexiga é muito similar à passagem de um cateter pela uretra e pela bexiga. Um gel anestésico é injetado na uretra antes da passagem de qualquer um desses cistoscópios. Isso anestesia a uretra o suficiente para que o desconforto do paciente seja mínimo, e o desconforto é muito mais psicológico do que físico. Sempre questiono pacientes homens após um exame cistoscópico, com qualquer um dos instrumentos, o quão doloroso foi e, invariavelmente, imaginar o que estava sendo feito é muito mais desagradável que o procedimento em si. Seja psicológico, seja físico, o desconforto é, sem dúvida, até certo ponto minimizado quando é utilizado um cistoscópio flexível em vez de um rígido.

Por meio de um cistoscópio, o urologista é capaz de visualizar a uretra prostática e diagnosticar uma inflamação nessa área, como uretrites não específicas (ver Capítulo 3). Quando se suspeita de hiperplasia benigna da próstata (ver Capítulo 4), a cistoscopia pode permitir que o urologista avalie e acesse o grau anatômico da obstrução causada pela próstata e estime tamanho e peso do tecido obstrutor. Isso lhe permite determinar melhor que tipo de tratamento utilizar para a doença. Gostaria de enfatizar aqui que apenas a cistoscopia não permite o diagnóstico de obstrução da saída da bexiga além daquela que pareça ser uma obstrução anatômica. O método apropriado para diagnosticar uma obstrução tem de se basear na função fisiológica e é para esse propósito que é realizado o estudo fluxo-pressão, que acabei de discutir. No caso dos pacientes com câncer de próstata, a cistoscopia é utilizada para localizar fontes de sangramento da próstata ou bexiga que tendem a ocorrer com essa doença, particularmente quando o câncer de próstata do paciente foi tratado com radioterapia.

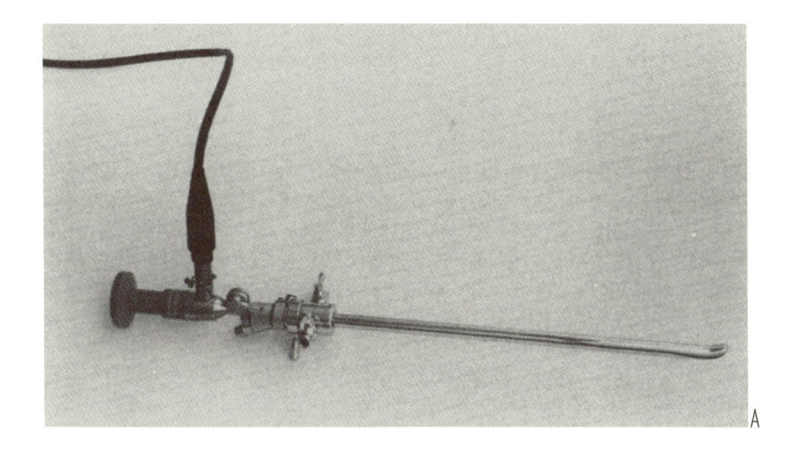

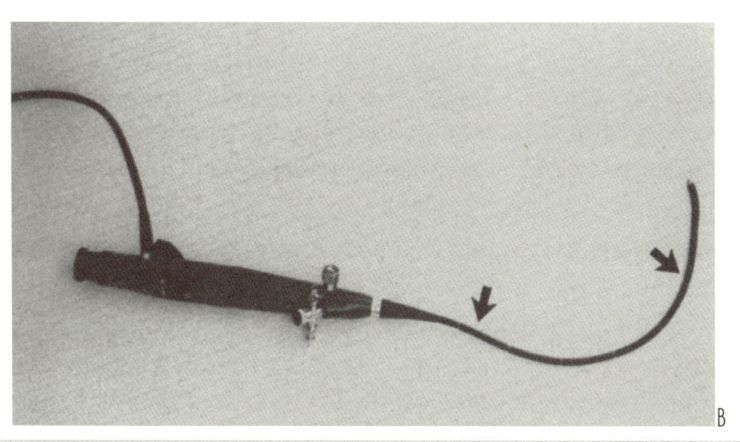

Figura 2-10. A. Cistoscópio padrão, que passa pela uretra e é utilizado para visualizar o interior da bexiga e da uretra. O objeto preto anexo ao cistoscópio é o cabo da luz. B. O cistoscópio mais recente e talvez mais frequentemente utilizado é o flexível, que tem o mesmo propósito do cistoscópio padrão, mas pode ser menos desconfortável para o paciente graças à sua flexibilidade. Note que apenas a pequena porção curva do cistoscópio (setas) é introduzida na bexiga. O cabo da luz sai do cistoscópio na parte superior esquerda.

É perfeitamente natural que um homem fique apreensivo ao extremo quando é informado de que precisa fazer uma cistoscopia. Isso se deve em parte à expectativa do desconhecido, mas talvez se deva ainda mais à invasão da parte mais sagrada da identidade masculina. Um médico preocupado está plenamente consciente disso e faz todos os esforços para tornar esse procedimento o menos ameaçador possível e para que o paciente se sinta o mais confortável possível. Ocasionalmente, se o paciente não for dirigir logo após o exame, uma injeção intravenosa de medicamento tranquilizante ou hipnótico antes da cistoscopia pode ajudar, mas, segundo minha experiência, isso não é em geral necessário. Raramente tive de utilizar algo além do anestésico local injetado na uretra com muita segurança e amabilidade. Ao longo dos anos, os pacientes incapazes de tolerar o procedimento ou que disseram depois que prefeririam ter recebido anestesia geral ou uma injeção foram raros, bem menos de 1% de todos os pacientes.

Biópsias da próstata

Este procedimento diagnóstico é feito sempre que se suspeita de carcinoma de próstata, que pode ser diagnosticado apenas mediante um exemplo do tecido da próstata. A suspeita de câncer de próstata pode ser causada por muitas coisas, mas sem dúvida o dado que mais comumente sugere carcinoma de próstata é o exame de sangue com PSA elevado. Também pode levar a uma biópsia da próstata o exame de toque retal com resultado anormal, em que o médico percebe uma área da próstata muito mais rígida do que o tecido ao redor (Fig. 2-11). Às vezes, o médico pode suspeitar de um carcinoma apenas por causa de um aumento assimétrico da próstata, embora a assimetria em si não seja associada ao câncer de próstata com frequência.

A suspeita de câncer também deve ser levantada quando um paciente tem histórico de obstrução da saída da bexiga, o que é sugestivo de hiperplasia benigna da próstata se os sintomas têm duração muito breve, talvez de três a seis meses ou até menos. Um típico paciente com HBP terá seus sintomas por muitos anos antes de consultar um médico, e um aparecimento relativamente repentino de sintomas de obstrução da saída da bexiga deve alertar o médico para a possibilidade de carcinoma de próstata de crescimento rápido se desenvolvendo e obstruindo a uretra prostática, independente de como a próstata foi percebida no exame de toque retal. Nesses casos, mas nem sempre, o nível de PSA seria elevado; contudo, também é preciso lembrar que as células cancerígenas muito malignas não produzem necessariamente muito PSA e, portanto, o nível de PSA pode não ser elevado. Isso acontece porque as células cancerígenas muito malignas da próstata são células relativamente indiferenciadas, ou seja, não têm as características das células da próstata e, portanto, não são capazes de produzir PSA.

Finalmente, a suspeita de câncer de próstata deve ser levantada quando um paciente procurar seu médico por causa de dor intensa em um ou mais ossos presente há várias semanas ou mais e com acompanhamento por raios X e/ou tomografias dos ossos que sugiram a possibilidade de destruição óssea por algum tipo de câncer. Na busca pela origem do câncer que se disseminou para o osso, a próstata deve sempre estar no topo da lista de suspeitos. Um médico atento pode recomendar uma biópsia da próstata mesmo que no exame de toque a próstata se mostre relativamente normal.

Stephen N. Rous, M.D.

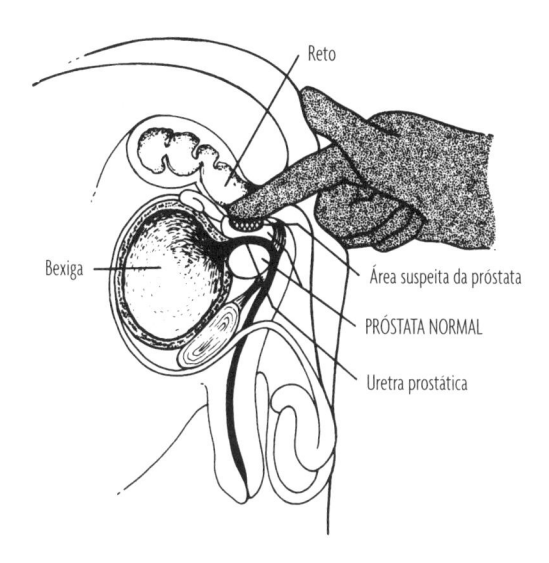

Figura 2-11. Dedo examinando o reto e percebendo área rígida suspeita na próstata.

A biópsia da próstata é feita com maior frequência utilizando-se uma agulha conhecida como "tru-cut" presa a uma pistola de biópsia; o procedimento é feito quase universalmente sob controle de ultrassom. A agulha tru-cut (Fig. 2-12) tem uma extremidade oca na qual o tecido da próstata é coletado e é introduzida na próstata utilizando-se uma pistola de biópsia (Fig. 2-13) com tanta rapidez que o paciente não sente quase nenhuma dor. Os pacientes contam que a sensação causada por essas biópsias são muito parecidas com as de uma injeção e que a parte mais desconfortável do procedimento é a inserção do ultrassom no ânus.

Quando visualizados na tela de um equipamento de ultrassom, a maioria dos cânceres da próstata aparece menos denso do que as áreas da próstata ao seu redor (Fig. 2-14). Deve-se notar que a maioria das áreas menos densas do que a área ao redor não representa necessariamente câncer. Ao ser inserida na próstata, a agulha da biópsia é bem visualizada na tela do ultrassom (Fig. 2-15) e, para maximizar a probabilidade de encontrar qualquer câncer de próstata (caso esteja realmente presente), são feitas múltiplas biópsias. Tradicionalmente, os urologistas fazem biópsias de quaisquer áreas menos densas, além de biópsias de tecido de cada lado da próstata, desde a base até o ápice. O resultado são biópsias "sextantes" (seis no total), mas a tendência agora é fazer ainda mais biópsias, particularmente das áreas laterais mais distantes da próstata; sendo que nove e com frequência doze amostras são obtidas. Dessa forma, a probabilidade de deixar escapar algum câncer que possa estar presente é minimizada.

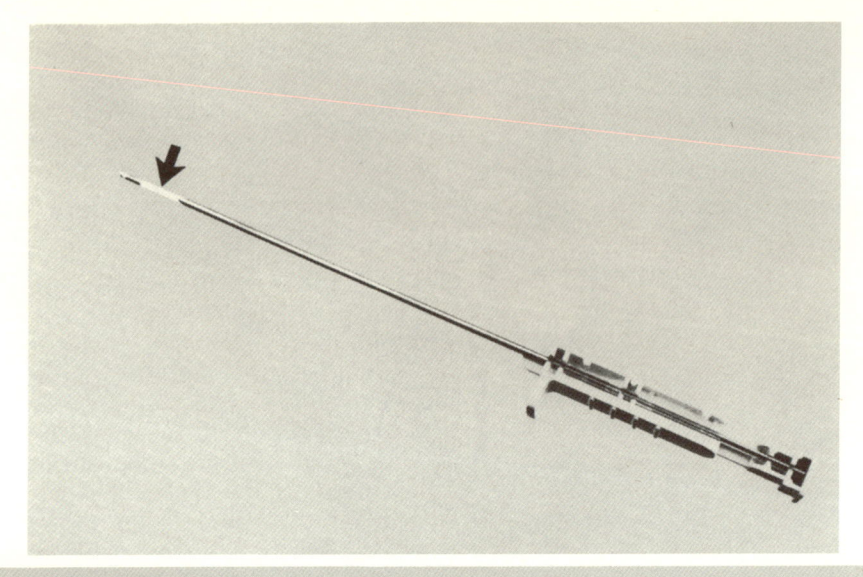

Figura 2-12. Agulha tru-cut, mais comumente utilizada em biópsias da próstata. Uma amostra do centro ou uma parte do tecido da próstata é retida dentro da porção oca (seta) dessa agulha.

Biópsias da próstata não são indicadas para pacientes diagnosticados com HBP nem para os que têm inflamação ou infecção na próstata.

Após uma biópsia da próstata, não é raro aparecer um pouco de sangue na urina ou no sêmen durante a ejaculação. Isso significa apenas que a agulha da biópsia entrou na uretra prostática durante o curso da biópsia. Não é causa para preocupação ou alarme. O sangramento em geral para após um dia ou dois, mas se for intenso ou se durar mais do que dois dias, você deve informar seu urologista. O sangue no sêmen pode durar por um número de ejaculações porque, a cada vez que ejacula, você causa um espasmo violento dos músculos dentro da uretra (é isso que faz que o sêmen saia). Esse espasmo pode fazer que o sangramento ocorra enquanto a área não estiver completamente curada. Caso você veja sangue na ejaculação, provavelmente seja melhor evitar ejacular por vários dias a fim de permitir que as partes afetadas se curem.

Como a biópsia da próstata é feita através do reto e como bactérias fecais no reto podem levar essas bactérias para a próstata, resultando em infecção prostática, todo esforço é feito para limpar o reto o melhor possível antes da biópsia. Isso é feito por laxantes, tomados na noite anterior, e um enema, feito na manhã da biópsia. Além disso, antibióticos orais são administrados na noite anterior, na manhã da biópsia, à tarde e às vezes também na manhã seguinte, para minimizar ainda mais a chance de infecção prostática.

Stephen N. Rous, M.D.

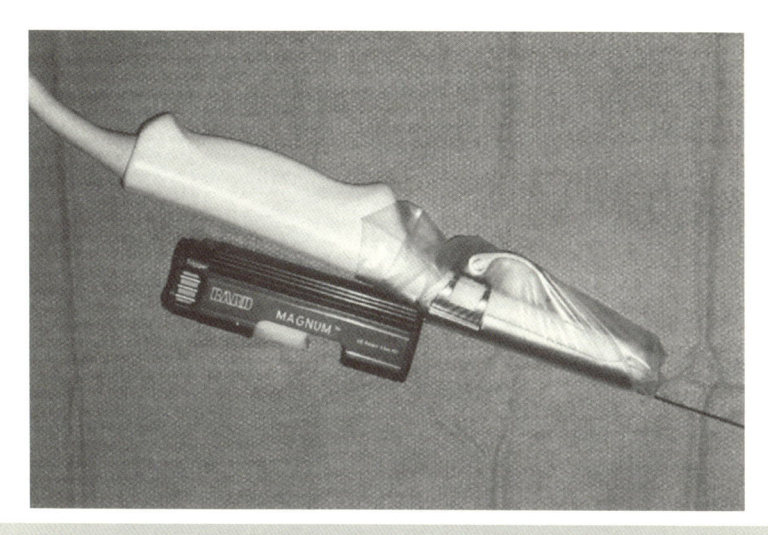

Figura 2-13. Sonda de ultrassom: 5 a 7,5 cm dela (do lado direito da foto) são inseridos no reto e na próstata. A agulha de biópsia que remove as amostras estende-se além da ponta da sonda, presa a uma pistola de biópsia magnum, que é carregada e atira a agulha rapidamente na próstata uma vez que se tenha identificado, por meio da sonda do ultrassom, a área a ser analisada. De seis a doze biópsias da área da próstata podem ser feitas utilizando esse equipamento.

Interpretação da biópsia da próstata

Uma vez que a biópsia tenha sido feita, a pergunta óbvia a ser respondida é: "Há câncer presente?". Além desta, e de grande importância por ser um dos muitos fatores para a previsão do sucesso da terapia, outra questão é: "Qual a aparência microscópica do câncer? É de alto grau (muito maligno) ou de grau relativamente baixo (menos maligno)?". Um método muito comum que os patologistas utilizam para determinar e relatar isso é a escala de Gleason. Utilizando esse método, o patologista pode graduar o câncer em uma escala crescente de malignidade (de 1 a 5) e graduar separadamente o padrão predominante e o padrão que parece ser secundário (com frequência os dois são os mesmos). Esses dois números (cada um baseado em uma escala de 1 a 5) são então anotados e somados para resultar a pontuação de Gleason, por exemplo, 3 + 3, ou 6. Cânceres com pontuações 2, 3 e 4 são considerados de grau de malignidade baixo (menos maligno); com 5, 6 e 7, de malignidade intermediária; e com 8, 9 e 10, de alta malignidade. Alguns patologistas preferem relatar essas biópsias simplesmente como grau I (Gleason 2, 3, 4), grau II (Gleason 5, 6, 7) ou grau III (Gleason 8, 9, 10). Às vezes, os patologistas relatam uma condição conhecida como neoplasia intraepitelial prostática (NIP), caracterizada por grau baixo ou alto. Deve-se notar que uma NIP de grau alto é em geral considerada uma condição pré-maligna. Quando isso é relatado, mesmo na ausência de qualquer câncer definitivo, a repetição das biópsias em futuro próximo em

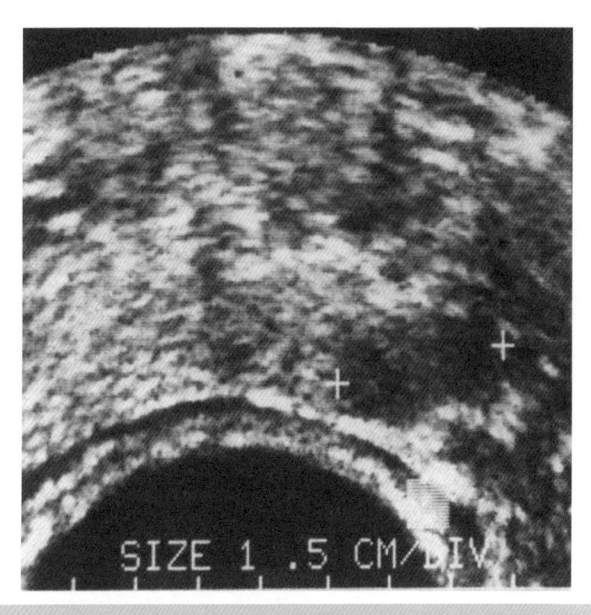

Figura 2-14. Imagem de ultrassom da próstata. Note a área na parte inferior direita, localizada entre duas pequenas marcas em forma de cruz. Essa área é menos densa do que a porção ao seu redor. É em uma área como essa que se vê a possibilidade de câncer e dela, portanto, deveria ser feita uma biópsia. (Esta fotografia é uma cortesia de Brüel and Kaer Instruments, Inc., Marlborough, Massachusetts.)

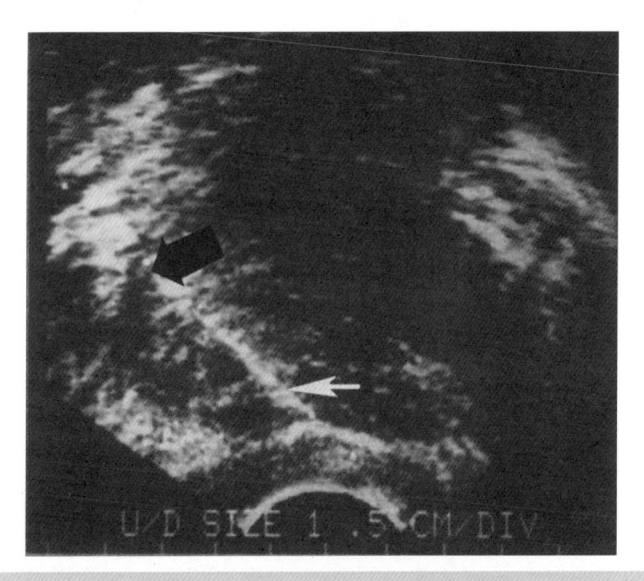

Figura 2-15. Imagem de um ultrassom da próstata. Momento em que biópsias da próstata são feitas, com agulha de biópsia (seta branca) dentro da próstata. Essa agulha aparece como uma área branca em linha reta na porção inferior esquerda da fotografia. A ponta da agulha está coletando uma amostra da área menos densa da próstata (seta preta), em que há possibilidade de câncer. (Esta fotografia é uma cortesia de Brüel and Kaer Instruments, Inc., Marlborough, Massachusetts.)

geral é indicada, porque muitas dessas NIP de grau alto prognosticam presença de câncer de próstata.

Uma situação especial na qual a detecção do câncer de próstata pode ser muito mais difícil é aquela em que um homem tenha feito cirurgia no trato intestinal e retirado todo o reto. Nesse caso, é obviamente impossível fazer um exame de toque retal da próstata, então a suspeita precoce de câncer de próstata e sua detecção deve ser baseada somente no nível de PSA do sangue. Caso esse nível seja tal que seu médico fique preocupado com a possibilidade de câncer de próstata, ele pode pedir que um radiologista faça uma tomografia computadorizada da parte inferior do abdômen, e quando isso for feito o radiologista pode ser capaz de guiar uma série de agulhas de biópsia dentro de sua próstata, utilizando a imagem da tomografia para controlar a agulha. Esse não é, de forma alguma, um meio satisfatório de fazer biópsias da próstata; é difícil de ser feito com precisão e certamente nem sempre se tem sucesso. Mas é sem dúvida o melhor que se pode conseguir nessas circunstâncias.

3
Infecção e inflamação na próstata e na uretra prostática e síndrome de dor pélvica crônica

Um arquiteto de 31 anos veio recentemente a meu consultório em estado visível de extrema angústia. Ele tinha ligado mais cedo para meu consultório, naquele mesmo dia, e lhe disseram que haveria horário disponível apenas em outro dia daquela semana. Ele implorou para que minha secretária o deixasse vir naquele mesmo dia, dizendo que era algo de extrema urgência, um caso de vida ou morte.

Quando eu o vi naquela tarde, estava claramente perturbado, mas não sentia nenhuma dor ou desconforto em particular e parecia estar em excelente estado de saúde.

"Doutor", ele começou a dizer, "algo está muito errado e estou realmente com muito medo do que possa acontecer por causa disso".

Não levei muito tempo para descobrir que esse homem tinha dois sintomas e que estava muito preocupado com eles. Primeiro, ele percebeu uma mancha amarronzada de aproximadamente 2,5 cm de diâmetro em seus shorts quando se despiu antes de dormir na noite anterior. Segundo, percebeu que a abertura de seu pênis parecia estar colada e fechada quando acordou naquela manhã. Quando ele separou os dois lados dessa abertura, percebeu uma pequena gota de um líquido bem claro. Ele não sentia dor, nenhum desconforto ao urinar, não se sentia mal e mantinha seu estado normal de boa saúde. Mesmo assim, ficou muito alarmado e permaneceu assim até sua visita a meu consultório. O medo dele devia-se às complicações que poderiam resultar desses dois pequenos sintomas. Ele estava preocupado, em particular, que pudesse desenvolver câncer ou hiperplasia benigna da próstata, mas sua maior preocupação era que seu problema atual pudesse levar à impotência. Esse paciente não era casado e tinha vida sexual moderadamente ativa, compatível com as longas horas de trabalho exigidas por sua profissão. Ele disse que nunca tinha tido nada parecido antes.

Os sintomas e problemas desse homem são comuns. Na verdade, segundo minha experiência, provavelmente não haja um único grupo de sintomas do trato geniturinário que leve tantos homens ao urologista, e talvez também ao clínico geral, quanto às queixas relacionadas à uretra prostática e, quiçá, à próstata. Com algumas exceções, essas diferentes doenças tendem a produzir sintomas muito similares – com muitas variações – e não é exagero dizer que não há outro grupo de doenças, reais ou imaginárias, que acometem homens jovens e de meia-idade que causem mais ansiedade e preocupação do que essas. Nesse exemplo em particular, meu paciente teve uma infecção muito leve na uretra prostática ou possivelmente em sua uretra anterior. A angústia dele reflete bem o fato de essas preocupações e ansiedades desenvolvidas pelos pacientes serem de extrema desproporção em relação à gravidade da doença e dos sintomas. Adoro fazer analogia entre um pequeno entupimento da uretra ou até mesmo uma coceira ou um pouco de desconforto nela e um nariz entupido ou coceira ou dor de garganta. O segundo grupo de sintomas poderia existir por meses ou até mesmo por anos, sem resultar em uma visita do paciente ao médico, mas o primeiro grupo precisa existir apenas por algumas horas para que um paciente muito preocupado e amedrontado vá correndo ao médico!

Um engenheiro de 36 anos veio recentemente a meu consultório e me contou que há três ou quatro anos sente dor no períneo, dor na área acima do púbis e ao ejacular e que urina frequentemente. Ele não teve todos os sintomas ao mesmo tempo e houve épocas em que não teve nenhum deles. Ele me contou também que, até onde ele sabe, nunca encontraram bactéria em sua urina, mas que tomou um ou outro antibiótico nesse período e que estima que o tempo total de tratamento com antibióticos tenha sido de um ano, nos últimos três anos. Os antibióticos, disse, às vezes melhoram alguns dos sintomas, mas que sempre recorrem. O primeiro urologista com quem se consultou há muito tempo disse que ele tinha prostatite, com base no histórico relatado pelo paciente e em um exame retal em que a próstata dele pareceu "frouxa" ao urologista.

É extremamente improvável que este segundo paciente sofra de prostatite, caso esse termo queira representar uma infecção na próstata. A ausência de qualquer infecção bacteriana na urina da bexiga de fato exclui infecção bacteriana crônica (ou aguda) na próstata, caso a urina seja coletada quando o paciente tem os sintomas. Próstata "frouxa" ao exame de toque não está relacionada a nenhum estado patológico da próstata e sim à frequência de ejaculação. Como discuti no Capítulo 1, a função principal da próstata é produzir e, depois, durante a ejaculação, expelir do corpo o fluido que transporta os espermatozoides. Se um homem tem ejaculações frequentes e regulares, sua próstata será relativamente firme. Por outro lado, caso ele não tenha ejaculado por um período considerável ou sua frequência normal de ejaculação tenha diminuído de forma drástica, a próstata estará cheia de fluido prostático e se apresentará "frouxa" ao exame de toque. Nenhum desses dados obtidos pelo exame de toque deve ser considerado patológico ou indicativo de um estado doentio.

Entretanto, há uma respeitada linha de pensamento entre os urologistas que acredita que os sintomas descritos pelo paciente podem estar de fato relacionados a uma próstata "cheia", resultante de uma diminuição abrupta na frequência ejaculatória causada por um divórcio, uma separação ou uma doença da companheira do paciente. Essa próstata "cheia" pode ser descrita como "frouxa", embora certamente não seja indicativa de um estado doentio. É às vezes conhecida como "estase prostática" e pode sem dúvida ser responsável por alguns dos outros sintomas já relatados. Essa condição também é conhecida como "prostatite não bacteriana". Ela pode muitas vezes ser tratada com algum sucesso por aumento do número de ejaculações ou por massagens prostáticas frequentes e repetidas, ambas com o propósito de esvaziar a próstata.

Em minha experiência, entretanto, pacientes com quaisquer ou todas as queixas, que consistam sobretudo em dores perineais ou suprapúbicas, dor após a ejaculação ou uma sensação geral de desconforto "bem lá dentro" sofrem, com frequência, do que se conhece como "síndrome de dor pélvica crônica". Essa nova terminologia que engloba a lista de sintomas aqui mencionados foi adotada no Consenso NHI (sigla em inglês para Institutos Nacionais de Saúde dos Estados Unidos) em meados de 1990. Essa lista de sintomas recebeu esse nome porque se notou que na maioria das vezes que homens tinham essas queixas, elas não eram causadas pela próstata. Além disso, dizer a um homem que ele tem prostatite, pode literalmente transformar um homem normal em um com problema sério na próstata, algo que não aconteceria se lhe dissessem apenas que seus sintomas fazem parte da síndrome de dor pélvica crônica. A opinião geral nessa conferência foi de que com frequência a síndrome de dor pélvica crônica estava relacionada a espasmos e dores musculares no assoalho pélvico (a área do corpo que fica entre o ânus e o escroto). Essa conclusão se baseou na observação de muitos fatos. Primeiro, centenas de biópsias da próstata (feitas em conjunto com outros exames) mostraram evidência de inflamação crônica na próstata em pacientes que não tiveram nenhum sintoma relacionado à próstata. Segundo, exames de toque retal de "pacientes da próstata" com sintomas revelaram espasmos pronunciados dos músculos do assoalho pélvico. Terceiro, técnicas de biofeedback e procedimentos de fisioterapia tiveram muitas vezes efeitos salutares para essas pessoas.

Reconhecer, então, que de fato há muitas doenças que podem causar esses sintomas e estar relacionadas à próstata e às áreas ao redor dela faz que seja necessário tentar diferenciar essas várias condições. As doenças são: infecção na uretra prostática (primeiro paciente deste capítulo); inflamação da próstata na ausência de infecção ou síndrome de dor pélvica crônica (segundo paciente deste capítulo); infecção bacteriana crônica da próstata (com sintomas realmente muito similares aos do segundo paciente); e infecção bacteriana aguda da próstata. Note que a diferenciação entre essas várias doenças não é aleatória, mas pode ser determinada com certo grau de certeza mediante exames descritos no próximo item. Também se deve notar que se um paciente tem infecção crônica da próstata, a probabilidade de que ele tenha infecção urinária bacteriana no período em que estiver sintomático é imensa.

EXAMES DE DIAGNÓSTICO UTILIZADOS PARA DIFERENCIAR INFLAMAÇÃO DA URETRA PROSTÁTICA, PROSTATITE BACTERIANA CRÔNICA, PROSTATITE NÃO BACTERIANA CRÔNICA E SÍNDROME DE DOR PÉLVICA CRÔNICA

Quando um paciente tem um, alguns ou todos os sintomas mencionados até aqui, é importante fazer a distinção entre as diferentes doenças que podem causar esses sintomas, e é particularmente importante não dizer ao paciente que ele tem prostatite, a menos que isso possa ser documentado com razoável certeza. Caso haja gotejamento pela uretra, mesmo que mínimo, a chance de que o paciente tenha uretrite (inflamação da uretra prostática) não específica (posterior) é grande. Caso os sintomas predominantes do paciente sejam dor no períneo, dor "bem lá dentro", dor após a ejaculação ou até mesmo dor supra-púbica, as chances de que ele tenha síndrome de dor pélvica crônica são muito grandes, embora ele possa ter inflamação não bacteriana na próstata (estase prostática). As chances de ele ter uma prostatite bacteriana crônica são muito baixas, pois essa doença é bem incomum. Mesmo assim, fazer o diagnóstico correto não é tanto uma questão de probabilidades, e sim uma tentativa de ser muito preciso na obtenção do diagnóstico, e em minha experiência isso é algo raramente feito por médicos. Na verdade, o exame físico é de ajuda limitada para diferenciar essas condições, e eu, particularmente, condeno a prática de fazer exame de toque retal na próstata, defini-la como "frouxa" e então dizer ao paciente que, portanto, ele tem prostatite. Já mencionei que a relação entre próstata "frouxa" e doença da próstata é algo realmente muito sutil! Em minha opinião, todos os pacien-

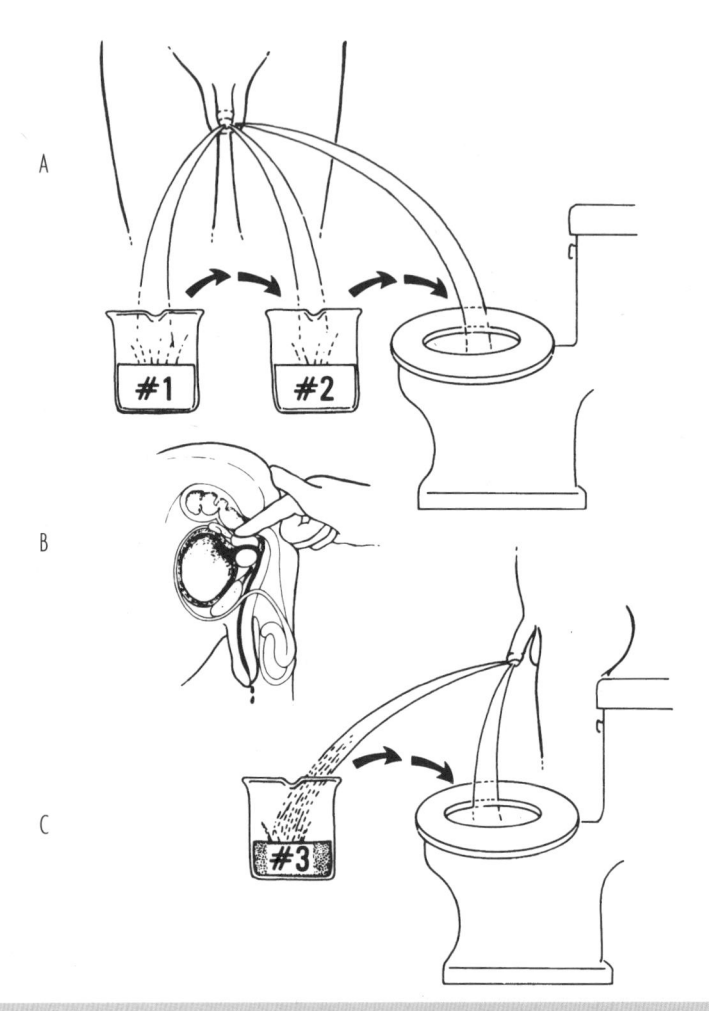

Figura 3-1. Técnica para localizar a fonte de infecção na uretra ou na próstata. A. Ilustração de paciente começando seu fluxo urinário no vidro n° 1, continuando no vidro n° 2 (fluxo médio) e terminando no vaso sanitário, mantendo um pouco de urina na bexiga. B. Ilustração de próstata sendo massageada ou "esvaziada" pelo médico. Note uma ou duas gotas de secreção prostática saindo da uretra peniana (algo que nem sempre ocorre após a massagem prostática). C. Vidro n° 3, com alguns mililitros de urina colhidos imediatamente após a massagem prostática. Ele conterá a maior parte da secreção prostática. O paciente, então, termina de urinar no vaso sanitário.

tes com um, alguns ou todos os sintomas aqui discutidos devem fazer teste de localização bacteriana adequado, para determinar se há alguma infecção na próstata, na uretra ou, como é muito frequente, em nenhum lugar (Fig. 3-1). Note que uma infecção (em geral causada por uma bactéria) é muitas vezes acompanhada de inflamação, mas que uma inflamação pode estar presente sem nenhuma infecção.

Stephen N. Rous, M.D.

Pede-se para que o paciente comece a urinar dentro de um vidro (nº 1); então, sem interromper o fluxo, que urine um pouco no vaso sanitário e, depois, um pouco dentro de outro vidro (nº 2); novamente sem interromper seu fluxo, ele pode urinar dentro do vaso sanitário, deixando um pouco de urina dentro da bexiga. O médico, então, massageia vigorosamente ("esvazia") a próstata para forçar os fluidos (secreções) a sair da próstata e passar pela uretra. Essa massagem vigorosa, ou "esvaziamento", da próstata não é um procedimento doloroso, mas também não é agradável! O desconforto varia muito de paciente para paciente, porque a sensibilidade da próstata ao toque também varia muito em cada um. O esvaziamento da próstata é feito com o paciente bem curvado para frente e apoiado sobre uma mesa para que o médico possa facilmente inserir seu dedo no ânus. O médico, então, coloca o dedo em um dos lados da próstata e o move para dentro, pressionando para baixo com firmeza enquanto move o dedo da margem exterior até a metade da próstata. A seguir, o médico move o dedo para a margem exterior no outro lado da próstata e faz o mesmo. Os dois lados são massageados, ou "esvaziados", aproximadamente dez ou doze vezes. A pressão para baixo feita pelo dedo do médico traz, através dos vários ductos prostáticos, o fluido que em geral está dentro da próstata para a parte média da uretra prostática, onde ele se acumula.

Enquanto a massagem prostática, ou "esvaziamento", é feita, o paciente muitas vezes sente que o fluido está tentando sair de seu pênis; essa sensação é causada pelo acúmulo dos fluidos (secreções) na uretra prostática. O paciente deve manter sua uretra apertada e fechada com a mão durante a massagem prostática. No fim da massagem, essas secreções prostáticas poderão passar pela uretra e pela abertura do pênis de onde serão coletadas para cultura. Em geral, entretanto, as secreções prostáticas não saem do pênis, mas se acumulam na uretra prostática; então, terminado o "esvaziamento" da próstata, pede-se para que o paciente urine um pouco em um terceiro vidro (nº 3) e depois é permitido que ele esvazie a bexiga no vaso sanitário. O vidro nº 3, ou a própria secreção prostática, caso saia pela abertura do pênis, conterá as secreções do interior da próstata. Um diagnóstico definitivo de prostatite bacteriana crônica pode então ser feito caso haja aumento de pelo menos dez vezes na contagem da colônia de bactérias obtida da urina do vidro nº 3 em relação à do vidro nº 1, sendo a cultura da urina do vidro nº 2 (a amostra do fluxo médio) estéril.

As contagens bacterianas desse teste de localização são ao redor de algumas centenas a alguns milhares de colônias de bactérias por milímetro de urina. Um teste positivo para prostatite bacteriana crônica mostra algo como 3 mil colônias de bactérias no vidro nº 3 e trezentas colônias no vidro nº 1. Se a contagem da colônia de bactérias for a mesma nos vidros nº 1 e nº 3, ou se a contagem das colônias for maior no vidro nº 1 do que no nº 3, então o diagnóstico provável é uretrite (inflamação na uretra prostática) não específica. Na maioria dos casos, segundo minha experiência, não se encontram bactérias em nenhuma das amostras, o que elimina o diagnóstico de prostatite bacteriana crônica e deixa como diagnóstico mais provável a prostatite não bacteriana não específica (estase prostática) ou, muito frequentemente, síndrome de dor pélvica crônica.

Em suma, a minha opinião é de que é muito errado um médico dizer a um paciente que ele tem infecção bacteriana na próstata (prostatite bacteriana crônica), a menos que a contagem de bactérias no vidro nº 3 exceda a contagem das colônias do vidro nº 1 por um fator dez, pelo menos, ou que as secreções prostáticas em si produzam uma cultura bacteriana positiva com uma contagem de colônias dez vezes mais alta do que a do vidro nº 1.

Caso a urina da bexiga (vidro nº 2) esteja infectada, todo o teste de localização bacteriana deve ser repetido após a urina ser esterilizada com um antibiótico. Pessoalmente, prefiro utilizar nitrofurantoína (Macrodantina) para esse propósito, porque esse antibiótico em particular é excelente para limpar infecções na urina sem penetrar na próstata e, portanto, não interfere na determinação precisa, se há bactérias dentro da próstata. É importante esterilizar a urina da bexiga porque a presença de bactéria aí pode distorcer os resultados dos testes de localização bacteriana. Na verdade, entretanto, caso o fluxo médio (vidro nº 2) seja positivo para infecção (no caso de a urina ter contagem de colônias positiva, ela seria de mais que 50 mil ou 100 mil colônias de bactérias por milímetro de urina), o diagnóstico de prostatite bacteriana crônica é muito provável. Ao contrário, se um paciente nunca teve nenhuma infecção de urina documentada em nenhum dos períodos em que teve sintomas de doenças da próstata, as chances de que ele não tenha e de que nunca tenha tido uma infecção bacteriana crônica em sua próstata são muito grandes. Eu me arrisco a prever, agora, que pode ser descoberto no futuro que bactérias ou outros organismos, ainda não identificados até o momento em que escrevo este livro, possam ser responsáveis por esses casos que chamamos hoje de "prostatite não bacteriana" (estase prostática), porque no momento somos incapazes de encontrar qualquer organismo nas secreções da próstata. É problemático provar que muitos ou até mesmo todos os pacientes com prostatite não bacteriana sofram de uma infecção bacteriana ou viral na próstata, mas a possibilidade certamente é real e deve ser levada em consideração.

No momento da massagem prostática, caso algum fluido prostático passe pela uretra e saia pelo pênis, é coletado para cultura e é muito importante que seja colocado em uma lâmina para que se faça exame microscópico.

Quando isso é feito e quando há prostatite bacteriana crônica ou prostatite não bacteriana crônica (estase prostática), em geral, o fluido prostático tem mais de vinte glóbulos brancos (células de pus) por campo microscópico de alta resolução e estes aparecem agrupados. Entretanto, como foi citado, a presença de glóbulos brancos na próstata, que indicam uma inflamação nela, é muitíssimo frequente em grande número dos homens que fizeram biópsias da próstata por outras razões e não tinham nenhum sintoma relacionado à próstata. Isso, então, leva ao sério questionamento se existe relação entre a presença de glóbulos brancos (células de pus) nas secreções da próstata e os sintomas de que os pacientes se queixam ou se isso é apenas um desvio. Além disso, deve-se notar que muitos pacientes com os sintomas aqui discutidos apresentaram menos de dez glóbulos brancos por campo em suas secreções prostáticas; isso é considerado perfeitamente normal e não sugere nenhuma doença da próstata.

Reconheço que o teste de localização bacteriana descrito, com os três vidros de coleta de urina e a massagem prostática, leva tempo, e talvez seja um pouco complexo e não seja feito com frequência pelos clínicos gerais. Uma forma simplificada desse teste foi descrita recentemente, com cultura apenas da urina de antes e depois da massagem prostática. Caso a cultura feita após a massagem seja positiva, o diagnóstico de prostatite bacteriana crônica é sugerido. Por sua vez, a ausência de glóbulos brancos na urina de antes da massagem, com presença de glóbulos brancos (mas sem bactéria) na urina de depois da massagem é mais sugestiva de prostatite não bacteriana crônica (estase prostática). Obviamente, essa versão simplificada do teste de localização bacteriana não está nem perto de ser tão completa e precisa quanto o teste longo, mas sem dúvida tem a vantagem de ser simples, e eu gostaria que se o teste longo não fosse feito em um determinado paciente, que o teste fosse feito pelo menos antes e depois da massagem, e antes de dar qualquer tipo de diagnóstico ao paciente.

Tratamento para uretrite não específica, prostatites crônicas bacteriana e não bacteriana e síndrome de dor pélvica crônica

Os tratamentos para essas doenças são bem diferentes; portanto, é muito importante que seja feito o diagnóstico correto. A uretrite não específica, inflamação na uretra prostática, em geral é tratada com antibióticos como tetraciclina ou com uma das tetraciclinas sintéticas, como doxiciclina ou minociclina. A prostatite bacteriana crônica, se corretamente diagnosticada, costuma ser tratada com uma combinação de sulfa e trimetoprima (Bactrim ou Septra) ou com uma das fluoroquinolonas como o Cipro, dependendo da sensibilidade a antibióticos do organismo bacteriano encontrado na cultura. O tratamento é contínuo, em geral, por no mínimo três ou quatro semanas e, muitas vezes, por dois ou três meses. Cerca de um terço, talvez até metade, dos pacientes com esse problema serão curados por esse regime terapêutico de longo prazo com antibióticos. Infelizmente, muitos desses pacientes continuarão a ter retornos periódicos de seus sintomas.

A prostatite não bacteriana (estase prostática) logicamente não é tratada com antibióticos, embora eles sejam comumente usados e é aceitável tentar uma terapia de curto prazo à base de antibióticos, talvez por duas semanas, na esperança de que possa ajudar. Muitos urologistas perceberam que a combinação deles com massagens prostáticas frequentes ajuda muitos pacientes. Faz-se até seis semanas dessas massagens, três ou quatro vezes semanais, com o objetivo de tentar "espremer" ou esvaziar a próstata o máximo possível, pois se presume que ela seja a causa dos sintomas do paciente. A presença de bactérias na próstata é questionável, mas as células inflamadas nela presentes podem ter parte no desconforto do paciente, e a massagem prostática é feita na esperança de se esvaziar o conteúdo da próstata. É questionável se a massagem é melhor do que masturbação frequente ou relações sexuais, que também servem para esvaziar a próstata, mas é certo que existem urologistas que consideram os efeitos salutares de massagens prostáticas frequentes melhores que os benefícios da masturbação ou das relações sexuais.

Acredito que a próstata não seja a causa dos problemas da maioria dos pacientes com o conjunto de sintomas em geral associados à prostatite. Acredito que muitos desses pacientes tenham sintomas resultantes de espasmos e talvez da inflamação da musculatura do assoalho pélvico, e que a fisioterapia para essa parte do corpo na maioria das vezes não produza resultados muito satisfatórios. Biofeedback por eletromiografia ou pressões no reto e na área perineal tem ajudado alguns pacientes, e certamente o uso de relaxantes musculares como diazepam ou baclofen ajudam alguns deles. Alfabloqueadores como terazosina ou doxazosina também podem ajudar por serem capazes de relaxar a musculatura da próstata e áreas vizinhas. Há certamente muitas outras terapias que foram utilizadas para essa incômoda doença, e para os pacientes que sofrem dela, alguém poderia quase dizer: "Se funciona, use!".

Descobri algo simples que pode ser de extrema utilidade para o alívio da dor perineal e do desconforto causado por essa doença: fazer forte contração dos músculos da pelve e manter essa contração o máximo que você conseguir até que haja fadiga muscular. Isso leva aproximadamente dez a vinte segundos, mas deve ser repetido por doze vezes seguidas. Descobri que isso frequentemente corta o ciclo de dor perineal. Os músculos a que me refiro são os que você contrai quando quer parar o fluxo de urina quando ainda está urinando. Acredito que isso seja bem-sucedido em muitos pacientes porque interrompe o espasmo dos músculos perineais, o que muitas vezes percebo ser a causa da dor associada à síndrome de dor pélvica crônica.

Um alerta antes de falar sobre outras terapias: de fato existem outras doenças que podem simular os sintomas da síndrome de dor pélvica crônica. Para pacientes com um componente urológico em seu desconforto (frequência, urgência), a possibilidade de cistite intersticial deve ser considerada, e o exame cistoscópico, em geral sob anestesia, é certamente indicado para essas situações. Além disso, um exame urodinâmico muitas vezes é útil para revelar dissinergia detrusor-esfincteriana, que pode causar alguns dos sintomas da síndrome de dor pélvica crônica. Por fim, pode haver certas condições na coluna lombar ou medula espinhal que podem levar a sintomas similares, e muitas vezes um exame de ressonância magnética da parte inferior da coluna pode ser recompensador.

Infelizmente, as partes específicas do corpo afetadas por infecção, inflamação e sintomas de dor e desconforto, que de fato parecem afetar a próstata ou a uretra, não podem ser tratadas de forma direta, como seria o caso de outras partes do corpo. O médico deve ser extremamente cuidadoso e circunspecto ao diagnosticar e tratar os pacientes que podem ter uma dessas doenças. Já mencionei que há uma "grande sinapse" entre os genitais de um homem e seu cérebro, e cogitar que possa haver algo errado com a próstata (considerada um órgão genital) é uma maldição para muitos homens e traz grande medo e apreensão para muitos outros. Em minha experiência, quando um médico diz a um paciente que ele tem prostatite, é inevitável que o mesmo médico administre algum antibiótico para o paciente. Na mente do paciente, o diagnóstico de prostatite combinado aos antibióticos é um sinal muito forte de que ele tem uma infecção bacteriana na próstata. Na verdade, o médico não tem dúvida e realmente acredita que uma infecção bacteriana exista, apesar de poucos médicos gastarem tempo ou se darem ao trabalho de fazer o teste de localização bacteriana dos três vidros descrito no item anterior; eles apenas admitem a presença de uma infecção bacteriana.

A maioria dos pacientes diagnosticados dessa forma e tratados apenas com antibióticos não terão melhora de seus sintomas, porque não há infecção nem bactéria presente. O efeito em cadeia da terapia com antibióticos sem sucesso, entretanto, deixa o paciente ansioso e aumenta sua preocupação por não estar melhorando. A maioria dos homens que não tem infecção bacteriana e é tratada como se tivesse, continuará a ter seus sintomas por um longo período e, em geral, esses homens terão um problema recorrente de "prostatite" por muitos anos depois do primeiro diagnóstico. Sempre que ocorrem quaisquer sintomas na área anatômica geral da próstata, os níveis de ansiedade e preocupação do paciente sobem muito e de forma rápida, e ele se convence de que "sua infecção na próstata" retornou. Infelizmente, o médico costuma concordar e o ciclo de terapia com antibióticos inapropriada e combinada à ansiedade genuína começa novamente. Além disso, diagnosticando uma prostatite e fazendo o tratamento para uma infecção quando ela não existe, o médico está colocando a saúde do paciente em risco por causa dos antibióticos em si. Não é nada raro que um paciente desenvolva manifestação alérgica aos antibióticos, e algumas reações alérgicas podem causar risco de morte. Por essas razões, fui um dos primeiros a adotar a recomendação do Consenso NHI de que o nome prostatite fosse mudado para síndrome de dor pélvica crônica nos casos em que não é encontrada infecção bacteriana. Tenho a esperança de que isso diminua muito a ansiedade, o medo e a angústia dos pacientes que sofrem desse problema.

Prostatite bacteriana aguda

A prostatite bacteriana aguda é uma doença muito incomum e não foi apresentada antes para não ser confundida com os outros problemas da próstata já discutidos. Ela resulta da infusão repentina de bactéria na próstata, seja pela extensão direta de uma infecção na uretra (como a uretrite não específica), seja, muito ocasionalmente, por uma bactéria de uma infecção em outra parte do corpo levada até a próstata pela corrente sanguínea. Os pacientes com prostatite bacteriana aguda ficam doentes rapidamente: em geral, eles têm febre de 39° ou mais, se sentem mal, têm dores no corpo, sintomas que costumam ser associados à gripe e, muitas vezes, dores na parte inferior do abdômen e da coluna. Como há inchaço considerável da próstata por causa da infecção, a abertura interna da uretra prostática pode ter diminuído a ponto de causar dificuldade ou até mesmo impossibilidade de urinar. Nesses casos, a drenagem temporária por cateter é necessária. No exame de toque retal, a próstata apresenta-se muito macia e dolorida, e a amostra do fluxo médio invariavelmente mostra de 50 mil a 100 mil colônias de bactéria por mililitro de urina. Caso não haja nenhuma bactéria na urina, o diagnóstico de prostatite bacteriana aguda é muito improvável. Fazer o diagnóstico correto dessa doença na presença de infecção urinária não é nada difícil. O tratamento é feito com antibióticos como gentamicina e Kefazol por via parenteral, repouso e cuidadoso acompanhamento para minimizar a probabilidade de que resulte em prostatite bacteriana crônica.

Stephen N. Rous, M.D.

Nos casos de pacientes em que se suspeite que os sintomas se devam a prostatite bacteriana aguda, mas cujas culturas de urina são negativas, e de pacientes cujo diagnóstico não seja prostatite bacteriana aguda, outras condições que devem ser levadas em consideração são apendicite e cólica renal (passagem de uma pedra do rim pela uretra em direção à bexiga).

4

Hiperplasia benigna da próstata

Um vendedor de automóveis de 57 anos marcou recentemente uma consulta comigo. Ele disse para minha enfermeira que não era nada urgente, depois, cancelou a consulta duas vezes durante o mês seguinte, antes de finalmente aparecer em meu consultório. Quando me apresentei, ele se desculpou dizendo que cancelou as duas consultas anteriores porque detestava desperdiçar meu tempo com algo que ele tinha certeza não ser nada.

"Doutor, eu simplesmente não entendo", ele começou, "tenho certeza de que não há nada errado comigo. Estou muito bem. Eu me exercito regularmente e nunca me senti melhor." Ele fez uma pausa e continuou: "Talvez eu só precise de uma pílula ou algo do gênero. Não sei, mas parece que leva uma eternidade para meu fluxo de urina começar e também acho que ele não está muito forte". Perguntei a ele há quanto tempo ele tinha esses problemas, e ele disse que havia dois ou três anos e que achava que estavam piorando. Ele disse também que tinha de levantar duas ou três vezes durante a noite para ir ao banheiro. "Acho que o que mais me incomoda", ele murmurou, "é que quando meu fluxo enfim começa, parece que ele para por alguns segundos e começa de novo, e quando acho que já terminei de urinar e fecho o zíper das minhas calças, sai mais urina e eu me molho."

Pedi que ele me contasse um pouco mais sobre sua demora para começar o fluxo urinário e também sobre o quão fraco era o fluxo.

"Bem", ele começou, "quando sinto que tenho de ir, parece que leva uma eternidade para começar. Acho que não demora tanto assim, entretanto; talvez meio ou até um minuto. Tudo bem", ele deu de ombros, "vai melhorar logo."

Perguntei se ele já tinha deixado cair urina no chão, ao redor do vaso sanitário, e ele de repente olhou para mim e disse: "Como o senhor sabe? Sim, é exatamente isso que acontece e é por isso que eu sei que meu fluxo não está tão bom quanto costumava ser. Tenho de ficar bem em cima do vaso para evitar molhar o chão".

"E eu aposto que quando você sente que precisa urinar", eu disse a ele, "você tem de ir bem rápido e com muita vontade."

"Sim, é assim mesmo, doutor. Estou imaginando coisas? Simplesmente não consigo imaginar que algo possa estar errado lá embaixo", ele disse, apontando para sua área genital.

Esse paciente demonstrou, com detalhes quase clássicos, os sintomas que em geral acompanham a hiperplasia benigna da próstata (HBP), embora muitos pacientes com essa doença não tenham necessariamente todos esses sintomas.

A hiperplasia benigna da próstata, às vezes referida como hipertrofia benigna da próstata, é uma ocorrência muito comum e o melhor é que seja vista como uma parte natural do envelhecimento. Quando a condição está presente, entretanto, nem sempre produz sintomas de que o paciente esteja ciente; então pode haver uma discrepância considerável entre a efetiva existência anatômica dessa condição (uma próstata aumentada) e a frequência em que ela produz sintomas. Um estudo de análise de autópsias revela que mais da metade dos homens com cinquenta anos ou mais e que três quartos dos homens com mais de setenta anos de fato têm HBP. Você deve ter em mente, entretanto, que esse é um dado anatômico e que não revela nada sobre o número de pacientes nos quais essas mudanças anatômicas produzem sintomas. Uma boa estimativa é que 1/4 dos homens com as mudanças anatômicas da HBP também terão sintomas suficientes para fazê-los ir ao médico.

A causa da hiperplasia benigna da próstata é pouco entendida, embora esteja inquestionavelmente relacionada ao processo de envelhecimento e à presença de hormônios masculinos na circulação. Por isso, a HBP não é encontrada, por exemplo, em eunucos, a pequena população de homens cujos testículos foram removidos ou perderam sua função antes da puberdade. É interessante notar que a HBP não parece em nada relacionada com a atividade sexual, pois ela ocorre em padres celibatários com a mesma frequência que na população masculina geral. Também não parece estar relacionada, de nenhuma maneira, aos excessos sexuais ou sua depravação em algum momento da vida. Além disso, até onde sabemos, a HBP não está relacionada à infecção ou inflamação prévia da próstata ou ao câncer de próstata (embora este último e a HBP costumem ser encontrados no mesmo grupo de faixa etária e certamente possam coexistir no mesmo indivíduo).

O conceito da HBP pode ser difícil de entender. Percebi que uma boa compreensão da HBP pode ser obtida rapidamente se a próstata normal for visualizada como uma maçã com o centro removido, como mostrado na Figura 1-2.

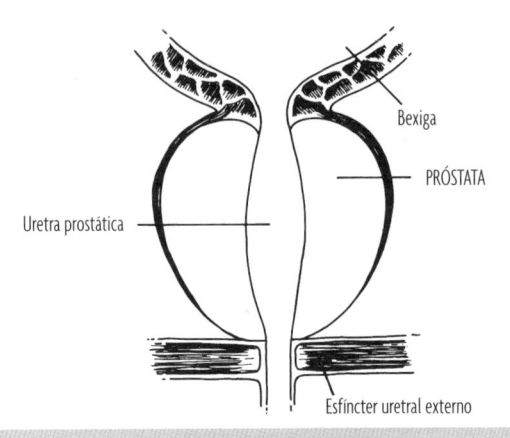

Figura 4-1. Próstata e esfíncter uretral externo. Note a relação entre os dois. O esfíncter uretral externo é contraído quando um homem deseja cortar seu fluxo urinário.

A parte superior da maçã (onde fica o caule) deve ser vista se encaixando confortavelmente no canal da bexiga. O lado oposto pode ser visto se encaixando na uretra membranosa (a parte da uretra dentro do músculo esfincteriano que um homem contrai ao querer repentinamente parar o fluxo quando está urinando) (Fig. 4-1). O canal criado na maçã ao retirarmos seu centro representa a uretra prostática; é através desse canal que a urina flui normalmente após sair da bexiga. Esse canal, a uretra prostática, começa a ficar obstruído quando a próstata começa a aumentar, um processo que em geral começa por volta dos 40 a 45 anos (Fig. 4-2).

A uretra prostática possui uma parede ou revestimento interno como qualquer estrutura tubular do corpo, e é por baixo desse revestimento que

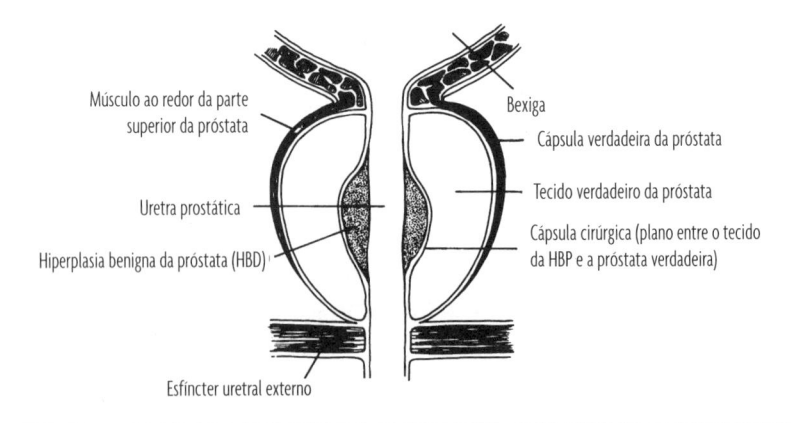

Figura 4-2. Próstata em estágio inicial de hiperplasia benigna da próstata (HBP). Note que ela ocorre por baixo (fora) do revestimento da uretra prostática.

a HBP começa. Esse novo crescimento da próstata pode ocorrer ao redor de toda uretra prostática ou de parte dela. Entretanto, a próstata não aumenta necessariamente de forma simétrica. Portanto, pode haver maior crescimento de um lado do que do outro, ou ser maior na parte inferior (na base) da uretra prostática do que na superior. Esse novo crescimento é composto dos mesmos tipos de tecido da próstata, embora em diferentes proporções. A próstata normal é composta de tecido fibroso ou conjuntivo, músculo e glândulas (ver Capítulo 1); o novo crescimento da próstata terá os mesmos tecidos, mas em geral terá muito mais tecido fibroso e muscular em relação ao tecido glandular.

À medida que o crescimento do novo tecido da próstata (HBP) continua devagar, o que inexoravelmente acontecerá durante longos anos, ele tende a ocorrer para dentro e para fora (Fig.4-3). Quando ele cresce para fora da próstata, tende a comprimir o tecido normal dela, entre ele mesmo e a cápsula verdadeira da próstata (a casca da maçã). O ponto onde a nova expansão da próstata (HBP) encontra o tecido verdadeiro da próstata é chamado de cápsula cirúrgica. Em uma cirurgia de HBP, apenas o novo crescimento de HBP é removido (ver Capítulo 6). Quando esse novo tecido de HBP cresce para fora da próstata, ele pode ser percebido em um exame de toque retal como uma próstata aumentada. Entretanto, o crescimento para fora da próstata não tem nada a ver com a causa dos sintomas notados por um paciente e associados à HBP. Entretanto, em geral, se o novo tecido da próstata crescer para fora, também cresce para dentro. Isso diminui o espaço interno da uretra prostática. É o estreitamento desse canal por onde passa a urina que produz os sintomas característicos associados à HBP (Fig. 4-4).

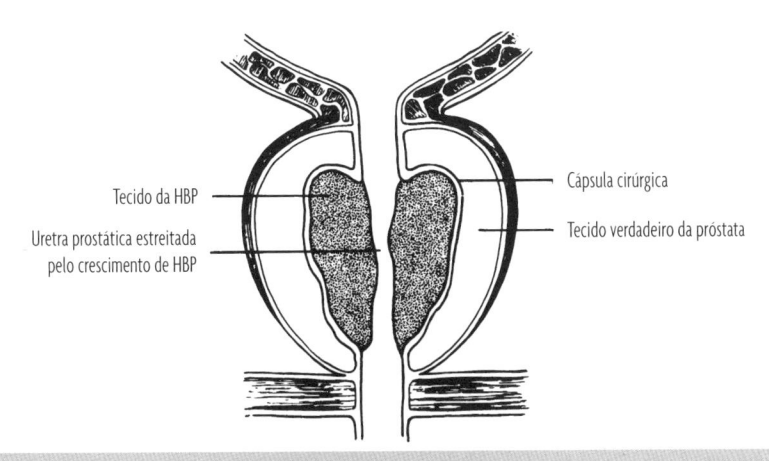

Figura 4-3. Próstata com crescimento considerável de hiperplasia benigna da próstata (HBP). Note como ela invade e pressiona o canal da uretra prostática.

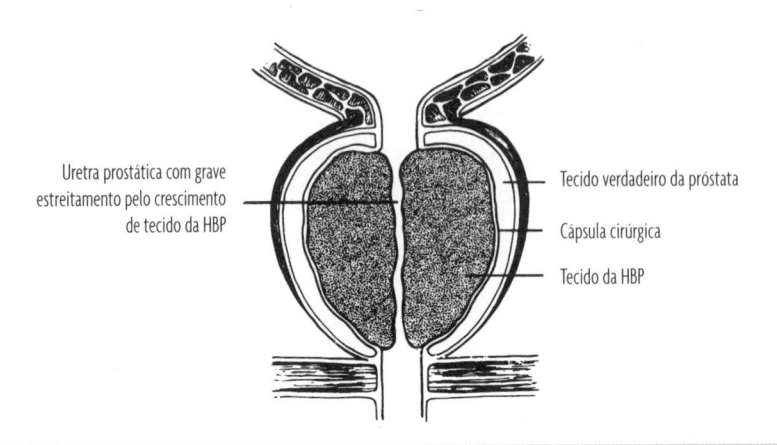

Figura 4-4. Próstata com grau grave de hiperplasia benigna da próstata (HBP), que substitui quase todo o tecido da próstata comprimindo-o em toda a extensão da cápsula verdadeira da próstata. Note particularmente como a HBP também cresce para dentro, quase obliterando o canal da uretra prostática através do qual a urina tem de passar.

É importante que um paciente entenda que há apenas três partes distintas da próstata que podem causar os sintomas da HBP. São os dois lóbulos laterais e o lóbulo central. Os dois lóbulos laterais podem ser analisados em um exame de toque retal (Fig. 4-5), em que se apresentam maiores que o normal caso tenham crescido para fora; mas o lóbulo central nunca pode, sob nenhuma circunstância, ser percebido, porque aumenta em direção ao canal da uretra prostática a partir de sua base. Esse crescimento do lóbulo central a partir da base pode ser visto como se a metade inferior da maçã produzisse um crescimento de HBP em direção a seu centro, ao passo que o dedo examinador, colocado no reto, consegue sentir apenas a metade superior da maçã. Portanto, quando é feito um exame de toque retal (Fig. 4-6) para se assegurar de que a próstata tenha aumentado, as únicas partes da próstata que podem ser percebidas e que podem ser causadoras dos sintomas da HBP são os lóbulos laterais. *O lóbulo central, nunca palpável, é, entretanto, a causa mais comum dos sintomas da HBP.*

EFEITOS DA HIPERPLASIA BENIGNA DA PRÓSTATA NA BEXIGA

Compreendendo-se o processo pelo qual o novo crescimento de tecido da próstata resulta bloqueio total ou parcial do canal através do qual o fluxo de urina deve passar, fica relativamente simples reconhecer e entender os sintomas que acompanham esse processo. O ato de urinar envolve a contração do músculo da bexiga, por um lado, e a resistência ao fluxo de urina, por outro. O canal através do qual a urina flui quando sai da bexiga é, na verdade, apenas um tubo que vai do gargalo da bexiga até a abertura do pênis. Sempre que algo estreita as dimensões internas desse

Stephen N. Rous, M.D.

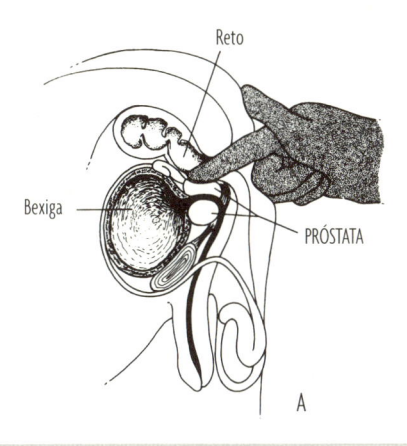

Figura 4-5. Exame de toque retal da próstata. A. Visão lateral do dedo do examinador apalpando a próstata. B. Visão superior, como se o paciente estivesse bem curvado para frente e você estivesse olhando de cima para baixo.

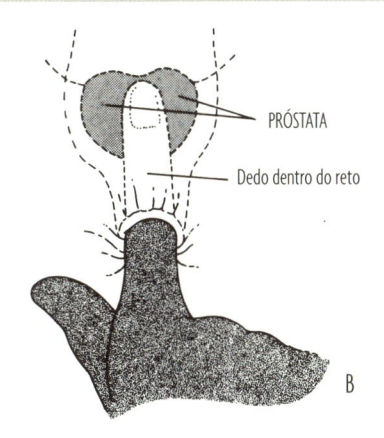

tubo, como o crescimento de novo tecido da próstata, o músculo da bexiga tem de trabalhar mais a fim de cumprir sua função de esvaziamento. Sob circunstâncias normais, não deveria restar urina na bexiga após esse esvaziamento. O músculo da bexiga, mesmo sendo mais complexo em estrutura do que a maioria dos músculos do corpo, reagirá a trabalho intenso da mesma forma que qualquer outro músculo. Quando, por causa do aumento de resistência ao fluxo de urina causado por um novo crescimento da próstata, a bexiga tem de se contrair com mais força para conseguir se esvaziar, seu músculo passa pelo mesmo processo de crescimento e fortalecimento que os músculos superiores do braço e do tórax quando um homem começa um vigoroso programa de exercícios de flexão. Por causa da natureza única do músculo da bexiga, seu crescimento é irregular; não é uniforme e em geral começa no triângulo da bexiga, a parte dentro do gargalo da bexiga e na base desta.

À medida que a obstrução do fluxo urinário se torna progressivamente mais grave durante meses ou anos (porque o aumento prostático em geral é progressi-

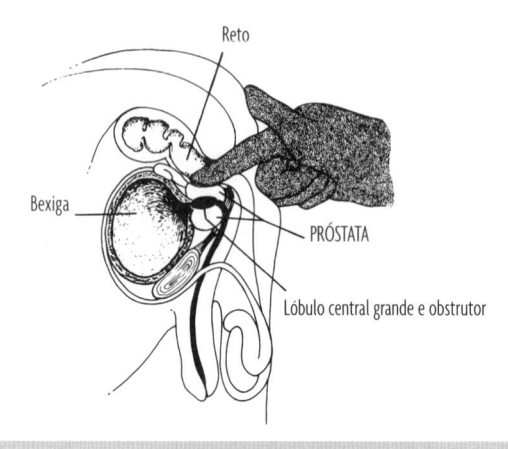

Figura 4-6. Exame de toque retal da próstata. Note como é absolutamente impossível que o dedo do examinador apalpe o lóbulo central da próstata, mesmo estando este gravemente aumentado e obstruindo a passagem da urina.

vo), o crescimento muscular em toda a bexiga, incluindo o triângulo, continua para que a bexiga tenha força suficiente para se esvaziar. Enquanto o músculo da bexiga é capaz de se fortalecer e vencer a resistência oferecida pelo lento crescimento da próstata, a bexiga consegue se esvaziar; nessa condição ela é chamada compensada.

O novo crescimento do tecido da HBP no canal da uretra prostática e a resultante obstrução do fluxo urinário em geral é um fenômeno progressivo (embora em alguns homens ela pareça progredir até certo ponto e parar). A progressão costuma ser lenta e acontecer por meses e anos. À medida que esse processo continua, o fortalecimento do músculo da bexiga produz uma aparência irregular conhecida como trabeculação da bexiga (Fig. 4-7). A trabeculação é caracterizada por faixas de músculo fortalecido dentro da bexiga; as áreas entre essas faixas são retraídas ou "infladas" e são muito parecidas com um balão no formato do Mickey Mouse, no qual o nariz e as orelhas se inflam à medida que você continua a enchê-lo. Essas áreas infladas são chamadas células pequenas, e de dentro da bexiga elas são vistas como depressões na parede. Elas não são nem de perto tão profundas quanto às partes infladas do balão do Mickey Mouse, mas podem ter vários milímetros de profundidade ou até mesmo 1 cm. Em casos extremos e de longa duração de obstrução por HBP, essas células pequenas podem na verdade se inflar por vários centímetros e são chamadas então de divertículos.

SINTOMAS DA HIPERPLASIA BENIGNA DA PRÓSTATA

De forma geral, há duas funções que a bexiga deve executar: guardar e expelir urina. Quando a bexiga não é capaz de executar uma dessas funções de forma adequada, certos sintomas podem ocorrer (Tabela 4-1).

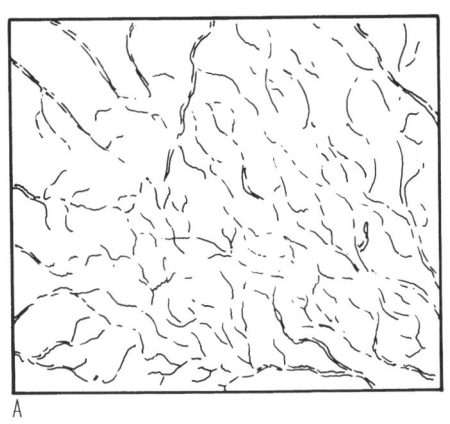

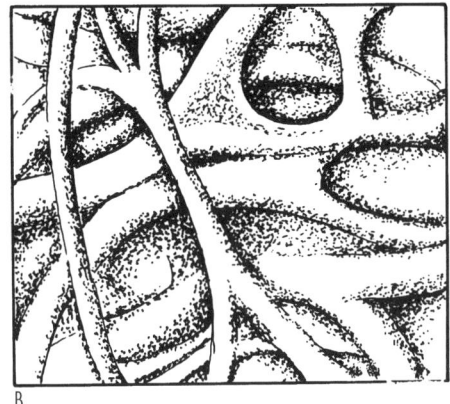

Figura 4-7. A. Interior de uma bexiga normal. Note a aparência bem macia da parede da bexiga. As pequenas linhas indicam presença normal de vasos sanguíneos, bem abaixo do revestimento interno da bexiga e fáceis de observar em cistoscópio. B. Parte interna da bexiga com desenvolvimento muscular (trabeculação). Esse desenvolvimento pode se tornar tão grave a ponto de as áreas entre as faixas de crescimento muscular incharem, formando pequenas bolsas conhecidas como células pequenas. C. Cistografia normal. Note o contorno da bexiga perfeitamente normal, macio e regular. D. Cistografia de pessoa com obstrução grave da bexiga por HBP. Note a irregularidade do contorno da bexiga causada pelo crescimento pronunciado de sua parede (trabeculação) e pelas numerosas bolsas (células pequenas) relacionadas a esse desenvolvimento muscular. A sombra no centro da bexiga é causada por um lóbulo central da próstata muito aumentado.

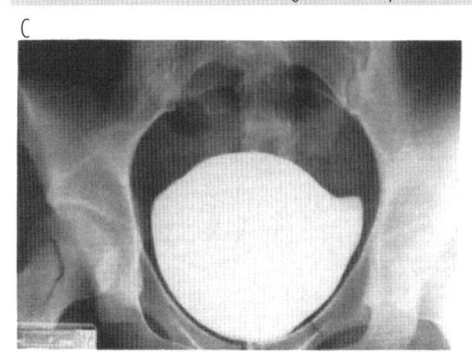

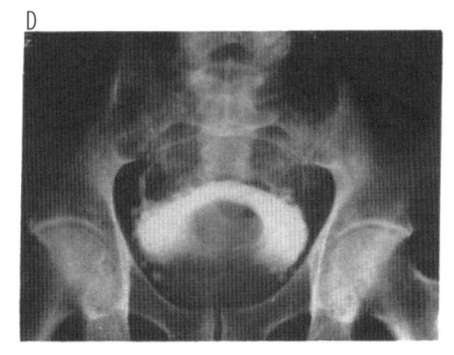

Um paciente com HBP pode ter algum, muitos ou até mesmo todos os sintomas listados tanto na coluna "Guardar" quanto na "Eliminar" da tabela. Como os sintomas são muito subjetivos e difíceis de classificar quanto à gravidade, a American Urological Association (Associação Norte-americana de Urologia) criou uma planilha de avaliação de sintomas para o paciente preencher e ajudar o urologista a avaliar a gravidade de seus sintomas. Ela também é muito útil na determinação da melhora dos sintomas após o tratamento. Um dos problemas da avaliação de sintomas – o que só foi descoberto recentemente – é que nem todas as pessoas com algum, muitos ou até mesmo com todos os sintomas listados na tabela têm HBP. À medida que a bexiga envelhece, tanto nos homens quanto nas mulheres, ela pode passar por mudanças que levam a esses vários sintomas, mesmo na ausência da HBP. Essas mudanças, portanto, podem ser secundárias à HBP ou podem, na verdade, ser mudanças primárias da bexiga não relacionadas a nenhuma obstrução pela próstata.

Tabela 4-1. Sintomas da hiperplasia benigna da próstata (HBP) ou sintomas do trato urinário inferior (STUI)	
Guardar	**Eliminar**
Frequência	Hesitação
Noctúria	Fluxo fraco
Urgência	Esforço
Dor na bexiga	Disúria
Incontinência	Sensação de esvaziamento incompleto
De urgência	Gotejamento após urinar
De esforço	
Contínua	

Como regra geral, pacientes que sofrem desses sintomas de fato os têm como resultado de uma HBP, mas esse nem sempre é o caso e, em minha opinião, é necessário, portanto, que se determine a causa dos sintomas do paciente antes que se determine qualquer forma invasiva de tratamento (cirurgia). Esse é o caso, em particular, quando os sintomas são predominantemente frequência, urgência, noctúria e incontinência, pois esse é o grupo de sintomas mais comumente associado às mudanças primárias da bexiga não relacionadas à obstrução pela próstata. O diagnóstico diferencial entre os sintomas causados pela obstrução da saída da bexiga (HBP) e os causados por mudanças primárias da bexiga que muitas vezes acompanham o processo de envelhecimento pode, na maioria das vezes, ser feito por exames urodinâmicos e, em particular, pelo estudo fluxo-pressão discutido no Capítulo 2. Por essa razão tenho certeza de que é definitivamente preferível fazer o estudo fluxo-pressão antes de qualquer tratamento invasivo (cirurgia) para uma suposta HBP. Reconheço que não há uniformidade de opinião entre os urologistas sobre esse assunto, mas é algo sobre o qual estou praticamente certo.

Se olharmos para os sintomas na Tabela 4-1 de frequência, urgência, noctúria e incontinência, vemos que são encontrados tanto em mulheres quanto em homens e que podem simplesmente decorrer de hiperatividade do músculo da bexiga, algo nada relacionado a qualquer obstrução pela próstata. De forma similar, os sintomas de hesitação, fluxo fraco, esforço, sensação de esvaziamento incompleto etc. podem decorrer da fraca capacidade de contração do músculo da bexiga, como acontece muitas vezes em pacientes diabéticos, pacientes com danos na coluna ou que fizeram grande cirurgia na pelve. Novamente, na maioria das vezes em que esses sintomas existem em um homem com mais de cinquenta anos, eles de fato são causados pela obstrução do fluxo urinário pela próstata. Entretanto, acredito que outros fatores como os que acabo de mencionar podem causar, e realmente causam, qualquer um desses sintomas, e que o risco de se proceder ao tratamento de cirurgia desses pacientes para uma suposta obstrução pela próstata é significativo o suficiente, e eu não o faria sem um estudo fluxo-pressão para confirmar que a obstrução é de fato a causa do problema do paciente.

Assumindo que uma obstrução seja a causa da dificuldade (como é realmente o caso mais comum), à medida que o processo evolui vai se tornando cada vez mais difícil para o paciente esvaziar a bexiga após urinar; o resultante acúmulo de urina é chamado "urina residual". Essa quantidade pode ser mínima no início (30 ou 60 ml), mas não é raro encontrar pacientes com centenas de centímetros cúbicos, 0,5 l, 0,25 l ou mais, de urina na bexiga após urinar. Esse processo de acúmulo de urina é tão gradual que os pacientes muitas vezes não percebem essa situação até se depararem com a completa incapacidade de urinar, incontinência ou infecções recorrentes da bexiga. A incontinência é um transbordamento, ou a perda contínua de urina resultante do fato de a bexiga estar cheia de urina residual a ponto de não haver mais espaço para a urina que vem dos rins. Isso também pode acontecer quando há grande quantidade de urina residual na bexiga e ocorrem espasmos nesse órgão. As infecções da bexiga não são incomuns quando há inabilidade pronunciada de se esvaziar a bexiga, pois a presença de urina estagnada na bexiga é um ótimo meio de cultura para bactérias que podem estar presentes na uretra, mas que normalmente não causam problema se a bexiga for esvaziada com regularidade. A presença de grandes quantidades de urina na bexiga após a tentativa de esvaziá-la e a consequente infecção em geral produzem urina altamente alcalina com odor parecido com o de um "estábulo", o que é causado pela liberação de amônia resultante da ação de certos tipos de bactéria da própria urina. Essa urina altamente alcalina é um meio propício para a formação de pedras dentro da bexiga, e elas podem causar considerável desconforto.

Hematúria (sangue na urina), visível a olho nu (macro-hematúria) ou apenas quando ao microscópio (micro-hematúria), é uma ocorrência bastante comum em HBP. Na verdade, a HBP é uma das duas causas mais comuns de hematúria em homens acima dos quarenta anos (câncer na bexiga é a outra). Os vasos sanguíneos que abastecem a uretra e o gargalo da bexiga passam pelo tecido abaixo de seu revestimento e essa é precisamente a área onde o tecido da HBP cresce. À medida que cresce, o tecido da HBP pressiona os vasos sanguíneos que estão acima dele; isso pode, em último caso, fazer que os vasos sanguíneos estourem. Se um vaso sanguíneo bem pequeno estourar, a hematúria será vista apenas ao microscópio; se um vaso sanguíneo maior estourar, ela será vista a olho nu, como uma urina rosa ou vermelha. Hemorragia grave por essa causa é muito incomum, mas acontece e é uma indicação para a remoção cirúrgica do tecido prostático obstrutor (e do sangramento).

À proporção que o tecido obstrutor da HBP continua a crescer e a produzir mais sintomas e com maior gravidade, a maioria dos pacientes visita um médico, em algum momento, buscando o entendimento e a resolução do problema. Uma pequena e interessante minoria dos pacientes, entretanto, parece não tomar conhecimento de qualquer dificuldade para urinar e, portanto, não procura ajuda médica. Para esses indivíduos, o histórico natural de sua doença pode seguir um de dois caminhos. O primeiro é a progressão dos sintomas de obstrução até que, de repente e sem aviso, o paciente tenha o grande desconforto de uma retenção urinária aguda e se torne completamente incapaz de urinar. O tratamento imediato dessa condição requer a passagem de um cateter dentro da bexiga a fim de drenar a urina. Após esse cateterismo, alguns pacientes, ao que parece, não têm nenhum sintoma em particular por um período indefinido, e, em geral, nenhuma medida definitiva é tomada no caso deles. Entretanto, outros pacientes que tiveram um episódio de retenção urinária aguda tiveram também outros episódios e, inevitavelmente, requereram alívio cirúrgico para sua doença.

O segundo caminho, muito mais sério, que a HBP muito raramente segue é o da pressão progressiva de retorno aos rins, envenenamento urêmico e até morte. Uma vez que a bexiga tenha ficado descompensada, as quantidades de urina residual serão cada vez maiores; nesse pequeno grupo de pacientes, a drenagem de urina dos rins é bloqueada porque a grande quantidade de urina já existente na bexiga evita que mais urina entre. A alta pressão dentro da bexiga, resultante da grande quantidade de urina, retorna para os rins e, por isso, a função normal deles (filtrar o sangue e com isso remover vários resíduos) é seriamente danificada. O envenenamento urêmico, que acontece quando esses resíduos não são filtrados e removidos dos rins, pode ser diagnosticado medindo-se os níveis de creatinina e ureia nitrogenada no sangue, dois dos resíduos que deveriam ser eliminados (ver Capítulo 2). Se uma drenagem satisfatória da bexiga (e, portanto, dos rins) não for feita de imediato, coma e morte podem ocorrer.

A pergunta mais interessante em geral feita é: por que e como é possível que um indivíduo com HBP, grave o suficiente para causar retenção urinária aguda ou até mesmo a morte, pode não estar ciente dos sintomas da HBP em um estágio muito anterior, o que o levaria a pedir a ajuda de um médico? Acredito que há três possíveis explicações para esse fato que parece extraordinário, embora seja muito incomum. Primeiro, os sintomas da obstrução da saída da bexiga (HBP) podem ser sutis no início e, em geral, têm progressão muito lenta. Certamente é possível que um paciente fique tão acostumado com seus sintomas que não consiga se lembrar de quando não os tinha. Dessa forma, ele considera os sintomas normais, não requerendo uma visita a seu médico.

Segundo, como muitos homens veem a próstata como um órgão sexual, e nada é mais importante para eles do que seus genitais – talvez nem mesmo a morte em si –, inconscientemente esses homens não querem admitir que tenham qualquer sintoma de uma doença na próstata e, então, negam completamente todos os sintomas associados a ela. De forma consciente ou inconsciente, o paciente nega todos os sintomas. O paciente citado no início deste capítulo, por exemplo, com certeza tinha um problema de negação da doença, embora não a ponto de não pedir ajuda.

Terceiro, e uma consideração real para os muitos que têm recursos financeiros limitados e que não foram criados segundo os padrões aceitos pela sociedade, é que cada entrada no sistema do plano de saúde é um mau presságio, é caro e deve ser evitado o máximo possível. No caso desses indivíduos, os sintomas de obstrução da saída da bexiga muitas vezes não representam nada além de problemas adicionais, entre os muitos já presentes em suas vidas problemáticas, e simplesmente não são graves o suficiente para merecerem uma visita ao médico.

Acima de tudo, estimo que a maioria dos pacientes que procura tratamento para os sintomas da HBP de fato vão ao médico porque já notaram um ou mais sintomas. Uma pequena porcentagem dos pacientes, bem abaixo de 5% dos que têm HBP, inicialmente se apresentará a um médico ou sala de emergência com incapacidade de urinar (retenção urinária aguda) ou problemas associados ao envenenamento urêmico, que em geral são fraqueza e fadiga profundas.

Vale mencionar mais uma vez que os diversos sintomas apresentados como associados à HBP podem, ocasionalmente, não estar relacionados de forma alguma à HBP. Podem estar relacionados a problemas primários da bexiga, como os que podem ocorrer por causa de diabetes, quando a bexiga fica incapaz de se esvaziar, ou de mudanças da bexiga associadas ao envelhecimento e que levam à urgência, frequência, noctúria e até mesmo incontinência. Nos dois exemplos, os sintomas presentes na bexiga não são causados pela HBP, mas por problemas primários da bexiga.

Exame físico

É muito provável que seu médico comece examinando a parte inferior de seu abdômen para verificar se sua bexiga está cheia. Isso é feito apenas porque uma das eventuais ocorrências em HBP é uma quantidade significativa de urina residual, que pode ser grande o suficiente para ser detectada pela distensão da bexiga. Em circunstâncias muito raras, uma bexiga cheia pode chegar até o umbigo, mas não é raro encontrar uma bexiga que aumentou até chegar ao ponto intermediário entre os pelos pubianos e o umbigo. Isso acontecerá com um paciente que não é capaz de esvaziar a bexiga quando urina e retém aproximadamente 0,5 l de urina residual após urinar.

O exame de toque retal da próstata é outra parte do exame físico relevante para o diagnóstico da HBP, embora deva ser de novo enfatizado que este não é um exame definitivo, pois não pode determinar de forma inequívoca se o paciente tem ou não HBP clinicamente significativa e, o que é mais importante, ele não pode revelar se a HBP que pode estar presente de fato é a causa da obstrução do fluxo urinário. Isso acontece, como já vimos, porque é o lóbulo intermediário da próstata que tem a maior probabilidade de produzir os sintomas de obstrução da saída da bexiga, e ele nunca é palpável em um exame retal. Os lóbulos laterais da próstata, por outro lado, são facilmente palpáveis em um exame retal, mas o aumento desses lóbulos é apenas sugestivo e com certeza não é um diagnóstico de obstrução do fluxo urinário. Como regra geral, se os lóbulos laterais estão aumentados para o exterior a ponto de serem percebidos como aumentados pelo dedo do examinador, existem boas chances de que esses lóbulos também estejam aumentados para o interior, pressionando o canal da uretra prostática e, portanto, produzindo os sintomas de obstrução do fluxo urinário. Outra regra geral é que se os lóbulos laterais não podem ser percebidos como aumentados em um exame de toque retal, eles provavelmente não estarão aumentados para o interior.

Deve ficar claro, portanto, que uma próstata minimamente aumentada ou não aumentada não diz nada ao médico examinador sobre o aumento do lóbulo intermediário, que pode ser significativo; além disso, o aumento dos lóbulos laterais é sugestivo, mas não conclusivo, de que exista obstrução do fluxo urinário; por fim, lóbulos laterais que não são percebidos como aumentados em um exame de toque retal sugerem ausência de qualquer obstrução do fluxo urinário pelos lóbulos laterais. Além dos dois lóbulos laterais, o lóbulo posterior da próstata também é palpável em um exame de toque retal, e ele nunca participa do processo de HBP.

Na verdade, possivelmente a informação mais importante que se pode obter de um exame de toque retal é se a próstata do paciente é sugestiva de malignidade ou provavelmente benigna. A segunda informação a ser obtida é a estimativa do quão aumentada a próstata pode estar, que dá ao urologista um sinal precoce para a melhor abordagem cirúrgica (caso cirurgia seja considerada).

Exames diagnósticos para a hiperplasia benigna da próstata sintomática

Análise e cultura de urina

A análise de urina é parte dos exames-padrão de qualquer paciente que se saiba ou se suspeite ter HBP. Embora esse exame não contribua de forma direta para o diagnóstico dessa doença, é importante que o médico saiba se o paciente tem mais do que alguns glóbulos brancos (células de pus) na urina, pois isso seria sugestivo de infecção do trato urinário, embora certamente não prove essa possibilidade. Também é importante saber se há glóbulos vermelhos na urina (micro-hematúria), pois isso torna mandatórios exames de raios X dos rins (uma urografia excretora) antes de qualquer possível cirurgia da próstata. Embora células de glóbulos vermelhos sejam comuns em caso de HBP, elas também podem ser o alarme de uma doença grave nos rins ou na bexiga, detectável em uma urografia excretora. Examinar a saúde do paciente pode revelar outras coisas importantes sobre seu estado geral de saúde, como presença de açúcar ou proteína na urina (ambos anormais).

A cultura de urina pode ser indicada caso glóbulos brancos estejam presentes nela. Essa cultura pode documentar com certeza a presença ou ausência de uma infecção. Caso presente, uma infecção deve ser tratada imediatamente. Infecção, em particular as infecções recorrentes da próstata, é forte indicação para que se leve em consideração uma cirurgia da próstata. Presume-se que as infecções recorrentes ocorram por causa da incapacidade de esvaziar a bexiga após urinar.

Exames de sangue

Não há exames de sangue disponíveis para se diagnosticar a HBP; entretanto, muitos exames de sangue são comumente feitos durante o curso de avaliação de HBP de um paciente e são sempre feitos antes de qualquer possível cirurgia da próstata. Um deles é a determinação do nível de creatinina no sangue, pois esse é um dos melhores e com certeza o mais simples método para avaliar o funcionando dos rins de um paciente. A elevação anormal do nível de creatinina pode ser importante por duas razões: primeira, pode representar uma razão válida para se considerar uma cirurgia da próstata a fim de se restaurar a função renal normal; segunda, é melhor que qualquer possível cirurgia da próstata seja adiada até que a função renal tenha melhorado o máximo possível, em geral por meio de um cateterismo prolongado. Não é incomum que alguns pacientes com HBP tenham grande quantidade de urina residual presente por um período prolongado, o que resulta um elevado nível de creatinina no sangue. Em geral, isso significa que a pessoa já sofreu dano renal por causa da pressão de retorno aos rins. Essa elevação do nível de creatinina não significa necessariamente que o paciente esteja doente demais para fazer cirurgia, mas que o ideal é adiar a cirurgia até que a função renal melhore.

Outro exame de sangue às vezes feito quando um paciente é avaliado em relação à HBP é o do nível de PSA. Uma pequena elevação desse nível pode ser vista como indício de HBP, em particular quando a próstata está bem aumentada. Entretanto, em geral é necessário fazer mais avaliações para se ter certeza de que câncer de próstata não está presente (ver Capítulo 2). Altos níveis de PSA podem indicar presença de câncer de próstata, embora o leitor deva notar que ter uma infecção na bexiga ou na próstata pode levar a uma falsa elevação desse nível. De forma geral, nenhum desses dados (nível elevado de creatinina ou de PSA) alteraria a necessidade de tratar os sintomas de um paciente com obstrução da saída da bexiga. Entretanto, podem retardar esse tratamento enquanto o paciente faz drenagem por cateter para baixar o nível de creatinina no sangue ou podem modificar a abordagem cirúrgica ou até mesmo o momento de se fazer a cirurgia, caso se desconfie da existência de carcinoma de próstata (ver Capítulo 6).

Raios X e outros estudos de imagem

Muitos urologistas gostam de visualizar o trato urinário inteiro antes de qualquer cirurgia da próstata e por essa razão, tradicionalmente, uma urografia excretora é feita antes da cirurgia prostática. Ela permite visualizar e avaliar o trato urinário superior (rins e ureteres) e inferior (bexiga e uretra). A urografia excretora pode me assegurar de que os rins de meu paciente têm aparência perfeitamente normal, sem pedras, tumores, obstruções ou outras anormalidades, cuja existência é melhor ser descoberta antes da cirurgia. Da mesma forma, a avaliação do trato urinário inferior também pode determinar se há pedras na bexiga, que podem resultar de infecções nesse órgão causadas pela HBP. Por último, a urografia excretora é útil para estimar o quanto a próstata aumentou (Fig. 4-8).

A tendência atual, entretanto, é não fazer urografia excretora antes da cirurgia, e sim avaliar os rins por meio de ultrassom (Fig. 4-9) ou de tomografia renal (Fig. 4-10). Esses dois estudos podem assegurar a ausência de qualquer anormalidade significativa nos rins, mas enfatizo mais uma vez que se macro

Stephen N. Rous, M.D.

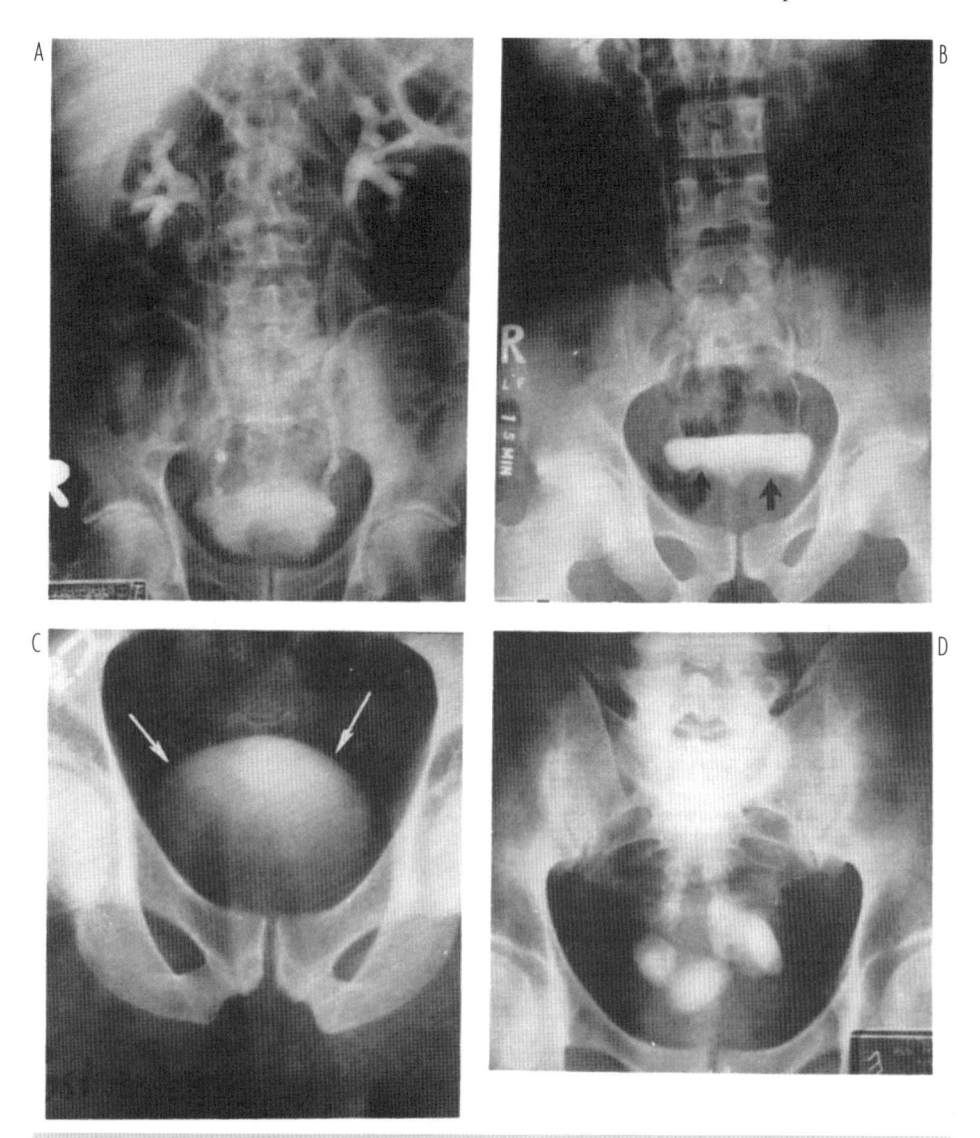

Figura 4-8. Urografia excretora (de pacientes diferentes) demonstrando algumas anormalidades associadas com hiperplasia benigna da próstata (HBP). Compare estes exames com a urografia excretora normal da Figura 2-1. A. Trato urinário superior obstruído (rins e ureteres) causado pela HBP. B. Elevação notável da base da bexiga (setas) causada pelos lóbulos laterais da próstata aumentados (HBP). C. Pedras múltiplas dentro da bexiga causadas pela grande quantidade de urina residual e consequente infecção da bexiga. Imagem feita antes da injeção do material de contraste. D. Grande quantidade de urina residual. Imagem feita após o paciente ter urinado. A incapacidade de esvaziar a bexiga é causada pela próstata aumentada e obstrutora. As setas indicam o contorno de uma bexiga aumentada, cheia de material de contraste.

A

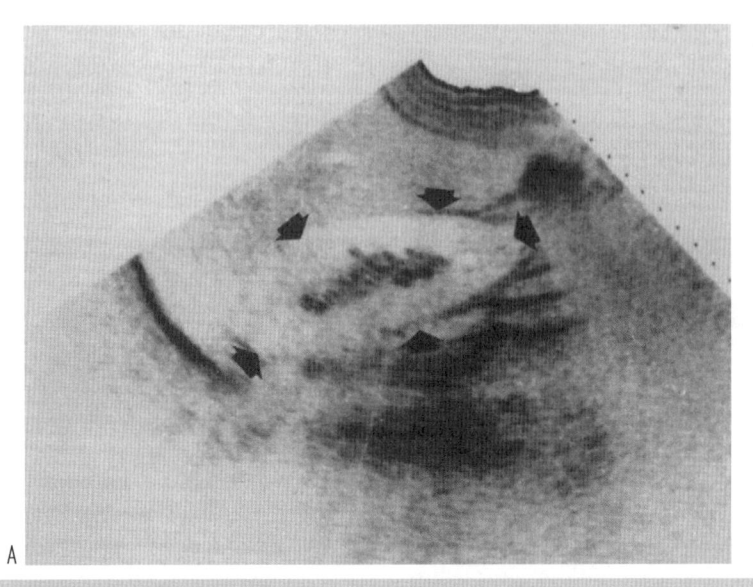

Figura 4-9. Exames de ultrassom dos rins. A. Rim perfeitamente normal identificado pelas setas. B. Rim obstruído com dilatação do sistema coletor dos rins causada por pressão de próstata aumentada. As setas indicam o sistema coletor dos rins dilatados.

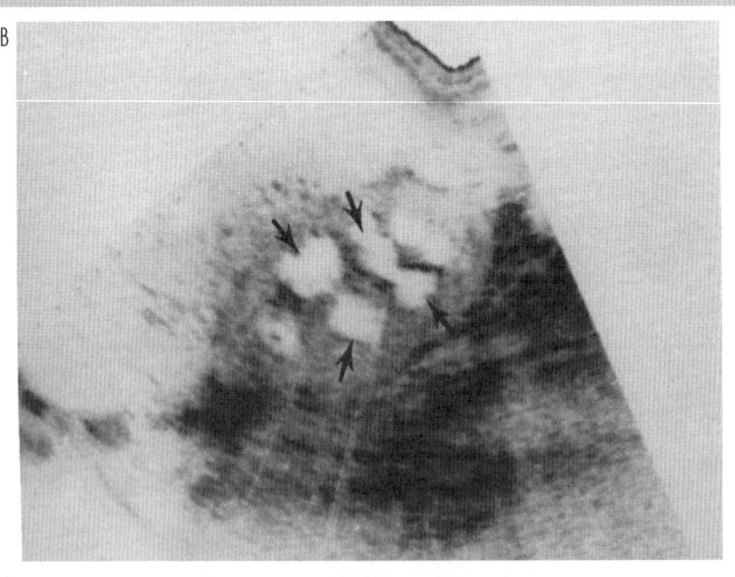

B

ou micro-hematúria estiver presente, uma urografia excretora é o melhor exame para determinar presença ou ausência de quaisquer lesões significativas nos rins. Para evitar embaraço ao paciente, muitos urologistas não fazem nenhuma avaliação do trato urinário superior (exceto nos casos com micro ou macro-hematúria), e isso é perfeitamente aceitável.

Stephen N. Rous, M.D.

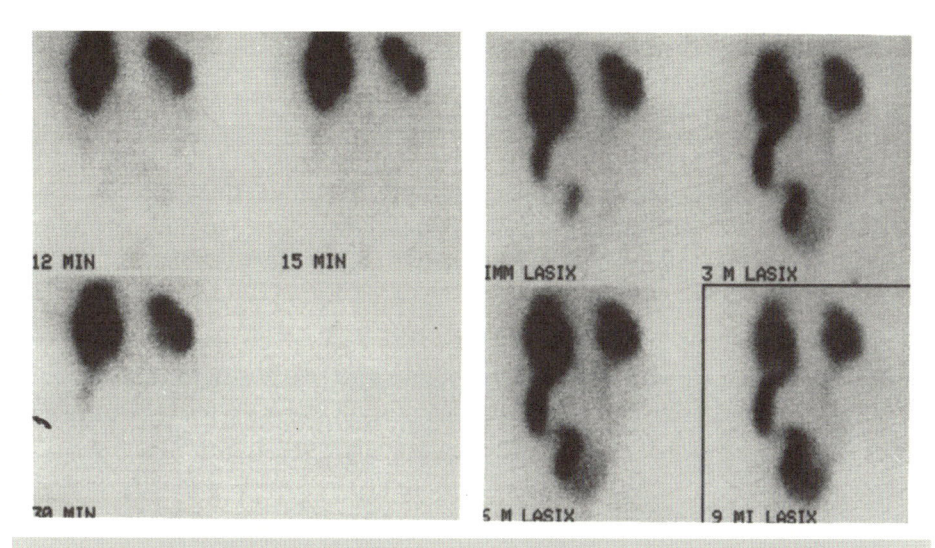

Figura 4-10. Tomografia renal anormal. Obstrução e aumento pronunciados do rim do lado esquerdo causado por próstata aumentada e obstrutora. Na imagem à esquerda, note que o rim esquerdo permanece muito denso por um intervalo progressivo em que o radioisótopo injetado permanece no rim e não consegue sair por causa da obstrução. Na imagem à direita, uma injeção de diurético (uma substância que fazem os rins produzirem mais urina) foi dada ao paciente e fez aumentar ainda mais o bloqueio do rim esquerdo. Note também a obstrução e dilatação do ureter esquerdo (o tubo que drena o rim). Para comparação com uma tomografia renal normal, ver Figura 2-2.

Exames urodinâmicos

Como foi descrito no Capítulo 2, estes exames são meios razoavelmente precisos e reproduzíveis para determinar quantitativamente o desempenho da bexiga quanto a suas duas funções (guardar e eliminar urina). Nunca é demais enfatizar que os sintomas associados à HBP podem, raras vezes, ser causados por problemas primários da bexiga e não por problemas da bexiga secundários à obstrução pela próstata. Essa diferenciação muito importante, quando feita antes de qualquer tratamento cirúrgico, pode minimizar muito os resultados pós-operatórios em que o paciente não melhora ou, infelizmente, fica pior do que estava antes da cirurgia. Um estudo fluxo-pressão é feito tal como descrito no Capítulo 2, e a pressão da bexiga é monitorada enquanto ela se enche devagar e quando o paciente começa a urinar. Ele urina ao redor de um pequeno cateter que foi utilizado para encher a bexiga, e a taxa desse fluxo urinário também é medida em mililitros por segundo.

O ideal é que a pressão dentro da bexiga permaneça bem baixa e constante enquanto ela se enche até alcançar sua capacidade máxima. Nesse momento, o paciente começa a urinar, com pressão normal de 30 ou 40 cmH$_2$O e fluxo normal com taxa um pouco acima de 15 ml/s. Caso a pressão da bexiga no momento em que começar a urinar for maior que 50 a 60 cmH$_2$O e a taxa do fluxo urinário for menor do que 10 ml/s, o diagnóstico de obstrução da saída da bexiga pode ser feito com segurança. Além disso, se a pressão dentro da bexiga no momento em que estiver urinando for igual ou maior que 100 cmH$_2$O, o diagnóstico de obstrução da saída da bexiga também pode ser feito, independente da taxa do fluxo urinário. Uma advertência muito importante é que essas pressões elevadas da bexiga que acabo de citar devem ser obtidas quando se pede ao paciente para urinar no momento em que ele sentir sua bexiga cheia, sem utilizar nenhum músculo voluntário para ajudar a expelir a urina, pois isso resultaria em uma falsa pressão da bexiga sem nenhuma relação particular com uma obstrução presente ou não.

Outra observação é que, enquanto a bexiga se enche, às vezes ocorrem "paradas" involuntárias no aumento da pressão, que são anormais, pois a pressão dentro da bexiga deveria permanecer constante e uniforme até que sua capacidade máxima fosse alcançada. Essas paradas involuntárias no aumento da pressão dentro da bexiga, embora possam ser de 100 cmH$_2$O ou mais, são indicativas não de obstrução da saída da bexiga, mas apenas de contração involuntária da bexiga. São essas contrações que ajudam a diagnosticar uma bexiga hiperativa; determinar se esse é um problema primário da bexiga ou secundário à obstrução da saída desse órgão depende da pressão da bexiga e da taxa de fluxo urinário no momento em que o paciente estiver urinando.

Além disso, o material utilizado para encher a bexiga com frequencia é rádio-opaco para que, enquanto a bexiga se enche e particularmente enquanto se esvazia, possa ser feita uma fluoroscopia, o que pode às vezes identificar o local específico da obstrução da saída da bexiga. Em geral, entretanto, a parte fluoroscópica do procedimento não é necessária, embora sempre seja interessante se documentar por meio deste exame o local exato da obstrução, reconhecendo que quase sempre está no gargalo da bexiga ou dentro da uretra prostática.

Como mencionei no Capítulo 2, esses exames urodinâmicos não são feitos pela maioria dos urologistas antes de um possível procedimento cirúrgico. Mas tenho certeza, entretanto, de que eles são muito válidos para prever com o maior grau de precisão possível quais pacientes podem ter bons resultados pós-operatórios, e para evitar cirurgia em pacientes que não demonstraram obstrução no exame urodinâmico.

Exame cistoscópico

O diagnóstico de obstrução da saída da bexiga causada pela hiperplasia benigna da próstata (HBP) pode ser feito com frequencia após se obter cuidadosamente o histórico de um paciente; o histórico sempre revelará muitos dos sintomas já mencionados. O exame físico é de ajuda mínima para fazer ou confirmar um diagnóstico, mesmo que um paciente tenha uma próstata aumentada palpável com grande quantidade de urina residual. Embora a maior probabilidade seja de que esses sintomas tenham sido produzidos pela obstrução da saída da bexiga causada pela próstata, há sempre a possibilidade de que a grande quantidade de urina seja causada por um problema primário da bexiga, como no caso de diabetes. O exame de toque retal da próstata sempre é feito e às vezes pode ajudar, caso os lóbulos laterais apresentem aumento considerável à apalpação. Entretanto, com certeza não é um grande determinante no diagnóstico final de obstrução da saída da bexiga por HBP. Os exames de sangue e urina certamente não podem diagnosticar HBP, e mesmo uma urografia excretora apenas pode dar forte evidência de que essa doença existe, demonstrando uma grande quantidade de urina residual na bexiga ou uma sombra negativa na região da bexiga, mostrada pelo exame de raios X, formada por lóbulos da próstata aumentados (ver Fig. 4-8). O estudo fluxo-pressão, caso tenha sido feito, é, em minha opinião, sem dúvida a forma definitiva de se diagnosticar a obstrução da saída da bexiga. Combinando os exames que acabo de mencionar, o médico pode se sentir seguro ao fazer o diagnóstico de HBP sem a necessidade de fazer um exame cistoscópico.

No entanto, uma cistoscopia é de fato frequentemente feita e há duas razões principais para tal: primeira, para se estimar o melhor possível o tamanho da próstata e, assim, planejar a melhor abordagem cirúrgica (ver Capítulo 6); segunda, para avaliar a bexiga em si e ter certeza de que não há nenhuma patologia coexistente, como um tumor de bexiga. Na maioria das vezes, o exame cistoscópico pode ser feito ao mesmo tempo que a cirurgia planejada, caso um procedimento cirúrgico esteja realmente sendo considerado. O leitor deve ter em mente, entretanto, que a cistoscopia não pode determinar o grau da obstrução funcional; isto é, a cistoscopia em si não pode dizer a um urologista se um determinado paciente requer cirurgia para HBP. Alguns urologistas preferem fazer o exame cistoscópico no consultório, antes da cirurgia, ao passo que outros podem decidir fazer a cistoscopia na sala de operação durante o procedimento cirúrgico planejado.

Indicações para o tratamento da Hiperplasia Benigna da Próstata

Indicações subjetivas

As indicações para o tratamento da obstrução da bexiga causada pela HBP talvez possam ser divididas em dois grandes grupos de doenças, que gosto de chamar de subjetivas e objetivas. Isso se aplica a qualquer modalidade terapêutica que os urologistas possam utilizar para HBP e inclui a observação quando for apropriado, o tratamento farmacológico (utilizando várias drogas para ajudar o paciente a urinar melhor), os chamados procedimentos minimamente invasivos, que mesmo assim são classificados como procedimentos cirúrgicos, e os procedimentos cirúrgicos "verdadeiros", que são os que se provaram benéficos por um longo período.

A primeira grande indicação para o tratamento da HBP deveria ser considerada sob o título: indicações subjetivas. Estas são as reclamações e os sintomas expressados pelo paciente; são chamados de subjetivos porque é difícil para um médico medi-los de forma quantitativa. Eles são subjetivos porque o estímulo causador produz sintomas diferentes (ou nenhum sintoma) em indivíduos diferentes. Por exemplo, quando um paciente diz que tem um "fluxo de urina fraco" ou que tem "dificuldade para começar a urinar", deve ser óbvio que o fluxo que uma pessoa considera fraco não é percebido necessariamente da mesma forma por outra pessoa. A percepção do estímulo, portanto, variará de pessoa para pessoa, assim como o relato de sintomas idênticos será diferente. A diferença entre o indivíduo resignado e o hipocondríaco é considerável e, embora a maioria das pessoas não esteja em nenhum desses extremos, a grande área intermediária entre esses dois tipos ainda deixa muito espaço para diferentes relatos.

Por essas razões, é raro eu indicar um tratamento a um paciente com base apenas em seus sintomas. Prefiro muito mais esperar até que o paciente peça para que algo seja feito para aliviar seus sintomas. Em minha experiência, os pacientes que dizem estar prontos para o tratamento invariavelmente têm melhores resultados do que aqueles a quem é dito que devem fazer um tratamento, e isso é verdade em particular se o tratamento for cirúrgico. Resumindo, em caso de pacientes cuja única razão para o tratamento é o alívio dos sintomas, acredito que observação (esperar) é o melhor caminho a seguir. Isso significa que observo o paciente para ter certeza de que sua função renal não se deteriore e espero até que ele me diga se e quando quer tratamento específico para seus sintomas. Em outras palavras, nos casos de paciente apenas com indicações subjetivas para tratamento, em geral, é minha prática permitir que o paciente tome sua própria decisão sobre o tratamento ou não desses sintomas.

Indicações objetivas

Estas são as indicações mensuráveis e que não dependem da interpretação do paciente. Mais, são razoavelmente precisas e específicas o bastante para que vários médicos que vejam o mesmo paciente concordem com os resultados. Uma grande quantidade de urina residual após o paciente urinar, por exemplo, é algo que pode ser mensurado de forma precisa (em mililitros). Uma bexiga muito trabeculada pode ser observada por cistoscópio ou quando se faz uma urografia excretora. Infecções recorrentes da bexiga podem ser documentadas por meio de culturas bacterianas da urina do paciente. A pressão de retorno aos ureteres e rins, que pode ser vista em uma urografia excretora ou em um ultrassom, é também um exemplo de resultado objetivo, assim como o aumento do nível de creatinina no sangue que costuma acompanhar a pressão de retorno aos rins. Qualquer um desses resultados me indicaria a necessidade de tratamento da obstrução da saída da bexiga do paciente. Mais de um resultado indica uma necessidade mais urgente de tratamento. Outra indicação objetiva para tratamento que não ocorre com frequência é o sangramento decorrente do rompimento espontâneo de vasos sanguíneos da uretra prostática, comprimidos pelo novo crescimento da próstata a ponto de estourarem. Em geral, esses sangramentos param sem intervenção, mas sua recorrência não é rara.

Resumindo, as indicações objetivas para tratamento são: urina residual (geralmente acima de 100 a 150 ml), infecção recorrente da bexiga, pedras na bexiga, diminuição da função renal (níveis crescentes de creatinina no sangue), obstrução da drenagem dos rins, retenção urinária aguda e incontinência por transbordamento.

Um comentário sobre urina residual. Quanto maior o volume de urina residual, maior a necessidade de tratamento. Como a urina residual em geral é encontrada no fim do processo de crescimento da HBP, é realmente necessário saber que não se deve considerar um tratamento até que haja grande quantidade de urina residual. Por outro lado, quando isso ocorre, é provável que o tratamento se torne mandatório, e quanto maior volume de urina residual, maior a necessidade de tratamento.

Tratamento farmacológico

Quando as indicações de tratamento para um paciente estão todas na categoria subjetiva e o paciente quer ter alívio de seus sintomas, eu sempre começo recomendando um tratamento farmacológico, em vez de uma intervenção cirúrgica. Quando os sinais de obstrução da saída da bexiga estão na categoria objetiva, o tratamento farmacológico certamente vale uma tentativa terapêutica e eu em geral o utilizo, se for o desejo do paciente. Mas em minha experiência, o tratamento farmacológico é mais indicado para pacientes apenas com reclamações subjetivas associadas à obstrução da saída da bexiga. Para pacientes que têm sintomas objetivos, em geral há necessidade de tratamento mais definitivo, seja ele minimamente invasivo, seja ele cirúrgico.

O tratamento farmacológico da HBP possui duas grandes categorias de medicamentos, embora haja muitos outros em vários estágios de pesquisa e sobre os quais poderá se provar ser tão bons quanto ou melhores que os medicamentos hoje utilizados.

O primeiro grupo de drogas é chamado de alfabloqueadores e eles trabalham diretamente nos músculos lisos do gargalo da bexiga e da própria próstata, relaxando-os e, com isso, aumentando um pouco o canal da uretra prostática através do qual flui a urina. Esses alfabloqueadores trabalham na porção fibromuscular da próstata e fazem que haja uma diminuição significativa dos sintomas (subjetivos) de muitos pacientes; eles também melhoram a taxa do fluxo urinário de muitos pacientes, o que pode ser mensurado em centímetros cúbicos por segundo (uma medida objetiva). Ao avaliar o mérito das drogas utilizadas para tratar a HBP, o mais importante é obter alguns parâmetros objetivos sobre a eficácia da droga que vem sendo utilizada.

Embora seja o aspecto subjetivo (os sintomas) da dificuldade de urinar o que mais preocupa o paciente, e embora nós estejamos de fato interessados em aliviar esses sintomas, é fato que os pacientes aos quais são ministrados placebos muitas vezes dizem que seus sintomas melhoraram. Isso acontece porque eles querem tanto que isso seja verdade que acabam acreditando que realmente está acontecendo. Lembre que, como já foi mencionado neste livro, a maioria dos homens acredita que a próstata é um órgão sexual e teme ter de admitir ou reconhecer que algo poderia estar errado em qualquer parte de seu aparelho sexual. Por isso eles são muito influenciáveis quando uma droga é prescrita; eles querem desesperadamente que ela funcione. Suponho que o paciente dizer que está melhor é o principal objetivo do tratamento, mas deve ser entendido que, para se fazer uma avaliação adequada da eficácia de qualquer medicamento, deve haver alguns meios objetivos (como a taxa do fluxo) para se descobrir sua ação exata. É por isso que a literatura médica se interessa tanto pela melhora do fluxo urinário quanto pela melhora dos sintomas quando novas drogas são apresentadas e utilizadas.

De qualquer forma, os alfabloqueadores de fato melhoram os sintomas de muitos pacientes, tanto subjetiva quanto objetivamente, e provavelmente entre 50 e 60% das pessoas que tomam essas drogas dizem que urinam de forma mais satisfatória por causa da utilização da droga. Uma porcentagem um pouco menor de pacientes terá uma melhora objetiva na taxa de fluxo urinário, ainda assim, provavelmente mais da metade dos pacientes que tomam essas drogas relatam que estão satisfeitos com elas. Os alfabloqueadores mais utilizados são a terazosina (Hytrin) e a doxazosina (Carduran). Ambos foram desenvolvidos originariamente para o tratamento da pressão alta e a maioria dos pacientes que tomam essas drogas sente uma pequena queda de pressão, entre 5 e 10 mmHg da pressão sistólica, e aproximadamente 5% desses pacientes têm queda de pressão suficiente para relatar que se sentiram atordoados. Uma porcentagem muito pequena desses pacientes relata outros efeitos colaterais como inchaço nos tornozelos. Portanto, alguns desses pacientes não continuarão a tomar essa droga e outro meio terapêutico deve ser utilizado. Uma droga nova chamada tansulosina (Secotex) tem os mesmos efeitos na próstata e no gargalo da bexiga que a terazosina e a doxazosina, mas é mais específica para essa área e tem menor probabilidade de afetar a pressão sanguínea. Portanto, é uma droga que pode ser utilizada em pacientes que tomam outros medicamentos para pressão alta sem nenhuma preocupação com a queda muito acentuada da pressão sanguínea. A tansulosina, portanto, é uma boa droga para ser utilizada em pacientes que não conseguem tolerar a terazosina ou a doxazosina.

O segundo tipo de droga utilizada para tratar a HBP é a que age na próstata em nível celular, bloqueando a conversão da testosterona em deidrotestosterona, substância que é a maior responsável pelo crescimento da próstata e pela manutenção de seu tamanho. O nome genérico dessa droga é finasterida e o comercial é Proscar. Ela exerce seus efeitos nos elementos glandulares dentro da próstata. Deve-se ter em mente, entretanto, que a porção fibromuscular da HPB é muito maior que a porção glandular, em uma proporção de 5 para 1 aproximadamente, e portanto não é surpresa que os alfabloqueadores, de forma geral, tenham resultados em um número maior de pessoas do que a finasterida. Entretanto, a finasterida é adequada em particular para os pacientes que têm próstata grande, ou seja, com mais de 40 ou 50 g, o que ocorre em apenas cerca de 20% dos pacientes com HBP. Também deve ser notado que o Proscar em geral leva seis meses ou mais para atingir seu efeito máximo e que, por ele diminuir o tamanho da próstata para 20 a 30% de seu volume original, é benéfico apenas para pacientes que têm próstata grande. Uma pequena porcentagem dos homens, talvez 3 a 4%, terão efeitos colaterais ao uso da finasterida relacionados à atividade sexual, como diminuição da libido ou da capacidade de ereção ou problemas ejaculatórios, mas aproximadamente a metade das pessoas com esses problemas perceberá que seus problemas serão resolvidos após tomarem a droga por um ano mais ou menos. Devemos ter em mente que tanto os alfabloqueadores quanto a finasterida devem ser tomados indefinidamente, caso se queira que seus efeitos benéficos sejam mantidos. Parar de tomar qualquer uma dessas drogas resultaria no retorno dos problemas para urinar no nível em que estavam antes do início da terapia.

Para resumir o tratamento farmacológico, acredito que para os pacientes que apenas têm sintomas subjetivos da obstrução da saída da bexiga e que querem ser tratados, ele é a melhor maneira de se começar. Em geral, primeiro indico um alfabloqueador porque, se ele ajudar o paciente, bons resultados serão vistos em duas ou três semanas, e porque acredito que ele tem maior probabilidade de sucesso do que a finasterida. Por outro lado, pacientes com próstata muito grande podem obter ajuda significativa da finasterida, e eu utilizo essa droga para esses pacientes. Embora eu não veja nada de errado em começar com o tratamento farmacológico em caso de pacientes com sinais objetivos de obstrução da saída da bexiga, especialmente grande quantidade de urina residual após urinar, infecções recorrentes, retenção urinária aguda, pressão de retorno aos rins etc., em minha experiência a terapia farmacológica não costuma eliminar esses sintomas e, em geral, uma das intervenções cirúrgicas é necessária.

Por fim, uma palavra a respeito do estudo fluxo-pressão sobre o qual falei tanto, enfatizando o quão importante o considero. Não penso ser necessário fazer esse estudo antes de o paciente iniciar uma farmacoterapia, porque há perda muito pequena ao se instituir essa terapia, mesmo que ela não seja eficaz. Por outro lado, antes de recomendar qualquer intervenção cirúrgica a um paciente, seja minimamente invasiva, seja intervenção cirúrgica "verdadeira", eu com certeza faria um estudo fluxo-pressão porque acredito que isso aumenta muito a probabilidade de sucesso dessa intervenção.

Tratamentos médicos alternativos

No curso de minha prática encontrei muitos pacientes que me disseram estar usando um tipo de remédio fitoterápico ou outro, em geral recomendado por amigos, um homem em uma revista ou um farmacêutico. Minha opinião a respeito é que, se o paciente sente que está sendo ajudado por essa medicação de venda livre (que não precisa de receita médica), então tudo bem, e eu o encorajo a continuar a tomá-la, contanto que ele tenha indicações para tratamento apenas subjetivas. Uma vez que um paciente não tenha nenhuma indicação objetiva para tratamento, como diminuição da função renal, infecções recorrentes, grande quantidade de urina residual após urinar etc., fico muito feliz em permitir que meu paciente decida se um medicamento que ele está tomando faz que ele se sinta melhor e urine de forma mais eficaz. Não tenho dúvida de que esses remédios fitoterápicos raramente melhoram a taxa do fluxo urinário e não conseguiriam, portanto, ser aprovados em muitos exames científicos de forma objetiva em relação à melhora da obstrução da saída da bexiga de um paciente. Entretanto, não acho isso importante, desde que o paciente se sinta melhor e feliz. Um desses remédios fitoterápicos é o Serenoa repens, e muitos pacientes meus colocam a mão no fogo por ele. Quando meus pacientes estão felizes com esse ou qualquer outro remédio fitoterápico ou de venda livre, eu encorajo seus esforços para se tratarem e nunca os recrimino. Não acredito nem por um minuto que nós, médicos, temos todas as respostas do mundo, e quando um paciente responde bem a uma terapia, seja algo que eu ministrei para ele, seja algo que ele encontrou por si mesmo, eu o encorajo e aceito.

Observação (esperar)

Isto já foi mencionado como uma das formas de tratamento para a obstrução da saída da bexiga causada pela HBP. Eu de fato considero essa forma de tratamento, porque ela não implica de forma alguma em ignorar o paciente. Ao contrário, para pacientes que têm apenas sintomas subjetivos da obstrução da saída da bexiga e que não são incomodados por eles a ponto de querer um tratamento, realmente acredito que a observação (esperar) é o caminho prudente e sábio a ser seguido. Isso significa que o paciente deve ser visto em intervalos que não ultrapassem um ano e podem até ser mais frequentes. Nessas consultas, novamente se pergunta ao paciente sobre seus sintomas e se ele quer qualquer tratamento para eles e se faz exames de urina – para se ter certeza de que não há nenhuma infecção (essas infecções não são sempre sintomáticas) –, do nível de creatinina no sangue – para se ter certeza de que não tenha havido nenhuma diminuição na função renal causada por uma possível pressão de retorno aos rins. Finalmente, um exame de ultrassom da bexiga para determinar a urina residual após urinar (se houver alguma) também deveria ser feito de novo. Dessa forma, o paciente está sendo tratado de verdade, e essa observação (esperar) pode continuar indefinidamente até o paciente determinar que deseja uma forma mais ativa de tratamento ou até aparecer uma evidência objetiva de que ele precisa de um tratamento ativo.

5

Câncer de próstata

Gostaria de comentar sobre dois pacientes que atendi recentemente. O primeiro deles teve sorte; o outro não. Um mecânico da Mercedes-Benz de 56 anos foi encaminhado para mim, por um dos melhores clínicos gerais da minha região, por causa da elevação do seu nível de PSA. O paciente disse-me que fez uma visita ao clínico geral para um exame de rotina e que lhe disseram que, embora o exame de toque retal de sua próstata estivesse perfeitamente normal, seu nível de PSA teve contagem de 5,1 – um pouco acima do nível geral aceito para sua idade (ver Capítulo 2). Ele continuou dizendo que seu médico havia me indicado para saber minha opinião sobre o que fazer.

"Honestamente, doutor, não sei a razão de tanto alarde", o paciente me disse. "Eu não sinto nenhuma dor, urino da mesma forma há vinte anos e me sinto bem".

Fiz um exame de toque retal, senti sua próstata e disse-lhe que, embora não houvesse nenhuma anormalidade neste exame, eu continuava preocupado com a elevação de seu nível de PSA. Recomendei a ele que fizesse biópsias guiadas por ultrassom (ver Capítulo 2) e ele concordou em fazê-las. As biópsias mostraram que ele de fato tinha câncer de próstata. Por que eu disse antes que esse homem teve sorte embora tenha sido encontrado câncer em seu corpo? Disse isso por que o câncer foi encontrado antes de se alastrar e a remoção cirúrgica da próstata inteira poderá curar esse homem. Ele realmente teve sorte de ter um médico que a cada ano fez exames de toque retal da próstata e pediu exames de sangue de PSA e que o indicou para uma consulta com especialista quando o resultado de um exame não pareceu normal.

O segundo paciente foi um vendedor de 58 anos que ligou para meu consultório para marcar uma consulta por causa de uma dor nas costas. Ele disse para a enfermeira que achava que tinha algum problema nos rins e que, portanto, deveria ver um urologista.

Assim que entrou em meu consultório, ele apontou para a metade inferior de sua coluna e disse: "Doutor, a dor aqui está realmente me incomodando!

Eu a sinto há um mês mais ou menos, ela não está melhorando e parece que não há nada que eu possa fazer para acabar com ela". Ele contou também que achava que era uma infecção renal, porque quando sua esposa sentiu uma dor parecida lhe disseram que ela tinha uma infecção nos rins. Esse homem também me contou que se consultava com um clínico geral sempre que ficava doente, mas que a última tinha sido há aproximadamente um ano. Ele me contou que esse médico nunca fez um exame de toque retal e que nunca pediu exames de sangue de PSA porque não achava que tivessem serventia.

Quando fiz o exame de toque retal da próstata, não fiquei nada surpreso ao descobrir que boa parte dela estava dura como pedra e muitíssimo sugestiva de câncer. Os raios X subsequentes das costas confirmaram minha suspeita de que ele sentia dor nas costas porque o câncer tinha se alastrado para os ossos da parte inferior da coluna e para a pelve. Foi feita a biópsia da próstata para provar o diagnóstico de câncer e um tratamento paliativo foi recomendado. Esse tipo de tratamento, por definição, significa que o câncer progrediu além do ponto em que poderia haver cura e, portanto, é apenas paliativo. O tratamento é direcionado para fazer que o paciente se sinta o mais confortável possível e para prolongar a vida até quando ainda houver certo nível de qualidade.

Infelizmente, a história deste paciente não é rara. Até mesmo hoje, quando o exame de sangue de PSA é capaz de detectar câncer de próstata em estágio precoce e potencialmente curável, há muitos clínicos gerais que não acreditam no valor desse exame e, com isso, pacientes como os que acabo de citar aparecem de vez em quando com um evidente câncer de próstata avançado e incurável.

Incidência do câncer de próstata

O câncer de próstata é um tipo de câncer muito comum e, excluindo o de pele, é a forma mais frequente de malignidade encontrada nos homens, somando por volta de 180 mil casos em 1999. Vendo as estatísticas por outro ponto de vista, quase 30% de todos os cânceres, que não são de pele, diagnosticados em homens, são de origem prostática. Além disso, o câncer prostático é a segunda causa mais comum de morte por câncer (após o câncer de pulmão) e aproximadamente 37 mil homens morreram por causa dessa doença em 1999. A óbvia discrepância entre a incidência do câncer de próstata e a taxa de mortalidade causada por ele é um reflexo claro de que em muitos casos o câncer de próstata tem malignidade muito baixa e que mais homens morrem com ele do que por causa dele. Estima-se que por volta de um terço dos homens norte-americanos com mais de cinquenta anos podem ter câncer de próstata e, mesmo assim, apenas uma pequena fração desses homens sucumbirá a essa doença.

O tamanho real do câncer de próstata, em centímetros cúbicos, e a aparência microscópica do tumor – com grau de malignidade alto ou baixo – determinam se o carcinoma agirá de forma relativamente benigna, espalhando-se bem devagar durante muitos anos, ou de forma mais maligna, espalhando-se mais rapidamente pelo corpo por um período de relativamente poucos anos. O câncer de próstata é incomum em homens com menos de cinquenta anos, mas a partir dessa idade ele se manifesta com maior frequência, alcançando seu pico no grupo acima de 75 anos, em que 60 a 75% dos homens têm essa doença de uma forma ou outra, mas em geral de forma mais suave com baixo grau de malignidade. Embora muitas hipóteses e observações interessantes venham sendo feitas, a causa do câncer de próstata ainda é desconhecida.

Recentemente, muito vem sendo escrito pela imprensa leiga e médica sobre a ideia de que muitos homens com câncer de próstata localizado apenas nesta glândula não precisam de nenhum tratamento além da observação e exames regulares, incluindo exames dos níveis de PSA, que podem ser úteis para verificar se o câncer está crescendo. Essa publicidade aconteceu por causa do conhecido fato de que a grande maioria dos homens com câncer de próstata realmente morrem com ele e não por causa dele. Estatisticamente, se grandes números de pacientes com câncer de próstata fazem parte de um estudo, é seguro dizer que esta não será a causa da morte da maioria deles. Entretanto, isso não pode ser dito a nenhum paciente. Câncer, por definição, cresce, propaga-se e mata. As questões sobre qualquer paciente são: qual seria sua expectativa de vida sem câncer de próstata e com isso se poderia prever de forma segura que o paciente morrerá por outra causa antes que o câncer de próstata possa causar sua morte? Obviamente, as respostas a essas perguntas são imprevisíveis, mas há certos fatores que podem ajudar.

O mais importante é provavelmente a idade do paciente na época do diagnóstico; quanto mais jovem o paciente, mais óbvia é a necessidade de tratamento definitivo contra o câncer e não apenas a observação (esperar). A qual idade me refiro? Acredito que qualquer paciente com menos de setenta anos com certeza deva ser encorajado a fazer tratamento cirúrgico ou radioterapia contra o câncer de próstata. Depois dos setenta anos a resposta não é tão clara e pode-se argumentar de forma convincente a favor da observação. A idade e a causa da morte do pai do paciente pode às vezes dar uma dica sobre os determinantes genéticos de expectativa de vida do paciente, em particular se houver forte histórico familiar, por exemplo, de doença cardíaca e de morte por volta dos setenta anos, ou antes. Minha regra prática é: se um paciente tem expectativa de vida de dez anos ou menos, recomendo a observação. Entretanto, sempre encorajo meus pacientes a expressarem suas preferências e, se eles preferem ser tratados independente da idade, eu certamente serei solidário a ponto de recomendar radioterapia. Como regra geral, não recomendo ou faço cirurgia em paciente que tenha passado muito dos setenta anos.

Um comentário final sobre a observação (esperar). Ela definitivamente não significa negligência benigna e sim acompanhar o paciente anual ou semestralmente com exames de sangue de PSA, antecipando que em determinado momento o câncer se espalhará a ponto de se tornar objetivamente sintomático (muitas vezes com dores nos ossos). Neste momento, recomendo ao paciente terapia hormonal como medida paliativa. Essa terapia hormonal é descrita mais adiante neste capítulo e o melhor momento para iniciá-la pode ser variável. Sem dúvida ela deveria ser iniciada no momento em que o câncer se espalhou para outras partes do corpo, mas em muitos casos ela se inicia muito antes, muitas vezes a pedido do paciente. Entretanto, embora seja claro que a utilização da terapia hormonal prolongue a vida até certo ponto, não é tão clara a diferença das longevidades previstas se a terapia hormonal for começada no início da doença ou mais tarde.

Localização Anatômica

No Capítulo 1, comentei que uma próstata saudável de um adulto jovem tem o tamanho aproximado de uma castanha, e que ela em geral inicia um padrão de crescimento benigno (HBP) quando um homem está com quarenta e poucos anos. Mostrei também a similaridade entre a próstata e uma maçã e comentei que a HBP costuma se iniciar na parte central da próstata, abaixo do revestimento interno da uretra prostática. Um carcinoma de próstata, por outro lado, em geral (80% das vezes) se inicia na parte periférica ou externa da próstata, no tecido verdadeiro da próstata e abaixo de sua cápsula verdadeira (a casca da maçã). Como a maioria dos cânceres se inicia muito próximo da parte externa da próstata, em geral é possível senti-los em um exame de toque retal, como um nódulo ou como uma área firme ou dura (Fig. 5-1). Cerca de 20% das vezes, entretanto, o câncer de próstata se inicia na parte interna da próstata; nesses casos, é claro, não é possível sentir ou diagnosticar o câncer em um exame de toque retal.

Na verdade, a maioria dos diagnósticos de câncer é feita atualmente por causa de um exame de sangue com elevado nível de PSA, o que leva a uma biópsia da próstata, que revela o carcinoma. A maioria dos pacientes com esse diagnóstico apresenta próstata perfeitamente normal ao exame de toque retal, o que não levantaria nenhuma suspeita de câncer. Isso acontece porque o

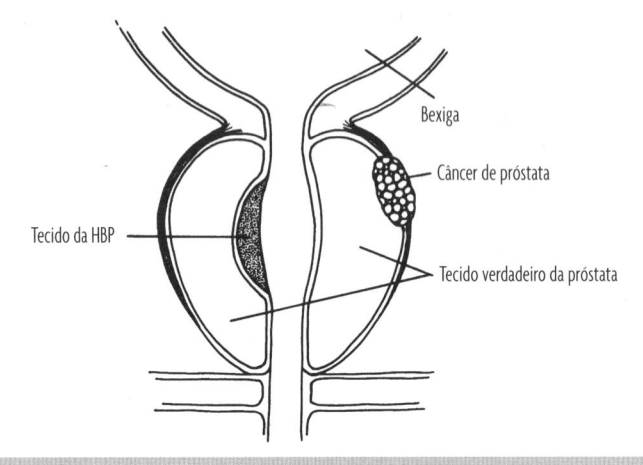

Figura 5-1. Próstata com HBP e câncer. Note que, de forma característica, a HBP se inicia no centro da próstata, em volta da uretra prostática, e o câncer se inicia na periferia da próstata, onde muitas vezes pode ser percebido em um exame de toque retal.

nível de PSA no sangue fica elevado muito antes que haja qualquer alteração na próstata em si que sugira câncer.

Sintomas iniciais e tardios do câncer de próstata

Infelizmente, não há nenhum sintoma do câncer de próstata em estágio inicial. Uma possível exceção seria um paciente com câncer de próstata de crescimento muito rápido e altamente maligno se alastrando rápido para o interior do canal da uretra prostática, de forma que os sintomas de obstrução da saída da bexiga apareceriam no início do câncer. Na verdade, sempre que um indivíduo que urina sem dificuldade começa a ter fluxo urinário fraco com hesitação, gotejamento, intermitência e talvez esvaziamento incompleto da bexiga, deve-se pelo menos suspeitar presença de carcinoma de crescimento rápido. Por essa razão, acredito que os pacientes que têm sintomas de obstrução da saída da bexiga por apenas três meses ou menos devem fazer biópsia prostática independente do resultado do exame de toque retal da próstata. Não é incomum que nesses pacientes o exame de sangue de PSA seja elevado, confirmando a necessidade de biópsia da próstata. Entretanto, acredito que para pacientes com sintomas de obstrução da saída da bexiga de curta duração deve ser seriamente considerada uma biópsia da próstata, mesmo com PSA normal. O leitor deve entender que os cânceres de próstata muito malignos nem sempre produzem muito PSA e, portanto, um nível de PSA normal não assegura que um câncer não esteja presente.

Stephen N. Rous, M.D.

É muito mais frequente ver pacientes com câncer de próstata cujos sintomas de obstrução da saída da bexiga não aparecem até relativamente tarde no curso da doença, após o diagnóstico de câncer ter sido estabelecido; os sintomas resultam então do crescimento muito lento do câncer em direção à uretra prostática e por dentro dela, o que causa a obstrução do fluxo urinário.

Um sintoma *tardio* do câncer de próstata é o início de dores constantes em um ou mais ossos, que duram duas semanas ou mais. Essas dores acontecem com mais frequência na coluna, embora possam ocorrer também no osso da pelve, na parte inferior das costas, na bacia ou nos ossos superiores das pernas. Quando um paciente com câncer de próstata diagnosticado passa a ter essas dores, deve-se suspeitar muito da propagação do câncer para os ossos; quando um paciente com mais de cinquenta anos, que não se sabe se tem câncer de próstata, vai ao consultório médico reclamando de dor constante e forte em um ou mais ossos, deve-se considerar a possibilidade de câncer de próstata que se espalhou para os ossos na abordagem para o diagnóstico físico inicial. Deve-se fazer um exame de toque retal da próstata de imediato, para verificar se há áreas sugestivas de câncer de próstata, além de exame de sangue PSA, é claro. Além disso, raios X e tomografias dos ossos (ver Capítulo 2) devem ser solicitados. E, é claro, são necessárias biópsias prostáticas antes que qualquer diagnóstico definitivo dessa doença possa ser feito.

Como fazer o diagnóstico do câncer de próstata

Atualmente, pelo menos 80% dos homens com câncer de próstata chamam a atenção de seus médicos porque têm um exame de sangue com nível de PSA elevado. Com certeza, um exame de sangue com PSA elevado não pode diagnosticar por si um câncer, mas deve levar a biópsias da próstata na maioria dos casos. No grupo restante e muito menor de homens nos quais o câncer de próstata é diagnosticado, em geral há um exame de toque retal com resultado anormal sugerindo presença de câncer, e isso significa que a apalpação da próstata revela uma superfície que não é completamente macia e de consistência uniforme. As áreas da próstata percebidas como irregulares ou mais duras do que as áreas ao seu redor não são sempre indícios de câncer, mas elas representam uma indicação para biópsia dessa área, sendo o valor do PSA normal ou não. O diagnóstico definitivo de câncer de próstata pode ser feito apenas por exame microscópico do tecido retirado da próstata. Para o câncer de próstata ser diagnosticado enquanto ainda é potencialmente curável, acredito que o exame de sangue PSA e um exame de toque retal da próstata devam ser feitos anualmente em todos os homens acima dos cinquenta anos, reduzindo essa idade para quarenta anos em caso de afro-americanos ou de homens que tenham um parente de primeiro grau (pai ou irmão) em quem o câncer de próstata foi diagnosticado antes dos sessenta anos. Acho que todos os homens que apresentaram anormalidades no nível de PSA ou no exame de toque retal devem ir a um urologista de imediato para uma consulta e uma avaliação.

Retirando o tecido prostático para a confirmação do diagnóstico de câncer de próstata

Qualquer elevação do nível de PSA é forte indício de que o paciente pode ter câncer de próstata. Devo enfatizar mais uma vez, entretanto, que PSA são produzidos tanto pelas células normais da próstata quanto pelas cancerosas. Portanto, uma grande hiperplasia benigna da próstata pode causar elevação de duas ou até mesmo três vezes o nível normal de PSA. Entretanto, quando o nível de PSA é ainda maior que isso, e em particular quando a próstata não está muito aumentada, deve-se ter forte suspeita de câncer de próstata. Com isso, a elevação do PSA ou presença de áreas anormais da próstata percebidas em um exame de toque retal podem levar o médico a suspeitar da possibilidade de câncer de próstata. O diagnóstico definitivo, entretanto, não pode ser feito sem a obtenção do tecido da próstata, e eu acredito que o método mais preciso seja a biópsia da próstata guiada por ultrassom, com dez ou doze amostras de várias áreas da próstata, em especial das porções mais laterais e de dentro da próstata em si.

Sem dúvida, a suspeita de câncer de próstata pode ser grande quando há pronunciada elevação do nível de PSA (acima de 10) ou quando uma área particularmente anormal é notada em um exame de toque retal da próstata. Devo mencionar aqui que, embora eu considere as biópsias da próstata absolutamente essenciais para se confirmar o diagnóstico de câncer de próstata, na verdade essas biópsias nem sempre são feitas. Caso um paciente deva tentar um tratamento definitivo contra o câncer de próstata, como prostatectomia radical ou radioterapia, então acredito que a biópsia da próstata seja mandatória. Entretanto, não acho errado optar por terapia hormonal para aliviar os sintomas do câncer de próstata no caso de um paciente de idade avançada (acima dos 75 anos ou por volta disso) com nível de PSA muito elevado e resultado do exame de toque retal muito anormal, e eu o faria sem obter biópsias. Essas são situações muito incomuns, mas acho válido mencioná-las aqui.

Neoplasia intraepitelial prostática (NIP)

Este é um dado que ganhou, recentemente, grande significado para o acompanhamento do câncer de próstata. Uma vez que se tenha feito biópsias da próstata, o patologista nos diz se o tecido é, com sorte, benigno ou se há câncer na próstata. Entretanto, talvez haja outro dado que o patologista tenha de informar: a presença de neoplasia intraepitelial prostática (NIP). Caso uma NIP seja relatada como de alto grau, isso definitivamente representa uma lesão pré-maligna e pode significar que outro câncer não identificado na época da biópsia já coexiste na próstata ou que câncer de próstata se desenvolverá no futuro. Eu nunca defenderia uma prostatectomia radical ou até mesmo radioterapia tendo como base os dados de uma NIP, mas, quando ela é informada, recomendo a meus pacientes que façam novas biópsias dentro dos próximos dois meses. Caso essas biópsias sejam negativas, recomendo outras, três ou quatro meses depois. Em minha experiência, uma vez diagnosticada uma NIP de alto grau, será inevitável que o câncer de próstata ocorra em algum momento. Quando a NIP diagnosticada é relatada como de baixo grau, ela definitivamente não é um aviso de que um câncer de próstata esteja por vir e, nesse caso, recomendo biópsias futuras apenas se houver aumento no nível de PSA que possam levar a elas.

Raios X e tomografias dos ossos

O papel dos raios X e das tomografias dos ossos para o câncer de próstata é apenas verificar se o câncer se espalhou para os ossos. Em outras palavras, as tomografias e os raios X dos ossos têm papel apenas no estudo diagnóstico de pacientes com câncer de próstata já diagnosticado, daqueles com PSA muito elevado com grande suspeita de câncer ou daqueles cujas biópsias prostáticas não foram claras ou não foram feitas por alguma razão.

Quando o câncer de próstata se espalha para além dos limites dessa glândula, o nível de PSA no sangue em geral é elevado (acima de 20). Como já citado, determinados cânceres prostáticos malignos são de natureza muito diferente e não são capazes de produzir muito PSA como seria esperado por causa da sua extensão e, assim, esse grupo muito pequeno de pacientes pode muito bem ter câncer de próstata com níveis mínimos de PSA. Com nível de PSA muito elevado ou não, se o paciente é candidato a cirurgia ou radioterapia, tomografias e talvez raios X dos ossos podem ser indicados para se ter certeza de que o câncer não se espalhou para um osso, o que colocaria o paciente em uma categoria em que um tratamento definitivo, como uma prostatectomia radical ou radioterapia, não seria indicado por já não mais existir possibilidade de cura.

A maior parte da literatura urológica sugere que se o nível de PSA estiver abaixo de 10 não há quase nenhuma chance de que o câncer tenha se espalhado para os ossos. Alguns urologistas utilizam o PSA 20 como limite, pois é também extremamente improvável que o câncer tenha se espalhado para os ossos com um PSA abaixo de 20. No caso desses dois valores, pode-se suspeitar de casos de cânceres prostáticos de alto grau nos quais a pontuação na escala de Gleason é 8, 9 ou 10 (ver Capítulo 2). Nesses casos, eu ainda obteria uma tomografia dos ossos independente do nível de PSA antes de levar em consideração qualquer procedimento, como prostatectomia radical ou radioterapia.

As duas principais rotas de disseminação do câncer de próstata são o sistema linfático para os nódulos linfáticos da pelve e a corrente sanguínea para os vários ossos do corpo, primeiro para a coluna, a pelve, a bacia e a parte superior das pernas. Não há como dizer com certeza se o câncer se espalhou para os nódulos linfáticos, exceto por meio de exploração cirúrgica, remoção dos nódulos e exame microscópico deles. Entretanto, a disseminação para os ossos em geral pode ser detectada por raios X e tomografias dos ossos, e estas últimas revelam evidência da disseminação para os ossos muitos antes que os raios X possam revelar sua aparência característica (ver Fig. 2-6). Quando o câncer de próstata se espalha para os ossos, por via de regra há uma destruição parcial inicial do osso seguida do processo reparador normal do corpo, que consiste em formar nova área óssea no mesmo local. Caso a destruição óssea tenha sido extensa e o processo reparador não, a aparência do osso afetado na imagem de raios X será rarefeita ou afinada, o que pode fazer parecer que o osso teve várias lesões por perfuração. Se a destruição óssea não foi muito extensa, então o processo reparador será predominante na imagem de raios X, mostrando aumento da densidade óssea. As primeiras lesões são chamadas de líticas e as últimas de blásticas. Deve-se notar que lesões blásticas são vistas com mais frequência do que as líticas em pacientes com câncer de próstata disseminado para os ossos.

Muitos meses antes que a disseminação metastática para os ossos possa ser detectada, as tomografias dos ossos conseguem detectar o processo de regeneração e a formação de nova camada óssea na área para onde o câncer se espalhou. Faço aqui uma interrupção para dizer que as tomografias dos ossos não são feitas especificamente para determinar câncer, elas apenas refletem seu processo reparador. Esse processo também pode ser visto em resposta, por exemplo, a fraturas ósseas antigas ou até mesmo a artrite. Então, quando tomografias ósseas sugerem que o câncer se disseminou para o osso, raios X simples dos mesmos ossos são feitos para ver se há fratura antiga ou artrite no local. Às vezes não se pode determinar de forma definitiva se áreas suspeitas na tomografia dos ossos representam disseminação do câncer. No caso de alguns pacientes, não é incomum fazer terapia hormonal durante dois ou três meses, e se as lesões no osso foram de fato causadas pela disseminação do câncer, a regeneração dessas áreas pode ser vista como resultado da terapia hormonal.

Às vezes, se apenas uma área do osso está comprometida por uma possível disseminação de câncer e o paciente é de qualquer forma considerado candidato a tratamento definitivo (prostatectomia radical ou radioterapia), uma biópsia do osso suspeito pode ser feita.

As tomografias dos ossos são feitas com injeção, em uma veia do braço, de material radioativo, que depois se concentra nos ossos; a quantidade de material radioativo absorvido pelo osso é determinada com precisão por um equipamento de contagem que escaneia todo o corpo. Onde houve destruição óssea haverá reparo e regeneração e, sempre que isso ocorrer, haverá maior absorção de material radioativo. A maior absorção do isótopo injetado é detectada pelo equipamento de contagem e terá aparência densa na tomografia dos ossos em processo de reparação (ver Fig. 2-7). Sempre que se encontra maior radioatividade nos ossos de um paciente com câncer de próstata, há forte sugestão de que o câncer tenha se disseminado para eles.

No caso de paciente com câncer de próstata, o papel das tomografias e raios dos ossos é duplo. Primeiro, para o paciente que supomos ter câncer de próstata curável, esses exames são feitos com a expectativa de que sejam negativos e para se ter certeza disso. Como já foi dito, esse procedimento não costuma ser feito quando o PSA está abaixo de 10 (ou talvez abaixo de 20), exceto na circunstância incomum de tumor com nível muito alto de malignidade. O uso das tomografias e raios X dos ossos é um dos passos do processo conhecido como estadiamento, para verificar a presença ou a ausência de disseminação do câncer para além dos limites da próstata.

Segundo, as tomografias e raios X dos ossos permitem o acompanhamento dos pacientes com câncer de próstata diagnosticado, indicando se e quando ocorre maior disseminação da doença. Esses pacientes já podem ter tentado a cura com uma cirurgia radical (ver Capítulo 6) ou com radioterapia, ou podem ser pacientes diagnosticados quando já não havia possibilidade de cura. Para essas duas categorias de pacientes, as tomografias e raios X periódicos são meios de observar e acompanhar seus processos, não com esperança de curá-los, caso o câncer apareça em um ou mais ossos, mas para ajudar a prever o curso futuro da doença e começar um tratamento adicional o mais rápido possível, uma vez que a disseminação do câncer tenha sido determinada. Comumente, na opinião de muitos urologistas, as determinações do PSA substituíram a necessidade dessas tomografias e raios X dos ossos, embora um nível alto de PSA com frequência leve o paciente a fazer esses exames. Quanto mais alto for o nível de PSA, maior a probabilidade de câncer ósseo com origem na próstata. De modo geral, a disseminação do câncer para os ossos não ocorre antes que o nível de PSA chegue pelo menos a 50.

Uma tomografia computadorizada (TC) abdominal ou uma ressonância magnética (RM) com bobina endorretal pode ser útil para determinar a presença de nódulos linfáticos aumentados em um paciente com diagnóstico de câncer de próstata. Entretanto, essas técnicas não podem dizer com certeza ao urologista se esses nódulos aumentados estão comprometidos por causa do câncer ou de uma inflamação causada por outra lesão. Na prática, as TC e as RM não são comumente feitas pela maioria dos urologistas quando fazem um estadiamento para verificar se o câncer se disseminou para fora da próstata. O uso de RM com bobina endorretal pode ser de alguma ajuda, entretanto, para determinar se o câncer de próstata se espalhou para a cápsula da próstata, o que é considerado uma extensão local do câncer (ao contrário da disseminação para os nódulos linfáticos) e não é motivo para buscar a cura por cirurgia radical ou radioterapia.

Classificação do câncer de próstata

Como já dito, é provável que 30% dos homens com mais de cinquenta anos tenham câncer de próstata, mas a vasta maioria deles morre com a doença e não por causa dela. Com certeza, todo urologista consegue se lembrar de muitos pacientes que viveram, e bem, por cinco, dez e até mesmo vinte anos ou mais depois que o câncer de próstata foi diagnosticado. Infelizmente, todo urologista também consegue se lembrar de um número de pacientes que viveram apenas alguns anos depois do diagnóstico. Por que a diferença? Como podemos diferenciar o câncer "bom" do "mal"?

Em um esforço para responder a essas perguntas, e em particular para se planejar e implementar terapias apropriadas para o que quase parece ser duas doenças diferentes, foram feitos estudos retrospectivos de grandes números de pacientes com câncer de próstata. Nesses estudos, foram feitas análises do tamanho do câncer no momento do diagnóstico (um dos critérios utilizados para estadiar o câncer) e, em particular, de sua aparência microscópica para verificar se ele tem as características de alto ou de baixo grau de malignidade (conhecido como o "grau" do câncer de próstata). Esse é outro critério utilizado para estadiar um determinado câncer.

Como mencionado no Capítulo 2, a graduação do câncer de próstata é feita pela maioria dos patologistas por meio da escala de Gleason. Com esse sistema, os patologistas designam ao câncer de próstata (obtido por biópsia ou por remoção da próstata inteira) um número entre 1 e 5 com base na aparência microscópica do padrão da estrutura do câncer, em que 1 é o menos maligno e 5, o mais maligno. A maioria dos cânceres terá mais de um padrão de células de câncer e, portanto, os patologistas determinam um número entre

1 e 5 para o padrão predominante do câncer na biópsia (ou o espécime cirúrgico) e um segundo número entre 1 e 5 para seu padrão secundário. Esses dois números (que podem ser os mesmos) são então somados, resultando o que se conhece como a pontuação de Gleason. Cânceres com pontuações 2, 3 ou 4 são considerados de grau baixo; com 5, 6 ou 7, de grau intermediário; e com 8, 9 ou 10, de grau alto (altamente maligno).

Esses dois fatores, a pontuação de Gleason e o tamanho do tumor (que podem ser medidos com precisão no momento em que a próstata é removida ou podem ser estimados no momento em que as biópsias são feitas com base no número e tamanho das amostras com câncer), foram estudados e comparados com o tipo de tratamento que o paciente recebeu, com a descoberta ou não de disseminação do câncer e, talvez o mais importante, com o tempo de vida do paciente após o diagnóstico. Como resultado desses estudos, o câncer de próstata foi classificado nos estágios A, B, C e D, com subclassificações em cada um deles, com base no tamanho real, extensão e localização do câncer, assim como em sua aparência microscópica na época do diagnóstico (Fig. 5-2).

Recentemente, patologistas revisaram o sistema de estadiamento para que refletisse melhor a situação clínica e a maioria dos patologistas (e urologistas) preferem hoje utilizar o sistema TNM em vez do sistema A, B, C e D. Com o propósito de ser claro e para os que podem estar familiarizados com um dos sistemas e não com o outro, farei referência a ambos quando discutir o estadiamento e o tratamento do câncer de próstata. No sistema TNM, o T refere-se ao tumor de próstata em si; o N, aos nódulos do sistema linfático da pelve com câncer; e o M, à presença da doença metastática (a disseminação do câncer para além dos nódulos linfáticos). Há muitas subdivisões do sistema TNM, que podem ser mais ou menos comparadas às várias subdivisões do sistema de A a D.

O câncer em estágio A (T1) não pode ser percebido em um exame de toque retal, que, então, revela uma próstata aparentemente benigna. Ele é às vezes diagnosticado quando um homem faz uma cirurgia para uma presumida HBP e o patologista relata presença de câncer no tecido removido. É muito mais comum o câncer em estágio A (T1) ser diagnosticado por causa de um elevado nível de PSA, que leva a uma biópsia positiva da próstata.

O câncer em estágio B (T2) é inicialmente detectado como uma área dura na próstata em um exame de toque retal, em geral como parte de um exame físico de rotina. O motivo para o exame de toque retal pode ter sido um exame de sangue com PSA elevado, mas a classificação em estágio B (T2) se baseia nos dados encontrados no exame de toque retal. Se a região dura ou firme for relativamente pequena (menor do que 1,5 cm) e estiver em apenas um lado da prós-

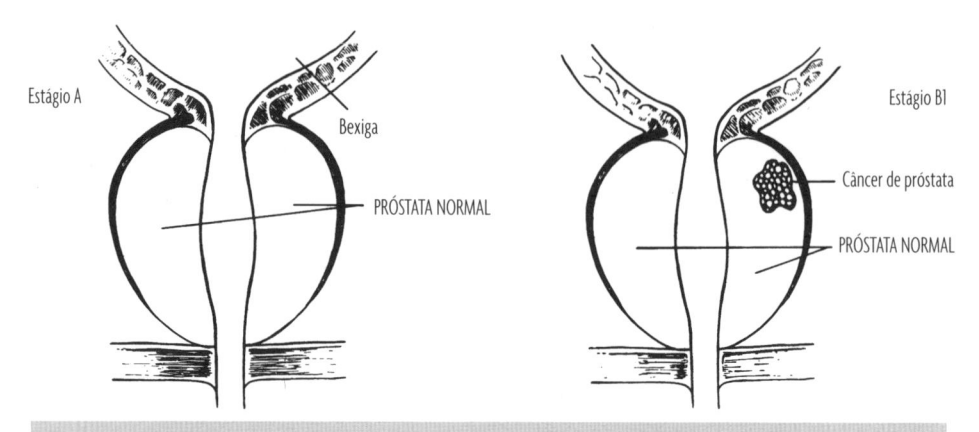

Figura 5-2. Próstata com diferentes estágios de câncer. Estágio A (T1a, T1b ou T1c): chamado de câncer de próstata oculto, nenhuma anormalidade pode ser percebida ou detectada na próstata em um exame de toque retal. Estágio B1 (T2a): o câncer é definitivamente palpável em um exame de toque retal. O câncer tem tamanho menor que 1 ou 2 cm e localiza-se em um dos lados da próstata.

tata, considera-se tumor em estágio B1 (T2a). Se o tumor é maior do que 1,5 cm ou está nos dois lóbulos da próstata, considera-se tumor em estágio B2 (T2b).

O câncer em estágio C (T3) é aquele percebido em um exame de toque retal como se tivesse se estendido para fora da cápsula da próstata.

O estágio D1 (N1, N2 ou N3) refere-se ao câncer de próstata que se disseminou para um ou mais nódulos linfáticos da pelve e depende do volume de câncer dentro desses nódulos e do número de nódulos linfáticos com câncer.

O câncer de próstata em estágio D2 (M1) é aquele que se disseminou para outras partes do corpo, como ossos e outros tecidos lisos.

Câncer de próstata em estágio A (T1a, T1b e T1c)

Esta é uma forma um tanto incomum de câncer porque às vezes seu diagnóstico é fortuito na ausência de quaisquer sintomas ou achados físicos. Pode-se suspeitar de seu diagnóstico pela elevação anormal do PSA em um exame de sangue, que levaria a uma biópsia prostática. Nesse estágio, às vezes conhecido como câncer de próstata "oculto", a próstata é percebida como normal em um exame de toque retal. Caso o paciente tenha um exame de sangue com PSA elevado que o leve a fazer uma biópsia, que por sua vez revele o câncer, então ele é considerado câncer em estágio T1c. Ocasionalmente, esse câncer em estágio A é diagnosticado quando o paciente faz uma ressecção transuretral da próstata (RTUP) ou outro tipo de procedimento cirúrgico para aliviar

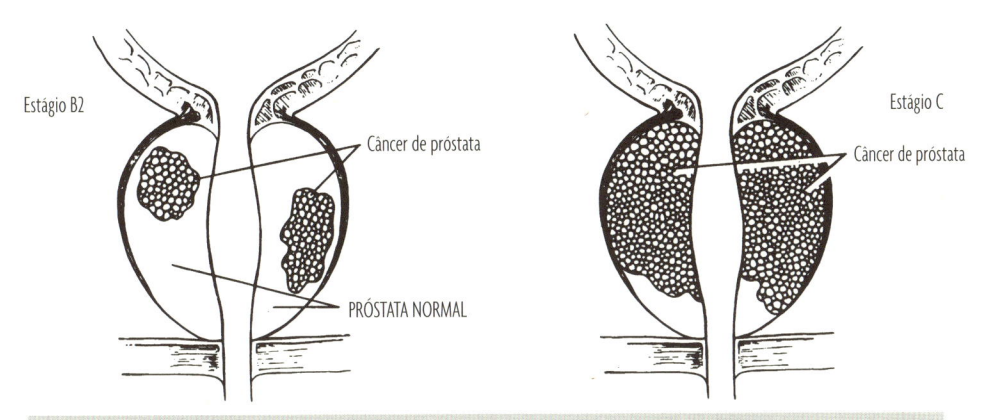

Figura 5-2 (cont.). Estágio B2 (T2b): forma mais extensa de câncer, com mais de 2 cm, ou presente nos dois lados da próstata. Estágios B1 e B2 (T2a e T2b): lesões podem ser detectadas em um exame de toque retal da próstata. Estágio C (T3): câncer de próstata extenso em que muito dos dois lados da próstata está comprometido, mas sem suspeita de disseminação para além dos limites da próstata, embora o câncer possa ter se espalhado para a cápsula da próstata. Não há ilustração para o câncer em estágio D (estágio N) porque, por definição, esse é o câncer disseminado para além dos limites da próstata, frequentemente para os nódulos linfáticos da região da pelve (estágio D1 ou N) ou para locais mais distantes, como os ossos (estágio D2 ou M1).

a obstrução da saída da bexiga (HBP) e o patologista relata que havia câncer na amostra retirada cirurgicamente, embora pelo exame de toque retal não se tenha suspeitado de câncer antes da cirurgia. Provavelmente 10% dos pacientes que fizeram cirurgia prostática para aliviar os sintomas de obstrução da saída da bexiga terão câncer de próstata oculto. Esse câncer é dividido em A1 (T1a) e A2 (T1b) com base na quantidade de câncer encontrado na amostra retirada cirurgicamente. Os patologistas divergem sobre o significado exato dessas quantidades. Mas, de modo geral, se na amostra retirada cirurgicamente há três ou menos focos microscópicos do câncer, a lesão é considerada A1 (T1a); mais de três focos microscópicos, considerada A2 (T1b). Além disso, se o câncer encontrado na amostra for de grau alto (Gleason 8, 9 ou 10), então o câncer é chamado de lesão A2 (T1b) mesmo se menos de três focos microscópicos forem encontrados.

Os cânceres secundários da próstata, descobertos por acaso após uma cirurgia para alívio da obstrução da saída da bexiga, se comportarão de forma muito diferente caso sejam lesões A1 ou A2; este último em geral é mais agressivo, sugerindo a necessidade de uma terapia definitiva. As lesões A1 (T1a) em geral são tratadas apenas com observação do paciente e acompanhamento dos resultados de seus exames de sangue de PSA. Esse é o caso, em particular, dos pacientes acima dos setenta anos. Pacientes mais jovens podem ser tratados com terapia definitiva como prostatectomia ou radioterapia, ou fazer apenas acompanhamento sequencial dos resultados de seus exames de sangue de PSA a cada seis ou doze meses, em que qualquer elevação significativa no nível de PSA sugere a necessidade de uma terapia definitiva.

Os pacientes com câncer em estágio A (T1) detectados por causa de uma elevação anormal do PSA, que resulta uma biópsia da próstata (estágio T1c), certamente são candidatos ao tratamento definitivo, pois já está bem documentado que quantidades muito pequenas de câncer de próstata em geral não causam elevação suficiente do PSA a ponto de levar a uma biópsia. Pesquisas com grandes números de pacientes que apenas por causa de níveis altos de PSA fizeram prostatectomias radicais, que levaram a biópsias positivas, confirmaram que a maioria de fato tinha quantidade significativa de câncer na próstata a ponto de se poder antecipar que os cânceres cresceriam e se espalhariam sem um tratamento definitivo. Sem dúvida, nem todos os pacientes que descobriram ter câncer por causa de um PSA elevado na presença de um exame de toque retal da próstata perfeitamente normal necessariamente requerem terapia definitiva. A idade do paciente influi nessa decisão, e a diretriz que sempre utilizo é que quanto mais jovem o paciente, maior a necessidade de uma terapia definitiva, porque maior é a probabilidade de que o paciente sobreviva por tempo suficiente para o câncer se disseminar e matá-lo. Em geral, reluto a recomendar qualquer terapia definitiva para um paciente com mais de setenta anos e com certeza não recomendaria qualquer terapia definitiva para um paciente com mais de 75 anos. Todavia, quase sempre sou inclinado a seguir os desejos de meu paciente em relação a uma terapia definitiva, independente de sua idade. Apenas posso expressar minhas recomendações e minha opinião a eles, mas sei que pacientes bem informados são muito capazes de decidir o desejam que seja feito.

No caso de pacientes que estão no estágio A (T1a, T1b ou T1c) e que são candidatos a terapia definitiva, acredito que as principais opções sejam prostatectomia radical ou radioterapia. A radioterapia pode ser feita da forma convencional, com radiação por feixes externos, ou de braquiterapia, na qual as fontes radioativas são implantadas na próstata. Este último procedimento é muitas vezes combinado com radiação por feixes externos e não é incomum a instituição de terapia hormonal por apenas algumas semanas ou meses antes da radioterapia (ver Capítulo 6). Caso o paciente vá fazer uma prostatectomia radical ou uma das formas de radioterapia e seu nível de PSA no sangue esteja acima de 10, em geral obtenho uma tomografia óssea para me assegurar de que não há qualquer evidência de disseminação do câncer para os ossos. Caso o PSA esteja abaixo de 10, mas o câncer seja de grau muito alto (Gleason 8, 9 ou 10), também peço uma tomografia óssea. Em geral não vejo grande necessidade de se obter tomografia computadorizada ou uma ressonância magnética antes de uma terapia definitiva planejada.

De modo geral, acredito que uma prostatectomia radical oferece ao paciente maior sobrevida que certamente, a longo prazo, é melhor que as formas de radioterapia. Reconheço que nem todos os médicos concordarão comigo e que sem dúvida há espaço definitivo para radioterapia no tratamento contra o câncer de próstata. É certo que esta é a opção de tratamento para pacientes que não desejam fazer cirurgia por qualquer motivo ou que têm outros problemas de saúde que tornariam a cirurgia um risco desnecessário. É também a escolha de tratamento para pacientes que não desejam correr risco de ter incontinência, como pode raramente ocorrer após uma prostatectomia radical, além de ser indicada para pacientes que desejam minimizar as chances de ficar impotente por causa de um tratamento. Embora a radioterapia leve à impotência aproximadamente metade dos homens que a fazem, essa incidência é um pouco menor do que relacionada à prostatectomia radical.

Câncer de próstata em estágio B (T2a e T2b)

Talvez por volta de 20% dos homens tenham esse estágio de câncer de próstata quando é diagnosticado inicialmente. É para identificar e diagnosticar esse estágio do câncer que se recomenda exames de toque da próstata anuais. Essas lesões são consideradas curáveis e biópsias da próstata são feitas após os exames de toque que sugerem a probabilidade de câncer. A taxa de cura de qualquer câncer de próstata depende, é claro, do quão cedo no curso da doença forem feitos o diagnóstico e o tratamento; é por essa razão que tenho a certeza de que os exames de toque da próstata devam ser feitos anualmente. Confiar apenas nos exames de sangue de PSA não é suficiente porque, embora eles certamente detectem muitos cânceres antes que haja qualquer anormalidade notável nos exames de toque, também é verdade que o exame de sangue de PSA pode ser normal mesmo na presença de câncer de próstata, e então o câncer não seria detectado sem um exame de toque anormal. Na verdade, talvez até 20% dos cânceres de próstata identificados sejam encontrados em pacientes com PSA abaixo do limite normal máximo, que é por volta de 3,5 (ver Capítulo 2 para maiores informações sobre valores de PSA).

Uma vez que uma lesão palpável tenha sido encontrada na próstata, uma biópsia transretal deve ser feita (ver Capítulo 2), e o câncer é então estadiado da mesma maneira que os cânceres de próstata em estágio A. Acredito que as opções de tratamento são também muito similares às mencionadas para os cânceres de próstata em estágio A. A questão que em geral levanta preocupação nos pacientes com câncer de próstata em estágio A ou B (ou estágio C) é se uma prostatectomia radical deve ser feita. Antes de remover a próstata, os nódulos linfáticos da pelve são retirados, pois isso faz parte do processo de estadiamento para determinar quão avançado o câncer está. Caso a remoção desses nódulos linfáticos de fato mostre a presença de câncer de próstata em um ou mais nódulos, passa-se a considerar o câncer de próstata em estágio D1 (um estágio N1, N2 ou N3, dependendo do grau de comprometimento dos nódulos linfáticos). Uma porcentagem significativa de urologistas dos Estados Unidos tem a opinião de que esse paciente não é curável e que a próstata deve ser removida. Comumente esses pacientes seriam tratados por terapia hormonal ou por observação, até que aparecessem sinais de disseminação do câncer de próstata. Entretanto, um número igual e crescente de urologistas norte-americanos acha que os pacientes, mesmo os que têm câncer mínimo (microscópico) em um ou mais nódulos linfáticos, ainda podem obter bons resultados com uma prostatectomia radical e a prescrição de terapia hormonal durante ou logo após a cirurgia. Sou um entusiasta da última linha de pensamento, mas quero que o leitor entenda que não há unanimidade entre os urologistas sobre o que fazer quando os nódulos linfáticos mostram câncer metastático.

Como a radioterapia provavelmente não tenha nenhum benefício curativo caso um dos nódulos linfáticos pélvicos tenha câncer, alguns urologistas removem esses nódulos linfáticos dos pacientes que optam por radioterapia, para ter certeza de que não há câncer presente, e só então encaminham o paciente para radioterapia da próstata. Quando o PSA está abaixo de 10 ou 12 e o câncer tem grau de malignidade baixo ou intermediário, em geral não é necessário remover esses nódulos linfáticos, porque na maioria dos pacientes esses nódulos serão negativos para câncer e a radiação pode ser feita com segurança, embora não haja certeza de que os nódulos linfáticos realmente não tenham câncer.

Câncer de próstata em estágio C (T3 e T4)

O câncer de próstata em estágio C é mais avançado e maior do que os do estágio A ou B. No exame de toque retal, o câncer é considerado em estágio C quando quase toda a próstata é percebida como muito firme ou dura ou quando se percebe que o câncer se estendeu para trás da base da próstata, vesículas seminais ou cápsula da próstata. Uma porcentagem muito pequena de pacientes é diagnosticada a princípio com câncer de próstata em estágio C, mas muitos desses pacientes têm na verdade câncer em estágio D, o que é visto se uma cirurgia exploratória dos nódulos linfáticos pélvicos for feita.

O câncer em estágio C não dá sinais de sua presença e, por definição, não se disseminou para fora da próstata (embora possa ter atingido o tecido que envolve essa glândula). Muitos pacientes cujo exame de toque retal mostra lesão em estágio C têm na verdade uma elevação significativa dos níveis de PSA, embora as tomografias e raios X dos ossos sejam negativos. Em minha opinião, um nível de PSA acima de 50 a 100 ng/mm é forte evidência de que um paciente tem na verdade uma lesão em estágio D e não C. Note, entretanto, que valores menores de PSA não excluem a possibilidade de que o câncer tenha se disseminado muito para fora da próstata.

A maioria dos urologistas acha que a radioterapia é o melhor tratamento para os cânceres em estágio C. Minha opinião é que remover a próstata provê melhor controle local do câncer. Com isso quero dizer que a remoção diminui a probabilidade de dificuldades futuras para urinar e hemorragia decorrentes de uma próstata grande, obstruída e maligna. Caso a próstata removida por prostatectomia radical mostre que o câncer se estendeu para fora da próstata, há hoje forte evidência de que a terapia hormonal iniciada três meses após uma prostatectomia radical aumenta a sobrevida de forma significativa. Outra possibilidade quando o espécime cirúrgico revela que o câncer se estendeu para fora da cápsula cirúrgica é a radioterapia do local onde havia a próstata.

Resumindo, acredito que o melhor tratamento para os pacientes com cânceres de próstata em estágios A e B seja a prostatectomia radical. Para os cânceres em estágio C talvez o melhor tratamento seja a radioterapia com ou sem terapia hormonal, embora eu ainda tenda para a prostatectomia radical com terapia hormonal.

Câncer de próstata em estágio D (N1, N2, N3 e M1)

Uma lesão em estágio D, por definição, é uma lesão que se disseminou para além dos limites da próstata. Caso essa disseminação tenha atingido os nódulos linfáticos regionais, a lesão é considerada D1 (N1, N2 ou N3 dependendo do número de nódulos linfáticos comprometidos) e, também por definição, não se fala em curar esses pacientes, mas em dar a eles o maior tempo de vida possível levando em consideração sua qualidade de vida e reconhecendo que terão de conviver com o câncer. Se o câncer se disseminou para além dos nódulos linfáticos regionais, por exemplo, para os ossos, a lesão é considerada D2 (M1).

É comum que o câncer de próstata em estágio D não produza nenhum sintoma, a menos que já tenha se disseminado para os ossos, nesse caso produzindo dor óssea. Essa dor pode ser de fato intensa e resulta de uma invasão do câncer no osso suficiente para causar destruição óssea. É verdade entre os urologistas, e deveria ser entre todos os médicos, que quando um homem acima dos cinquenta anos vai ao médico com dor aguda nas costas, nos ossos da pelve, na bacia ou nos ossos da parte superior da perna, o médico deve logo pensar na possibilidade de carcinoma metastático da próstata e fazer um exame de toque da próstata, assim como solicitar exames dos níveis de PSA no sangue, tomografia e raios dos ossos caso necessário. Desde o advento da expansão dos testes de PSA, é muito incomum homens procurarem o médico já com câncer em estágio D e esses casos provavelmente são menos de 5% dos pacientes com câncer de próstata vistos pelos urologistas hoje. Antes desse advento, de 30 a 40% de todos os cânceres de próstata eram diagnosticados quando já estavam em estágio D.

O papel da radioterapia em uma doença em estágio D1 é muitíssimo limitado, mas definitivamente há espaço para a radioterapia se o patologista relatar que os nódulos linfáticos retirados não têm câncer, mas que houve disseminação local do câncer de próstata para as margens do espécime cirúrgico após uma prostatectomia radical. A radioterapia pós-operatória pode ser instituída, ou é possível esperar até que o nível de PSA no sangue aumente sugerindo existência de câncer remanescente.

Como todos os urologistas concordam que as lesões em estágio D2 são certamente incuráveis e a maioria deles acha que as lesões D1 podem ser incuráveis, as terapias para essas formas avançadas de câncer de próstata são consideradas paliativas e não curativas. Sem dúvida que a cirurgia ou radioterapia provavelmente não cure o paciente com disseminação extensa do câncer para além dos limites da próstata. E, infelizmente, a quimioterapia com quaisquer drogas contra o câncer existentes no momento não é benéfica o suficiente para ser recomendada como tratamento de rotina. Embora algumas drogas específicas proporcionem alívio temporário dos sintomas em uma pequena porcentagem dos pacientes, hoje o uso da quimioterapia continua na categoria experimental e de pesquisa. Existe uma questão importante sobre qual seria o melhor tratamento para um paciente com nível muito elevado de PSA no sangue, tomografias dos ossos normais e que não tenha feito nenhuma cirurgia para examinar ou remover nódulos linfáticos. Essa cirurgia deve ser feita? Acredito que o teste de PSA, neste momento, é preciso o suficiente, pois uma elevação acima de 100 ng/ml (e às vezes menos) é prova suficiente de que o câncer esteja pelo menos em estágio D1. Nesse ponto, a opinião do urologista sobre a possibilidade de cura das lesões em estágio D1 determinará se é recomendado um tratamento paliativo ou a busca agressiva da cura por cirurgia.

Caso você esteja se questionando a respeito da falta de consenso sobre as opções de tratamento para os diferentes estágios do câncer de próstata, lembre-se de que a aparente confusão apenas reflete o fato de que muito ainda permanece desconhecido e deve ser aprendido a respeito dessa doença. Estou bem convencido de que há benefícios em relação tanto à sobrevivência em longo prazo (embora frequentemente ela aconteça com a presença do câncer) e quanto ao controle local por meio de prostatectomia radical, com terapia hormonal em determinadas situações para pacientes com câncer de próstata. Ainda, esse é um julgamento quantitativo, pois a presença de grande quantidade de câncer fora da próstata, como no caso de grandes nódulos linfáticos repletos de câncer, mostra claramente que não se deve proceder a uma prostatectomia radical. Em minha experiência, entretanto, a disseminação extensa de câncer para fora da próstata é extremamente incomum.

Acho apropriado fazer um comentário sobre o limite máximo de idade para que os pacientes sejam candidatos a uma cirurgia radical da próstata. Muitos urologistas acham que um paciente acima dos setenta anos não deve fazer essa cirurgia porque sua expectativa sem o câncer não é muito diferente do que seria com ele. Esse pensamento se baseia no fato de que a maioria dos pacientes com câncer de próstata vive aproximadamente dez anos sem nenhuma tentativa de cura para o câncer, seja por cirurgia radical, seja por radioterapia. Em geral, tendo a concordar com a regra dos setenta anos. Entretanto, há muitos pacientes que, embora tenham mais de setenta anos, são fisicamente muito mais jovens e cuja expectativa de vida pode ser estimada em mais de dez anos. Uma consideração importante na avaliação de pacientes para uma possível cirurgia radical da próstata é a genética; isto é, quanto tempo seu pai, avô ou irmãos mais velhos viveram? Com certeza, os pacientes com predisposição genética para viver até os noventa anos ou mais seriam candidatos viáveis para uma cirurgia radical da próstata, mesmo estando acima dos setenta anos. Resumindo, não há uma regra geral sobre esse assunto, exceto dizer que um paciente deve ter expectativa de vida de pelo menos dez anos, independente do câncer de próstata, para ser candidato viável para uma cirurgia da próstata.

Uma prostatectomia radical não é definitivamente indicada para pacientes com lesões em estágio D2. Isso significa que já há evidência de disseminação do câncer para além dos nódulos linfáticos regionais da pelve para locais como ossos, nódulos linfáticos distantes, outros órgãos ou outros tecidos lisos. No caso desses pacientes, o tratamento correto é apenas a terapia hormonal. Para muitos pacientes com lesões D1 (em que se nota que a disseminação do câncer atingiu apenas os nódulos linfáticos pélvicos), para os quais não se considera indicado fazer uma terapia cirúrgica agressiva, como prostatectomia radical, por causa da vontade do paciente, da filosofia do urologista ou do estado geral de saúde do paciente, a escolha correta também é a terapia hormonal. Entretanto, o melhor momento para começar essa terapia hormonal é incerto e há considerável diferença de opinião entre os urologistas a esse respeito.

PSA após prostatectomia radical

Uma vez que uma prostatectomia radical tenha sido feita para lesões em estágio A, B ou C (T1, T2, T3 ou T4), o PSA deve cair para níveis imperceptíveis ou muito baixos. Caso isso não aconteça em aproximadamente um mês após a cirurgia, se presume que ainda haja câncer residual no corpo do paciente. Em geral, esse câncer está na área onde a próstata ficava e a radioterapia desse local é frequentemente recomendada. Isso comumente faz que o nível de PSA caia para níveis imperceptíveis. Ao redor de 25 a 30% dos pacientes nos quais os níveis de PSA tornaram-se imperceptíveis após uma prostatectomia radical, o PSA aumenta gradualmente em quatro ou cinco anos após a cirurgia. Por via de regra, isso significa que há recorrência de câncer de próstata. Não existe um exame que indique o local exato desse câncer recorrente, então, o tratamento recomendado pode ser a radioterapia da área onde a próstata ficava (às vezes se faz biópsia transretal guiada por ultrassom) ou a terapia hormonal, caso se acredite que o câncer recorrente esteja em outro local. Às vezes, podem ser recomendadas a radioterapia e a terapia hormonal. O objetivo de qualquer tratamento é fazer que o nível de PSA caia ao máximo e mantê-lo assim pelo maior tempo possível.

Terapia hormonal e outros tratamentos para o câncer de próstata em estágio D

Aproximadamente 90% dos cânceres de próstata são andrógeno-dependentes; isso significa que seu crescimento é intensificado pelos hormônios masculinos (andrógenos). A presença dos andrógenos (predominantemente a testosterona), que circulam normalmente no corpo dos homens, na verdade ajuda e coopera com o crescimento e disseminação do câncer de próstata. Os outros 10% dos cânceres de próstata são não andrógeno-dependentes; isso significa que seu crescimento e taxa de disseminação não têm nenhuma relação particular com a presença, ausência ou quantidade de hormônios masculinos circulando no corpo.

Como a maioria dos pacientes (90%) com câncer de próstata em estágio D têm cânceres andrógeno-dependentes, a redução dos níveis desses andrógenos (testosterona) em circulação para quase zero provou reduzir a taxa de crescimento do câncer e fazer que o paciente se sinta melhor. Deve ser reiterado, entretanto, que essa forma de tratamento é apenas paliativa e que definitivamente não é curativa. Em outras palavras, ela diminui a progressão do câncer de próstata e é provável que prolongue a vida até certo ponto, mas com certeza ela não deve ser considerada tratamento com potencial de cura.

Há muitas formas de reduzir notavelmente os hormônios masculinos (testosterona) no corpo para níveis terapêuticos. A mais óbvia é a remoção dos testículos, chamada orquiectomia. Sem dúvida essa é a forma com maior custo-benefício. Obviamente, é irreversível.

O outro principal método para reduzir os níveis da testosterona na circulação se tornou muito popular nos últimos anos porque evita o trauma psicológico causado em um homem pela remoção dos testículos; seu alto custo, entretanto, reduz sua viabilidade. Foi descoberto que determinados hormônios agem a princípio na pituitária masculina, causando a produção de mais testosterona. Isso pode parecer paradoxal, mas, após aproximadamente uma semana com a pituitária agindo dessa maneira, os hormônios injetados fazem que o nível de testosterona caia a zero, o nível obtido quando os dois testículos são removidos. A explicação desse efeito é de compreensão um pouco difícil, mas a ação em si é altamente reproduzível e válida.

Os hormônios injetáveis que agem na glândula pituitária são conhecidos como hormônios liberadores do hormônio luteinizante (LH-RH, na sigla em inglês) e são ministrados na forma de injeções aplicadas por médico ou enfermeira. Essas injeções podem ser mensais ou a intervalos de três ou até quatro meses, pois os medicamentos LH-RH estão disponíveis em dosagens de longa duração. O custo, como foi citado, é proibitivo em qualquer forma de aplicação e o medicamento deve ser ministrado por tempo indeterminado, pois, caso seja interrompido, o nível do soro de testosterona aumentará. Foi provado recentemente que o uso não contínuo dos hormônios injetáveis LH-RH em alguns pacientes pode obter resultados tão bons quanto a administração regular dessas injeções, mas isso varia de paciente para paciente. Em razão do alto custo dessas injeções e da inconveniente necessidade de suas aplicações a intervalos regulares, uma orquiectomia bilateral é sem dúvida alguma considerada o padrão-ouro para tratamentos paliativos do câncer de próstata, embora as injeções dos hormônios LH-RH sejam certamente alternativa aceitável para os pacientes que se recusam a fazer orquiectomia bilateral.

Como o objetivo da terapia hormonal no tratamento do câncer de próstata avançado (estágio D) é fazer que o nível de hormônios masculinos na circulação chegue a zero ou o mais próximo possível desse valor, deve-se notar que as glândulas adrenais de fato produzem quantidades muito pequenas de hormônio masculino e que há evidência sugestiva de que a supressão dos andrógenos adrenais por meio da terapia antiandrógena direta obtenha melhor resultado geral para esses pacientes do que o alcançado apenas suprimindo os andrógenos testiculares, o que é feito por orquiectomia bilateral ou utilização dos hormônios LH-RH. A supressão concomitante dos andrógenos adrenais e dos andrógenos testiculares é referida como "bloqueio androgênico combinado". Seu uso não é de forma alguma universal nem amplamente disseminado, porque a evidência de que prolongue a vida de forma significativa quando comparada com a supressão apenas dos andrógenos testiculares é um pouco duvidosa e parece que pode prolongar a vida no máximo por apenas alguns meses além do que se consegue suprimindo só os andrógenos testiculares.

De qualquer forma, o uso do bloqueio androgênico combinado é certamente um tratamento muito reconhecido contra o câncer de próstata e os andrógenos adrenais podem ser suprimidos por três antiandrógenos: flutamida (Eulexin), bicalutamida (Casodex) e nilutamida (Nilandron). Entre as três medicações, a bicalutamida (Casodex) parece ser a forma preferida de tratamento porque pode ser administrada em regime de dosagem de um tablete ao dia e causa menos efeitos colaterais do que as outras formas de terapia. Provavelmente a Ketaconazole também deva ser mencionada como outra droga antiandrógena, mas, por várias razões, ela não é utilizada de forma tão ampla quanto as drogas antes mencionadas. Por fim, deve-se notar que a terapia com estrógeno vem sendo utilizada há muitos anos para suprimir os andrógenos da circulação e o faz de modo satisfatório. Entretanto, os níveis de estrógeno necessários para se obter a supressão terapêutica dos andrógenos causam efeitos danosos ao sistema cardiovascular e, portanto, sua utilização para o tratamento contra o câncer de próstata avançado foi abandonada pela maioria.

Com frequência aparece uma grande questão em relação aos tratamentos paliativos contra o câncer de próstata avançado (estágio D) com terapia hormonal, tanto por supressão dos andrógenos testiculares, quanto por bloqueio androgênico combinado: qual é o melhor momento para se começar esse tipo de terapia? Os estudos iniciais reconhecidos no fim da década de 1930 e na década de 1940 demonstraram de forma conclusa que a supressão de andrógenos (naquela época feita apenas por orquiectomia) prolongava a vida de pacientes com câncer de próstata em estágio D e também melhorava a qualidade de vida do paciente nesse último período.

Vários estudos feitos desde essa época tentaram determinar se os efeitos salutares das terapias hormonais são otimizados se começados no momento em que se detectou a disseminação do câncer (e com isso o aparecimento do estágio D) ou depois que o paciente teve sintomas definitivos dessa disseminação, como dor óssea. A resposta agora parece ser bem clara, pelo menos para os pacientes que fizeram uma prostatectomia radical e em quem se notou a presença de comprometimento mínimo dos nódulos linfáticos regionais pelo câncer de próstata. Claramente, esses pacientes tiveram sobrevida mais longa quando o tratamento formal começou cedo, seja pela orquiectomia bilateral no momento da prostatectomia radical, seja pelo início rápido da terapia hormonal com injeções de LH-RH. O melhor momento para a terapia hormonal no caso de pacientes que não fizeram cirurgia, mas que têm grande probabilidade de ter câncer de próstata avançado demonstrada por nível de PSA alto e que continua a subir, ainda é uma questão em aberto. Entretanto, com base na experiência com pacientes que fizeram prostatectomia radical e começaram logo a terapia hormonal, parece melhor começar esta última cedo do que tarde.

Não há discussão sobre o início imediato da terapia hormonal quando um paciente tem evidência definitiva de disseminação do câncer de próstata para os ossos. A questão vem à tona de fato quando um paciente com câncer de próstata diagnosticado tem elevação de PSA para 40 a 50 ou mais, o que sugeriria disseminação do câncer para fora da próstata, e por alguma razão já foi decidido que o paciente não é candidato nem para prostatectomia radical nem para radioterapia. Realmente, não há informações comprovadas que indiquem quando a terapia hormonal deve ser iniciada nesses casos. Entretanto, começar a terapia hormonal logo parece fazer mais sentido, embora os efeitos colaterais dessas terapias (ondas de calor e fadiga) sejam preocupação suficiente para muitos pacientes, a ponto de preferirem retardar essa terapia até que o câncer comece a causar sintomas como dor óssea. Sem dúvida, minha tendência é iniciar logo a terapia hormonal porque isso parece fazer mais sentido, mas o momento certo desse início depende muito dos desejos do paciente e de seu nível de PSA, pois há muito pouca informação comprovada para apoiar os benefícios do início imediato da terapia hormonal.

Há alguns problemas relacionados à terapia hormonal. O uso prolongado de supressão hormonal como terapia, seja pela remoção dos testículos, seja por injeções de LH-RH, leva à perda óssea gradual, que pode em última instância resultar osteoporose. Isso não implica que a terapia por supressão hormonal não deva ser feita, mas é necessário entender que em algum momento, se um paciente for submetido a essa terapia por vários ou muitos anos, a osteoporose pode ocorrer, causando fragilidade óssea e potenciais fraturas.

Infelizmente, mais cedo ou mais tarde, a terapia hormonal falha e o paciente fica então em uma condição conhecida como "hormônio-resistente". Essa condição é determinada pelo aumento contínuo do nível de PSA mesmo na presença da terapia hormonal ou pela progressão visível da metástase para estruturas como os ossos. Neste momento, nenhuma terapia que provou estender a vida do paciente por mais do que um ou dois anos resiste uma vez que o paciente tenha se tornado hormônio-resistente. Entretanto, um novo tratamento em potencial e muito animador pode aumentar de maneira significativa a sobrevida de um paciente, a combinação de estramustina, ministrada oralmente, com Taxotere, ministrado por via intravenosa. Estudos clínicos iniciais mostram que isso pode mesmo aumentar a sobrevida, mas ainda está na categoria "pesquisa de agentes muito promissores". Em outras palavras, a palavra final ainda não foi dada, mas os médicos que estão trabalhando com essa combinação de drogas estão muito esperançosos de que isso enfim representará uma descoberta significativa no que se refere ao aumento do tempo de sobrevida de pacientes que se tornaram hormônio-resistentes. Apenas a estramustina não tem sido muito benéfica, mas combinada com vários agentes (como o Taxotere) ela mostrou ter algum benefício. Quando um paciente se torna hormônio-resistente, acredito que se deva pedir orientação a um oncologista para participar de um dos muitos estudos clínicos em andamento, que podem prolongar a vida e certamente fazer que o tempo restante seja mais confortável. A eficácia de qualquer droga utilizada depois que o paciente se tornou hormônio-resistente pode ser monitorada e mensurada pelo nível de PSA. Um declínio de 50% no nível de PSA é associado a aumento da expectativa de vida, embora o resultado ideal do tratamento seja a normalização do nível de PSA ou um declínio de pelo menos 75%.

Estatísticas de sobrevivência

Como observamos, o câncer de próstata pode praticamente ser considerado como várias doenças diferentes porque sua atividade varia muito de paciente para paciente. Entretanto, é claro que quanto maior o câncer e quanto mais alto seu nível microscópico (pontuação de Gleason) na época do diagnóstico, pior a expectativa de cura ou de sobrevida em longo prazo. No caso de cânceres muitíssimo pequenos e com grau microscópico baixo (estágio A1 ou T1a), a sobrevida é aproximadamente a mesma de um indivíduo que não tem câncer de próstata. Os focos de câncer de próstata muito pequenos, com frequência microscópicos, representam o tipo de câncer em que os pacientes morrem com a doença e por causa dela, e é a esse tipo específico de câncer (A1 ou T1a) que me refiro quando digo que até 30% dos homens com mais de cinquenta anos têm câncer de próstata.

Provavelmente o parâmetro mais importante na determinação da cura ou da sobrevida causa-específica em longo prazo é a pontuação de Gleason. Os leitores devem entender que a sobrevida causa-específica pode ser muito diferente da sobrevida simples, porque a primeira implica que a morte seja causada pelo câncer de próstata, ao passo que a segunda (sem se mencionar uma causa específica) se refere à morte por qualquer causa. Obviamente, no grupo etário sob discussão, muitas pessoas podem morrer por doenças cardíacas ou por um tipo diferente de câncer antes que o câncer de próstata possa lhes causar a morte. Nas melhores instituições, o acompanhamento após a prostatectomia radical de pacientes com baixa pontuação de Gleason (de 2 a 4) pode prever 95% de sobrevida causa-específica de dez anos. Esse valor cai para 88% quando a pontuação de Gleason é de 5 a 7 e para 64% quando é de 8 a 10. Lembre-se de que esses são os valores sobre a sobrevida causa-específica e que eles não levam em conta os níveis de PSA após o tratamento. Todos os pacientes com câncer de próstata devem fazer exames de sangue de PSA – pelo menos uma vez por ano, sendo comum terem de fazê-los com maior frequência –, tenham eles feito prostatectomia radical ou radioterapia ou estejam eles sob observação constante. Os níveis de PSA permanecem indetectáveis indefinidamente na maioria dos pacientes que fizeram prostatectomia radical, mas isso não acontece com todos os pacientes. Então, quando os dados de uma sobrevida causa-específica são apresentados, não significa necessariamente que o paciente esteja de todo livre de câncer. Significa que esses pacientes estão clinicamente bem, embora possam não ter níveis indetectáveis de PSA.

O valor do PSA é também uma variável independente que ajuda a prever a sobrevida causa-específica. Os resultados do acompanhamento de uma prostatectomia radical de pacientes com PSA igual ou menor que 10 são muito superiores aos dos pacientes com PSA maior que 20 no momento da cirurgia. O PSA pode ser considerado um valor indireto do volume do tumor, e quanto mais alto o PSA, maior o volume do câncer presente.

Outra variável importante para tentar prever a sobrevida causa-específica em longo prazo ou a cura do câncer de próstata dos pacientes é a ploidia do câncer em si. "Ploidia" é a abreviação para "padrão nuclear da ploidia de DNA"; esse é o padrão do conteúdo total do DNA do núcleo de uma determinada amostra de tecido colocado em um gráfico conhecido como histograma. O acrônimo DNA refere-se ao ácido desoxirribonucleico, um complexo de proteínas encontrado em todas as células. O processo pelo qual esses gráficos e histogramas são feitos a partir do conteúdo do DNA do núcleo dos tecidos cancerosos se chama "citometria de fluxo", um procedimento de alta sofisticação e tecnicamente complexo que se baseia no fato de que a maioria das células com tumor tem quantidades anormais de DNA. O padrão de DNA encontrado com maior frequência nos pacientes com câncer de próstata é claramente o diploide, e esse tipo de padrão de ploidia produz os melhores resultados em termos de cura ou de sobrevida causa-específica em longo prazo.

Para os pacientes com tumor de padrão diploide e câncer em estágio D1 (com disseminação para os nódulos linfáticos pélvicos), a sobrevida câncer-

-específica de dez a quinze anos é de 90% ou maior, quando tratados com prostatectomia radical e terapia hormonal (por remoção dos testículos ou por injeções de antagonista LH-RH). Poucos pacientes com cânceres diploides tratados dessa forma morrem por causa dessa doença. Entre os pacientes com lesão T2 e T3 (em estágio B e C), a expectativa de sobrevida para aqueles com tumores diploides é muito maior do que a dos que não têm tumores diploides. Na verdade, poucos pacientes que passam por prostatectomia radical com acompanhamento nos dez anos seguintes morrerão por causa do câncer de próstata. Embora seja verdade que a maioria dos pacientes com câncer confinado dentro da próstata terá tumores do tipo diploide, também é verdade que os pacientes com disseminação para os nódulos linfáticos regionais frequentemente têm padrão não diploide (tetraploide ou aneuploide) e que os pacientes com tumores não diploide não têm resultados tão bons quanto os que têm tumores diploides.

Pacientes com lesões A2 (T1b) em geral são diagnosticados por uma biópsia da próstata feita por causa do nível elevado de PSA no sangue. Alguns pacientes com lesões A2 (T1b) são diagnosticados após uma ressecção transuretral da próstata (RTUP) com análise do tecido removido. Independente da forma de diagnóstico, os tumores (A2 ou T1b) são com certeza cânceres significativos, e quando tratados com prostatectomia radical, a sobrevida causa-específica de dez anos é de 95% e a de quinze anos é de 92%.

Em relação a tratar pacientes com câncer de próstata em estágio D1 (disseminado para os nódulos linfáticos pélvicos), o pensamento que prevaleceu até recentemente era de que esses pacientes eram incuráveis e que a ideia de uma prostatectomia radical deveria ser abandonada. Em razão dos dados convincentes acumulados durante os últimos dez anos ou mais por muitas instituições importantes dos Estados Unidos, houve uma mudança para o pensamento oposto: os pacientes com doença em estágio D1 (câncer disseminado para os nódulos linfáticos pélvicos) podem ainda ser curados, ou pelo menos têm sobrevida causa-específica em longo prazo, caso uma prostatectomia radical seja feita e acompanhada da supressão hormonal, seja pela remoção dos testículos, seja por injeções de antagonista LH-RH. A sobrevida causa-específica dos pacientes cujo câncer se alastrou para os nódulos linfáticos pélvicos e foram tratados com prostatectomia radical e supressão hormonal foi de 91% para cinco anos, 79% para dez anos e 60% para quinze anos. Esses números incluem pacientes com tumores diploides e não diploides. Como citado, pacientes com tumores diploides tiveram visivelmente melhores resultados que os pacientes com tumores não diploides. E é interessante notar que o aumento da sobrevida causa-específica (para os tumores diploides e não diploides), quando a supressão hormonal foi combinada à prostatectomia radical, foi mais percebida além dos dez anos após a prostatectomia radical.

De fato, a sobrevida causa-específica até dez anos é a mesma se a prostatectomia radical for ou não combinada à supressão hormonal; mas a sobrevida causa-específica tem um aumento significativo para além dos dez anos e se estende em direção aos quinze anos caso a supressão hormonal seja combinada à prostatectomia radical. O leitor deve notar que ao discutir esses cânceres D1 (com disseminação do câncer para os nódulos linfáticos pélvicos) refiro-me ao câncer mínimo nos nódulos linfáticos, detectado por seu exame microscópico. Quando há grande disseminação de câncer para os nódulos linfáticos regionais a ponto de estes últimos estarem muitas vezes maiores que seu tamanho normal, a prostatectomia radical em geral não é feita. Deve-se notar, entretanto, que é extremamente raro encontrar grande comprometimento dos nódulos linfáticos pélvicos pelo câncer de próstata.

Por fim, neste momento estão disponíveis dados interessantes que sugerem uma diferença da sobrevida causa-específica entre câncer palpável e não palpável, ou seja, entre o câncer de próstata descoberto em um exame de toque retal e o câncer de próstata descoberto por um exame de sangue com PSA elevado. Ambos levarão a uma biópsia da próstata positiva para câncer. Em outras palavras, estamos discutindo câncer de próstata detectado por PSA *versus* detectado por exame de toque. Se um paciente tem câncer detectado por PSA (estágio T1c), sua sobrevida causa-específica de dez anos após uma prostatectomia radical é de 99%. Acompanhamentos de quinze anos ainda não estão disponíveis porque o uso do PSA não é comum há tanto tempo. Para os pacientes que farão uma prostatectomia radical por causa de uma lesão palpável na próstata (estágio B1 ou T2a), há uma sobrevida causa-específica de dez anos com taxa de 95% e para pacientes com câncer de próstata palpável mais extenso (estágio B2 ou T2b), a sobrevida causa-específica é de 93%. Então realmente parece haver vantagens em relação à sobrevida para os pacientes cujo câncer de próstata foi detectado por PSA, comparados àqueles cujo câncer foi detectado por exame de toque retal da próstata. Em geral pensa-se que a detecção do câncer de próstata apenas por níveis de PSA provê pelo menos cinco anos de vantagem clínica para a detecção de uma doença clinicamente significativa em comparação com a detecção do câncer de próstata por exame de toque retal.

Devo me apressar e dizer para o leitor que os dados de sobrevida causa--específica fornecidos nesta seção representam os dados mais precisos oferecidos pelas melhores instituições norte-americanas. É grande o número de pacientes que fizeram prostatectomia radical e nos quais as previsões são baseadas e, portanto, os resultados são estatisticamente válidos e muito precisos. Resultados excelentes como os apresentados aqui podem ser encontrados em muitas instituições líderes naquele país, embora resultados como esses não são necessariamente encontrados em todo o mundo.

Os dados de sobrevida apresentados, embora excelentes, sem dúvida levarão muitos leitores à óbvia questão: por que a taxa de sobrevida causa-específica não seria de 100% quando os nódulos linfáticos não mostram nenhuma evidência de comprometimento pelo câncer e todos os outros exames também são negativos para a presença de câncer de próstata? Essa, claro, é uma questão central em relação aos dados de sobrevida para qualquer câncer, mas a sobrevida menor que 100% se deve ao fato de que infelizmente pode de fato ter havido uma disseminação do câncer para fora dos limites da próstata (mas não para os nódulos linfáticos) e que essa disseminação tenha sido microscópica e não detectável. Entretanto, quando os nódulos linfáticos pélvicos não têm nenhuma evidência de câncer, os dados de sobrevida de dez anos ou mais se aproximam sim dos 100% (para tumores diploides) e isso realmente ilustra a excelência dos resultados que podem ser obtidos com o tratamento de um câncer de próstata com pontuação de Gleason entre baixa e intermediária por uma prostatectomia radical.

Terapias alternativas

Constantemente me impressiono com pacientes inteligentes, diagnosticados com câncer de próstata, que procuram remédios alternativos que poderiam ser mais bem descritos como tratamentos "limitados". Embora seja verdade que alguns cânceres de próstata cresçam muito devagar a ponto de parecer que o paciente esteja curado, para os pacientes com expectativa de vida muito maior do que dez anos nenhuma forma de terapia, além da prostatectomia radical, da terapia por radiação por feixes externos, da implantação de fontes radioativas ou de uma combinação dessas modalidades, nunca provou curar pessoas ou prolongar a sobrevida com boa qualidade de vida. Posso entender rápido a relutância de um paciente, em especial de um paciente jovem, a fazer cirurgia ou até mesmo radioterapia, por causa das complicações em potencial de ambas, e, portanto, seu desejo de procurar outros tratamentos não comprovados e totalmente não científicos. E tenho plena compreensão de que nós, médicos, de forma alguma temos todas as respostas e pode haver certos tratamentos muito úteis dos quais muitos médicos tendem a discordar. Certamente, é possível haver vários tratamentos paliativos, se não curativos, à base de ervas contra o câncer de próstata.

Um desses remédios à base de ervas com algum sucesso em estudos clínicos *bona fide* é conhecido como PC-SPES e é administrado a pacientes que se tornaram hormônio-resistentes, uma fase que em geral anuncia o fim da vida. O PC-SPES é um grupo de oito ervas que vem sendo utilizadas resultando na redução dos níveis de PSA, embora sem sinais objetivos definidos de melhora clínica. Há riscos de toxidade quando se utiliza o PC-SPES e o custo pode ser bem alto. Não acredito que o PC-SPES será a poção mágica para a cura do câncer de próstata avançado, mas os resultados de alguns dos estudos sobre ele de fato sugerem que formas alternativas (e complementares) de terapia não devem ser simplesmente descartadas.

Prevenção contra o câncer de próstata

Embora todos os tratamentos comprovados contra o câncer de próstata já tenham sido mencionados neste capítulo, é certamente possível haver maneiras de prevenir ou retardar o início do câncer de próstata. Há muitos estudos em andamento utilizando vários agentes químicos preventivos e muitos sobre biologia molecular e celular, genética e carcinogênese experimental que podem ajudar a prevenir quimicamente o câncer de próstata. Quatro objetivos declarados da prevenção química são a inibição de carcinógenos (agentes que podem precipitar o câncer de próstata), a intervenção para pessoas com risco genético de ter câncer de próstata (pacientes cujos pais ou irmãos desenvolveram câncer de próstata antes dos sessenta anos), o tratamento para lesões pré-cancerosas (como neoplasia interepitelial prostática, uma condição pré-cancerosa encontrada em biópsias prostáticas) e a avaliação e interpretação de vários estudos epidemiológicos de dietas. Estudos experimentais em modelos de tumor animal, por exemplo, identificaram muitos nutrientes como potenciais agentes quimiopreventivos.

A prevenção do câncer requer agentes quimiopreventivos com praticamente nenhuma toxidade. De tempos em tempos supõe-se que as vitaminas D e E têm propriedades que inibem o câncer. Por várias vezes já se pensou que as vitaminas A e C também têm propriedades que as fazem inibir a carcinogênese. Uma dieta com pouca gordura mostrou definitivamente prevenir o câncer de próstata em ratos; ainda não se sabe se isso também ocorre em humanos. Muitos estudos de longo prazo serão necessários antes que qualquer declaração definitiva possa ser feita em relação a métodos *bona fide* para prevenir câncer de próstata ou retardar seu início. Estudos de quimioprevenção com finasterida (Proscar), isoflavonoides, retinoides e selênio estão sendo feitos. Determinadas substâncias químicas de produtos de soja têm sido consideradas como capazes de diminuir o risco de se ter câncer de próstata. A lista é longa, e há esperança de que chegue o dia em que seja possível prevenir esse câncer. Por agora, entretanto, não há forma comprovada ou documentada, e com certeza não há nenhuma mudança de dieta ou algo que se adicione à dieta capaz de curar o câncer de próstata.

VACINAS

Por fim, espera-se que uma vacina possa ser desenvolvida para prevenir o câncer de próstata. No momento, essa vacina não existe. Entretanto, hoje há pelo menos duas empresas produzindo vacinas que um dia poderão ser utilizadas para tratar pacientes que já tenham câncer de próstata. Teoricamente, essas vacinas poderiam ser utilizadas por qualquer paciente com câncer de próstata, mas neste momento elas estão sendo utilizadas apenas para tratar pacientes que não tiveram sucesso com prostatectomia radical ou com radioterapia e cujo nível de PSA está subindo. Essas vacinas, devo enfatizar, são apenas experimentais e de forma alguma estão em uso clínico regular, exceto como parte de protocolos de pesquisa. O princípio dessas vacinas baseia-se na tentativa de estimular o sistema imunológico do próprio paciente, na esperança de que isso fortaleça sua resistência ao câncer e que o permita vencer a doença. Retira-se o sangue desses pacientes e dele um tipo específico de glóbulo branco é retirado e tratado de tal forma que, quando é injetado de novo no paciente, pode servir para estimular o sistema imunológico. Devo enfatizar que isso é ainda muito experimental e não deve ser considerado uma forma existente de tratamento contra o câncer de próstata.

6

Técnicas minimamente invasivas, procedimentos cirúrgicos e radioterapia

Pergunta: O que o quadragésimo presidente dos Estados Unidos tem em comum com aproximadamente 400 mil homens dos Estados Unidos?

Resposta: Em 1987, todos esses indivíduos fizeram cirurgia para aliviar os sintomas da hiperplasia benigna da próstata (HBP); a maioria dessas operações (incluindo a do presidente) foi feita com abordagem transuretral em uma cirurgia conhecida como ressecção transuretral da próstata (RTUP).

Nos últimos anos o tratamento para a HBP passou por mudanças significativas, que aconteceram por causa do tratamento médico (farmacológico) para HBP (ver Capítulo 4) assim como pelas numerosas abordagens inovadoras para o tratamento cirúrgico dessa condição. Uma grande força incentivadora desses novos procedimentos cirúrgicos tem sido o grande esforço para a contenção de custos e muitos desses novos procedimentos permitem que o paciente passe menos tempo no hospital e, com isso, economiza-se muito dinheiro. Alguns desses procedimentos permitem que o tratamento para HBP seja feito em consultório (para pacientes de ambulatório). Obviamente, nem todos os métodos de tratamento têm a mesma eficácia e a maioria dos métodos mais recentes não estão disponíveis por tempo suficiente para que se estabeleça um banco de dados com acompanhamento maior do que apenas alguns anos. Isso significa que embora esses novos métodos consigam resultados satisfatórios em curto prazo, ainda não há conhecimento suficiente sobre os resultados em longo prazo e sobre as possíveis complicações para que seja possível dizer de modo inequívoco que eles são tão bons quanto a RTUP, que é o atual padrão-ouro.

Minha intenção neste capítulo é discutir esses vários procedimentos com detalhes suficientes para o leitor ter o melhor entendimento. Reconheço que nem todos os leitores podem querer ler este capítulo, pois ele pode ser mais técnico do que alguns podem gostar e porque nem sempre é agradável ler sobre procedimentos cirúrgicos que podem ser feitos em seu corpo. No entanto, para os interessados em saber precisamente o que será feito a eles em uma cirurgia da próstata, espero que este capítulo tenha as respostas. Acho que também é apropriado colocar neste capítulo algumas informações gerais sobre os procedimentos de radioterapia contra o câncer de próstata, incluindo implantação de fontes radioativas, como esses procedimentos são feitos e seus efeitos colaterais em curto e longo prazo. Finalmente, acho apropriado dar alguns detalhes sobre a cirurgia feita para a remoção dos testículos (orquiectomia bilateral), pois esse é um procedimento feito, ou pelo menos recomendado, para o tratamento contra o câncer de próstata disseminado para além dos limites da próstata.

TÉCNICAS MINIMAMENTE INVASIVAS PARA O TRATAMENTO DA HIPERPLASIA BENIGNA DA PRÓSTATA

As técnicas minimamente invasivas em geral se referem aos procedimentos que podem ser feitos em um consultório com desconforto mínimo para o paciente e comumente sem necessidade de raquianestesia ou anestesia geral. Há apenas dois tipos de terapia em uso que se inserem nessa categoria: a utilização do calor (termoterapia por micro-ondas) e a ablação transuretral por agulha (TUNA, na sigla em inglês). O primeiro procedimento, também conhecido como terapia por calor, é feito em consultório, em geral com anestesia local em gel aplicada na uretra, e consiste em colocar um cateter na uretra para que o elemento aquecedor seja posicionado dentro da uretra prostática. Há também dentro desse cateter um elemento resfriador para que, embora a próstata em si seja aquecida de 60 a 65°C, a uretra seja mantida fria e protegida de qualquer dano. O efeito coagulante na próstata causa retração e afastamento da próstata em relação à uretra e, com isso, o alargamento do canal uretral através do qual flui a urina. Há muitos sistemas de termoterapia por micro-ondas no mercado e o equipamento que provavelmente teve a melhor receptividade por muitos urologistas é o sistema Targis (Fig. 6-1).

Nessa forma de tratamento para HBP, em geral o paciente é tratado em consultório por uma ou duas horas sob anestesia local aplicada dentro da uretra; o paciente pode então sair e retornar para casa. É normal ocorrer inchaço dentro da uretra prostática logo após o procedimento, suficiente para causar dificuldade para urinar, o que cria a necessidade de se deixar um cateter interno por alguns dias. Entretanto, o paciente pode ir para casa com ele. Em geral há pouco sangramento. A maioria dos pacientes é capaz de retornar a suas atividades normais dentro de alguns dias. A vantagem principal dessa forma

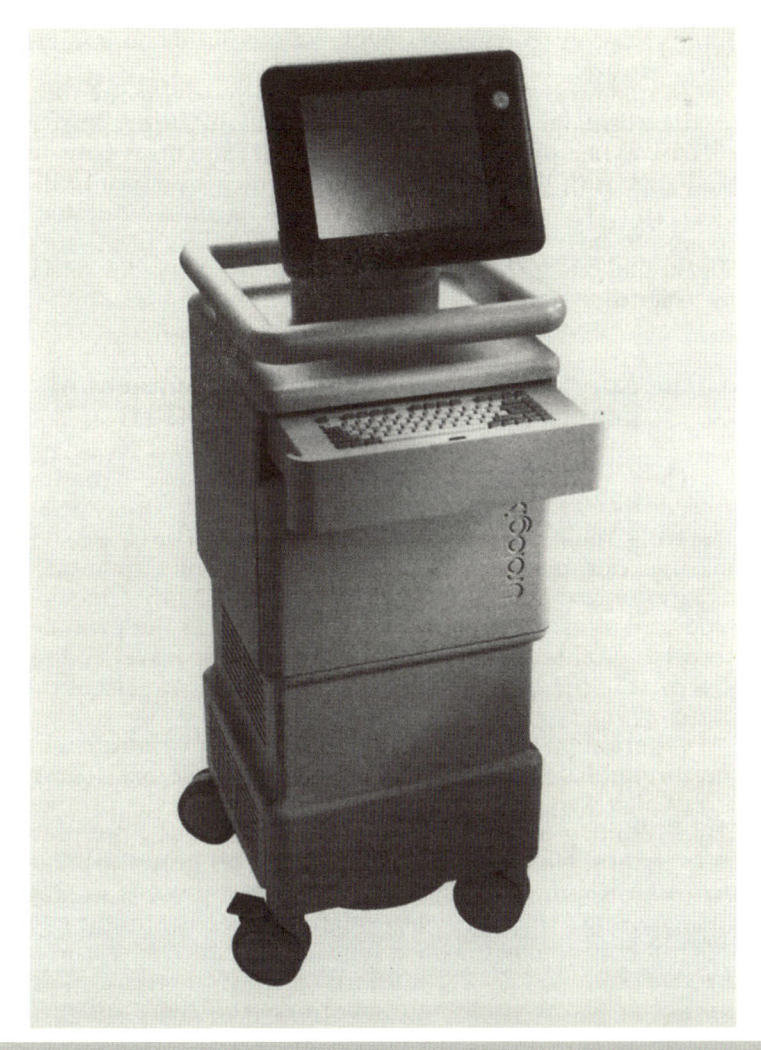

Figura 6-1. O sistema Targis para a termoterapia por micro-ondas. A imagem mostra o equipamento, mas não o cateter, que é conectado a esse equipamento e inserido na uretra do paciente. Também não aparece a mesa apropriada onde o paciente se deita. (Esta fotografia é uma cortesia de Urologix, Mineapolis, Minessota.)

de tratamento para HBP é que pode ser feita em consultório, resultando uma significativa economia de custos, pois não requer sala de operação, presença de equipe de anestesia, sedação intravenosa, anestesia geral ou raquianestesia. É considerada um "tratamento minimamente invasivo" para HBP porque pode ser feita em consultório médico.

Outro tratamento minimamente invasivo é a ablação transuretral por agulha (TUNA) da próstata. Ele é feito introduzindo energia de radiofrequência na próstata por meio de agulhas inseridas transuretralmente. Um aparelho parecido com um cistoscópio é introduzido na uretra e da ponta desse instrumento duas agulhas penetram na próstata, que é então tratada pela energia de radiofrequência. Isso resulta um tipo de coagulação necrótica na próstata que aumenta o canal através do qual flui a urina, aliviando alguns dos sintomas da HBP. Embora a TUNA tenha sido promovida a procedimento de consultório por muitos urologistas, requer anestesia superficial para sedação intravenosa ou bloqueio do nervo prostático, o que nem sempre é de fácil execução. Por essas razões, o procedimento TUNA, embora com certeza seja um meio viável de tratamento para a HBP, não se tornou amplamente utilizado.

Resumindo, em relação aos procedimentos minimamente invasivos para o tratamento da HBP, eu diria que eles são pelo menos tão efetivos quanto os tratamentos médicos (ver Capítulo 4) e muitos pacientes estão felizes com os resultados desses tratamentos, pelo menos em curto prazo. Eles não estão disponíveis a tempo suficiente para dizer se os resultados em longo prazo são satisfatórios, mas certamente são formas muito boas de tratamento para determinados pacientes.

Procedimentos cirúrgicos para o tratamento da hiperplasia benigna da próstata

Estes procedimentos são considerados cirúrgicos porque quase sempre são feitos em uma sala de operação sob raquianestesia ou anestesia geral, ou pelo menos sob sedação intravenosa, o que em geral requer anestesistas. Os procedimentos são vaporização da próstata, tratamento a laser da próstata, incisão transuretral da próstata (ITUP), ressecção transuretral da próstata (RTUP) e cirurgia aberta da próstata (Fig. 6-2).

A vaporização da próstata é feita com abordagem transuretral, utilizando um tipo de bola que transmite voltagem muito alta para a uretra prostática e para a próstata, resultando na vaporização da próstata e da uretra prostática. Nenhum tecido é removido nesse procedimento, mas o resultado é a diminuição do tamanho da próstata e o aumento do canal que passa pela uretra prostática e através do qual flui a urina. Esse é um bom procedimento e os resultados, pelo menos em curto prazo, são satisfatórios. Os resultados em longo prazo ainda não estão disponíveis, mas a vaporização da próstata atualmente é feita de forma ampla, e certamente deve ser considerada um procedimento satisfatório.

A utilização de laser na próstata tem relatos diferentes dependendo do tipo de laser utilizado. A maioria dos tipos iniciais de tratamento a laser foi abandonada porque os pacientes tiveram desconforto grave ao urinar por qua-

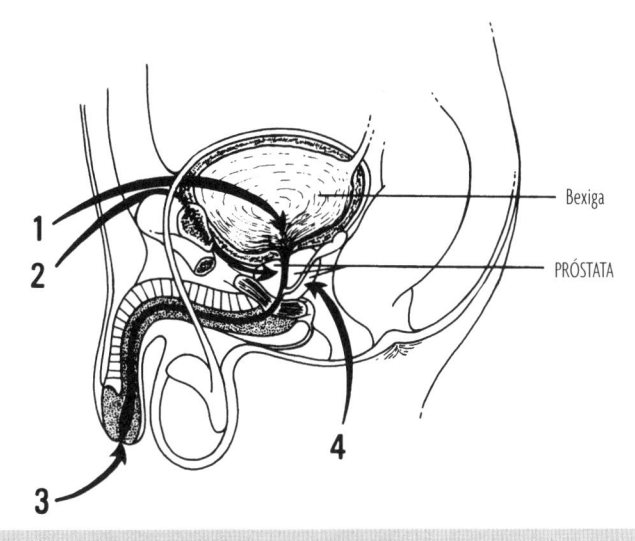

Figura 6-2. Cirurgias da próstata. Visão lateral da porção intermediária do corpo de um homem e os quatro procedimentos na próstata que podem ser chamados cirúrgicos: (1) abordagem suprapúbica; (2) abordagem retropúbica; (3) abordagem transuretral e (4) abordagem perineal. Note que entre essas cirurgias, apenas a RTUP é feita com frequência. As outras cirurgias são muito raras.

se três meses após a cirurgia. Entretanto, o uso do laser intersticial parece ser muito promissor e os pacientes estão felizes com ele. Com o laser intersticial, fibras passam pela uretra direto para a próstata, evitando qualquer dano à uretra em si. O interior da próstata é coagulado por meio das fibras intersticiais do laser, ao passo que a uretra é preservada. A destruição da uretra em si é a responsável pela maior parte do desconforto pós-operatório quando outros tipos de procedimentos a laser são utilizados. Esse procedimento com laser intersticial é provavelmente o mais utilizado hoje.

O Holmium laser é outro procedimento em uso. Ele produz efeitos muito salutares, exceto pelo fato de que remove pedaços de tecido da próstata (diferente de outros procedimentos a laser em que o tecido é congelado) e, por isso, às vezes pode ser muito difícil remover esses pedaços de tecido da próstata da bexiga. Esforços para desenvolver uma técnica que congele esses pedaços de tecido da próstata vêm sendo feitos e quando isso for alcançado o Holmium pode se tornar o procedimento-padrão de tratamento a laser.

Por fim, uma nova forma de tratamento a laser, ainda em estágio experimental, utiliza laser KTP com voltagem extraordinariamente alta; essa alta voltagem ainda não está disponível comercialmente. Com esse procedimento, o tecido é vaporizado e os pacientes têm poucas reclamações após a cirurgia. No futuro, pode ser provado que esse seja o melhor procedimento a laser.

O que pode ser dito a respeito de todos os procedimentos a laser é que eles realmente aumentam a taxa de fluxo e diminuem o número de sintomas, mas muitos têm suas próprias complicações e sua eficácia em longo prazo ainda é um pouco questionável, porque eles ainda não foram utilizados por muitos anos. Certamente, o tratamento a laser da próstata é uma forma de terapia validada, cujo uso está se generalizando e que provavelmente produzirá resultados cada vez melhores à medida que equipamentos melhores são disponibilizados.

A incisão transuretral da próstata (ITUP) é um procedimento antigo que utiliza um ressectoscópio. O urologista faz incisões profundas na próstata nas posições cinco e sete horas de dentro do gargalo da bexiga até o ponto exatamente antes do esfíncter uretral externo (Fig. 6-3). São apenas duas incisões simples, sem nenhuma tentativa de remover qualquer tecido obstrutor da próstata. A maioria dos urologistas entusiastas desse procedimento cirúrgico acha que ele produz resultados comparáveis aos dos oferecidos pela RTUP e que ele também tem estadia em hospital e sangramento pós-operatório comparáveis. Todos concordam que ele é adequado para próstatas pequenas e que sua maior, e talvez única, vantagem é que ele causa piora na ejaculação (ver Capítulo 8) com frequência muito menor do que a RTUP. A ausência ou a redução da ejaculação ocorre em aproximadamente de 10 a 25% dos pacientes que fazem essa operação, o que é positivo comparado aos 50 a 70% com piora na ejaculação após a RTUP, um problema de real preocupação para alguns pacientes.

Ressecção transuretral da próstata (RTUP)

Quando se fala sobre os procedimentos cirúrgicos para o alívio da HBP, a RTUP vem à mente de imediato. Esse procedimento tem ampla utilização desde antes da Segunda Guerra Mundial, embora venha sendo continuamente melhorado e refinado. Não há dúvida de que ele deve ser considerado o padrão-ouro de tratamento para HBP e de que ele é o procedimento com o qual todos os outros procedimentos mencionados neste capítulo devem ser comparados. Sua eficácia e seus resultados em longo prazo são bem conhecidos e é em comparação a esses excelentes resultados em longo prazo que se é forçado a dizer que os resultados em longo prazo de todos os outros procedimentos para o tratamento para HBP não são ainda bem conhecidos.

Para entender com algum detalhe exatamente o que é feito durante uma RTUP (e nos procedimentos cirúrgicos abertos que ainda serão descritos), alguns dados anatômicos citados no Capítulo 1 precisam ser relembrados. Cada um dos procedimentos cirúrgicos para a HBP (a RTUP e todos os procedimentos abertos) se baseia no mesmo princípio: todo o tecido dentro da cápsula cirúrgica deve ser removido e o tecido da próstata e da cápsula da próstata

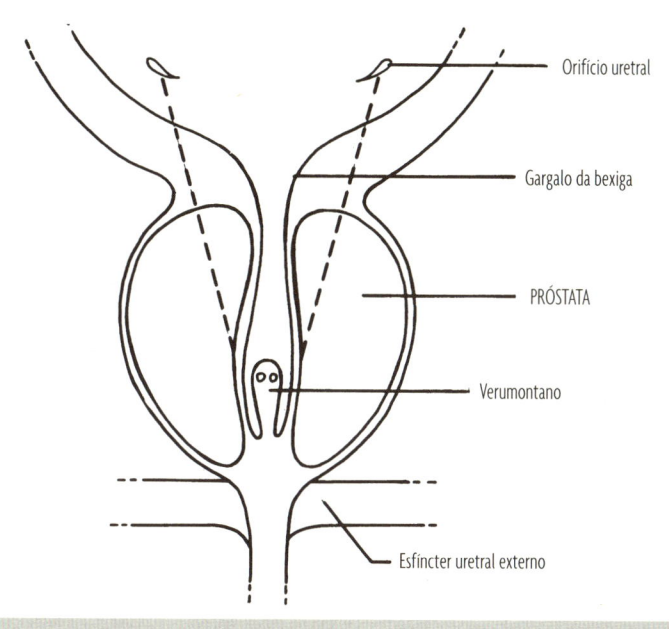

Figura 6-3. Incisão transuretral da próstata (ITUP). As linhas pontilhadas indicam as duas posições (cinco e sete horas) nas quais cortes profundos são feitos, começando abaixo dos orifícios uretrais na bexiga e se estendendo até o ponto precisamente dentro do verumontano. Essas incisões são feitas através do adenoma da próstata até a cápsula cirúrgica da próstata.

deve permanecer. Note que nos procedimentos minimamente invasivos, assim como na vaporização e nos procedimentos a laser, não é feita nenhuma tentativa de remoção de todo o tecido dentro da cápsula cirúrgica. Com esses procedimentos o tecido é vaporizado, coagulado, congelado etc., o que aumenta o canal através do qual a urina flui. Esses procedimentos são, claro, diferentes da RTUP ou de qualquer procedimento aberto, que ainda será descrito.

Por remover todo o tecido de dentro da cápsula cirúrgica deve ser entendido que a uretra prostática será removida e substituída naturalmente por um novo revestimento interno que crescerá a partir da bexiga. Lembrando da analogia da maçã com o centro removido, em que o espaço vazio dentro da maçã representa a uretra prostática, você se recordará que é exatamente abaixo do revestimento da uretra prostática que a HBP começa a crescer. Se ela crescer em direção ao interior, obstruirá o canal da uretra prostática. Ela pode também, como em geral ocorre, crescer em direção ao exterior, resultando próstata aumentada ao exame de toque retal. À medida que a HBP cresce em direção ao exterior, comprime o tecido da próstata entre ela e a cápsula da próstata.

Entre o crescimento expansivo da HBP e o tecido da próstata, há um plano chamado cápsula cirúrgica. Nesse caso, plano apenas refere-se ao ponto em que dois tecidos diferentes (HBP e tecidos da próstata) se tocam. A "cápsula" cirúrgica não é de fato uma cápsula, esse é apenas o nome dado à conexão entre o tecido da HBP e o tecido da próstata. Ela pode ser visualizada como a relação entre um pedaço de fita adesiva e um pedaço de tecido no qual a fita está aderida. A cápsula cirúrgica seria a conexão entre o lado adesivo da fita e o tecido. O tratamento cirúrgico da HBP consiste em remover todo o tecido de dentro da cápsula cirúrgica, deixando apenas o tecido da próstata dentro dela. O tecido removido é apenas a HBP em si, incluindo o revestimento interno da uretra prostática (Fig. 6-4). A única diferença entre o RTUP e os procedimentos abertos para HBP é a abordagem em relação ao tecido da HBP em si, mas todos os procedimentos fazem efetivamente a mesma coisa.

Anestesia na cirurgia da próstata

A raquianestesia, uma injeção na coluna que bloqueia a dor, mas deixa o paciente desperto, é a anestesia preferida, pois combina de forma ideal a total ausência de dor e o completo relaxamento do paciente sem quase nenhum problema pulmonar pós-operatório. Em geral, é difícil obter todos esses benefícios com a anestesia geral, mas para um paciente com pressão sanguínea muito baixa ou determinados tipos de problemas cardíacos, a anestesia geral pode ser melhor, pois a raquianestesia pode causar queda aguda e repentina da pressão sanguínea, o que poderia ser um problema. A raquianestesia é também evitada com frequência em pacientes que fizeram cirurgia na coluna ou que feriram a medula.

Cirurgia transuretral da próstata

A era moderna da cirurgia transuretral da próstata (também conhecida como ressecção transuretral da próstata ou RTUP) iniciou-se por volta de 1950. Desde então a técnica e os instrumentos foram atualizados e refinados a ponto de essa operação ter hoje tanto sucesso e excelência quanto qualquer grande procedimento cirúrgico, em termos de baixa taxa de mortalidade, poucas complicações e excelentes resultados cirúrgicos. A operação é feita através da uretra por um instrumento similar ao cistoscópio, chamado ressectoscópio (Fig. 6-5). Quando o instrumento é posicionado dentro da uretra prostática, retira-se o tecido obstrutor, começando pelo centro da uretra prostática e seguindo em direção à periferia da próstata até que a cápsula cirúrgica seja alcançada. Nesse ponto, todo o tecido da HBP foi removido e apenas o tecido da próstata permanece.

Quando o ressectoscópio é introduzido na uretra e na bexiga, é possível notar o tipo e a extensão do aumento prostático presente. Esse aumento pode

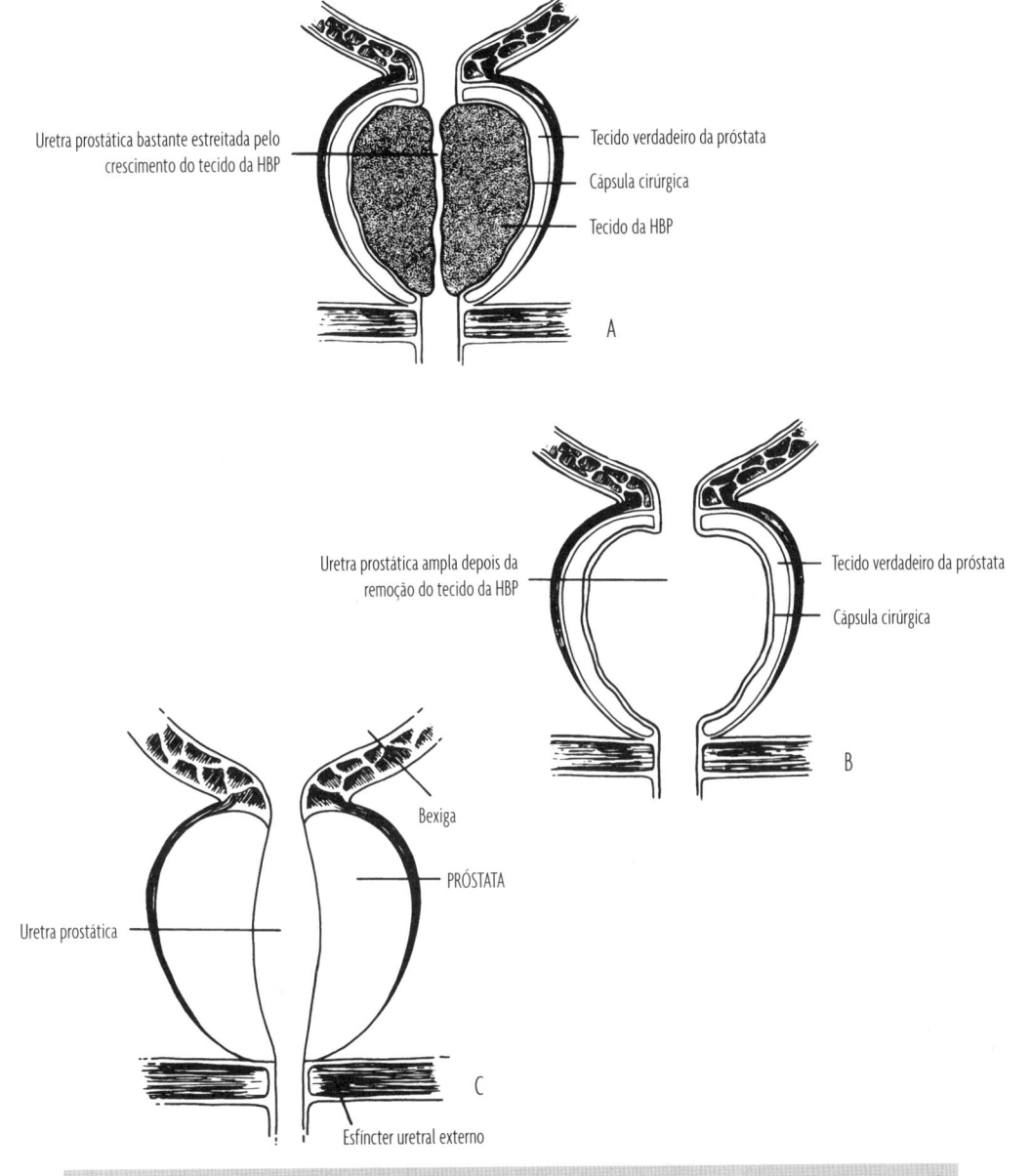

Figura 6-4. Próstata antes e após a cirurgia para aliviar a hiperplasia benigna da próstata. A. Crescimento extenso do tecido da HBP, iniciando na próstata verdadeira em direção à periferia dessa glândula e comprimindo bastante a uretra prostática. B. Próstata após a cirurgia. Note que todo o tecido da HBP foi removido, deixando ampla a uretra prostática, por onde a urina fluirá. C. Várias semanas após a cirurgia, a próstata contrai-se e a uretra prostática recupera a configuração de antes do crescimento da HBP. O tecido comprimido da próstata é capaz de retornar a sua configuração normal, preenchendo o espaço deixado pela remoção do tecido da HBP. Note que embora esta figura ilustre bem o que acontece após uma ressecção transuretral da próstata, o princípio e o resultado final não são muito diferentes dos de qualquer procedimento aberto para a HBP.

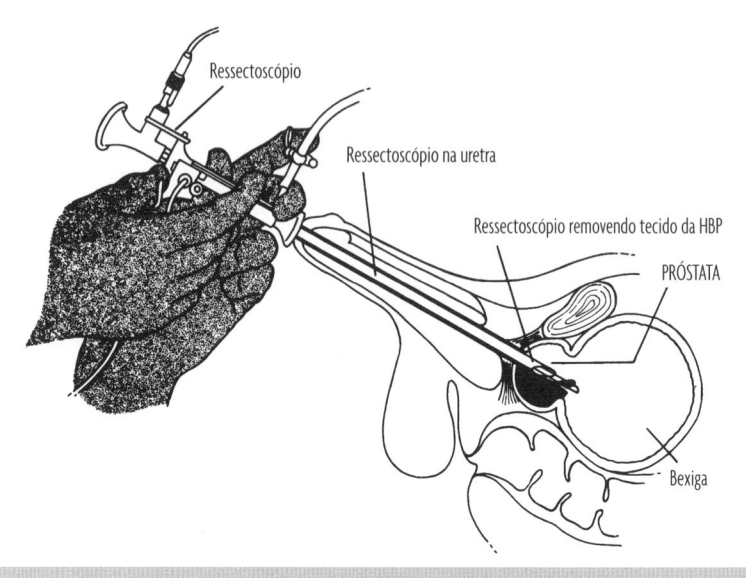

Figura 6-5. Ressecção transuretral da próstata (RTUP). Instrumento cirúrgico (o ressectoscópio) dentro da uretra e da bexiga enquanto o cirurgião remove partes do tecido da próstata.

resultar do crescimento do lóbulo intermediário, dos dois lóbulos laterais ou dos três lóbulos. O princípio da abordagem transuretral da cirurgia prostática é retirar o tecido obstrutor da próstata, começando por dentro da uretra prostática e seguindo em direção a seu exterior. Imagine colocar um instrumento no centro estreito e cheio da polpa de uma maçã e então ir retirando a polpa de dentro para fora em direção à casca da maçã, até que não haja mais polpa obstruindo o canal.

Algumas vezes pode ser necessário retirar o crescimento obstrutor da HBP até que fique apenas uma camada muito fina de tecido embaixo da cápsula da próstata. Outras, a retirada do crescimento de tecido obstrutor da próstata (a HBP) pode apenas requerer a remoção de alguns pedaços de tecido da HBP. Embora o aumento do lóbulo intermediário provavelmente seja a causa mais comum da obstrução prostática e possa ser a causa de seus sintomas mais graves, é interessante que em termos de tamanho real ou quantidade de tecido obstrutor, o lóbulo intermediário seja bem pequeno e em geral pese menos que 20 g. O aumento desse lóbulo não pode ser detectado em um exame de toque da próstata. O aumento dos lóbulos prostáticos laterais, por outro lado, pode ser grande e extenso, em termos de quantidade e peso de tecido que precisa ser removido para aliviar a obstrução. O aumento maciço dos lóbulos laterais pode produzir de 50 a 100 g ou mais de tecido de HBP que deve ser removido.

Stephen N. Rous, M.D.

Durante o curso do procedimento cirúrgico, que leva por volta de uma hora ou uma hora e meia, muitos vasos sanguíneos, artérias e veias são cortados, por isso o sangramento pode ser considerável. Essa é a razão da necessidade de um sistema de irrigação assegurar o suprimento contínuo de fluido passando através do ressectoscópio e por dentro da bexiga, mantendo o campo cirúrgico limpo e sem sangue enquanto o urologista corta o tecido obstrutor da HBP. Durante essa irrigação contínua, a bexiga se enche a cada vinte ou trinta segundos, sendo necessário parar o fluxo periodicamente, esvaziar o fluido irrigador da bexiga através do ressectoscópio e então reiniciá-lo. Alguns urologistas preferem utilizar um tipo de ressectoscópio que permite uma drenagem constante do fluido irrigador, evitando a necessidade de interrupções periódicas para esvaziar a bexiga. As partes do tecido da próstata (HBP) removidas até o momento da interrupção saem da bexiga através do ressectoscópio com o fluido irrigador. Como não é possível pinçar ou costurar os vasos sanguíneos cortados durante o curso da cirurgia, como é feito nos procedimentos operatórios abertos, esses vasos sanguíneos precisam ser "fulgurados", ou "queimados", por uma corrente elétrica coagulante aplicada pelo urologista diretamente nos vasos sanguíneos. É de grande importância para o resultado final de uma RTUP a habilidade do urologista para remover todo o tecido obstrutor da HBP sem prejudicar ou destruir o tecido normal da próstata, sua capacidade de controlar pela fulguração os muitos vasos sanguíneos que sempre sangram durante a cirurgia, de não prejudicar nenhuma área anatômica que controla a continência urinária nem o gargalo normal da bexiga, o que poderia levar à contração deste último (ver Capítulo 8).

Após a remoção de todo o tecido obstrutor da próstata, um cateter de Foley é colocado dentro da bexiga do paciente e o balão é inflado para manter o cateter no local por um dia ou mais, enquanto os vasos sanguíneos muito pequenos de dentro da uretra prostática, que não podem ser coagulados, se recompõem e param de sangrar (Fig. 6-6). O cateter também permite a irrigação contínua da bexiga por um dia ou mais após a cirurgia a fim de minimizar a formação de coágulos sanguíneos, pois eles agiriam como corpos estranhos dentro dela, causando espasmos dolorosos desse órgão. Coágulos sanguíneos também podem impedir a drenagem de urina para fora do corpo. A drenagem do cateter em geral é clara o suficiente no dia seguinte à cirurgia (e às vezes até no mesmo dia da operação) para possibilitar a remoção do cateter. Sangramento microscópico, e talvez até sangramento visível, costuma persistir na urina por algumas semanas após a cirurgia até que a uretra prostática esteja completamente curada.

Embora os resultados desse tipo de cirurgia em geral sejam excelentes, você deve lembrar que depois de uma cirurgia, com qualquer abordagem, para alívio da HBP, o tecido da próstata permanece e, portanto, também a causa original (ainda não totalmente compreendida) do crescimento do tecido da HBP. Então, deve-se prever que certo número de indivíduos terá novo crescimento de tecido de HBP, havendo necessidade de outra operação. É óbvio que quanto mais jovem um homem é quando faz uma cirurgia na próstata, maior a probabilidade de um novo crescimento, porque ele presumivelmente viverá por muitos anos após a primeira operação. Mas deve ser lembrado que esse é um fenômeno relacionado à idade. Um homem que tem oitenta anos quando faz sua primeira RTUP tem grande probabilidade de nunca mais precisar fazer outra, ao passo que um homem com 45 anos muito provavelmente precisará, se viver tempo suficiente.

Deve ser citado que uma RTUP é um procedimento de execução muito difícil e requer habilidade considerável do urologista. É certamente muito mais difícil de ser executada que qualquer procedimento minimamente invasivo, a laser ou de vaporização. De forma geral, ele produz resultados superiores e aumenta a taxa do fluxo urinário. O ponto negativo, entretanto, é que ele requer hospitalização e as consequentes desvantagens que incluem, em particular, custos significativamente maiores.

Cirurgias abertas para o tratamento da hiperplasia benigna da prostática

Hoje estas operações raramente são feitas para a HBP, mas elas fazem parte deste capítulo porque seu intuito é passar informações completas e porque ainda há algumas situações nas quais elas são feitas.

Abordagem suprapúbica

A abordagem suprapúbica (púbica refere-se ao osso púbico) da próstata (prostatectomia suprapúbica) é feita pela parte inferior do abdômen, por uma abertura na bexiga. A próstata é alcançada por uma das mãos dentro desse órgão, com o dedo indicador passando através do gargalo da bexiga e seguindo para baixo até a uretra prostática. Há duas operações muito similares: a abordagem suprapúbica às cegas e a sob visão (ou aberta).

A abordagem às cegas, que tem esse nome porque a operação inteira é feita apenas através do tato e não sob visão direta, foi criada em 1896 por Peter Freyer. Em 1909 Thompson Walker criou a prostatectomia suprapúbica sob visão, ou aberta, permitindo que o cirurgião veja o campo

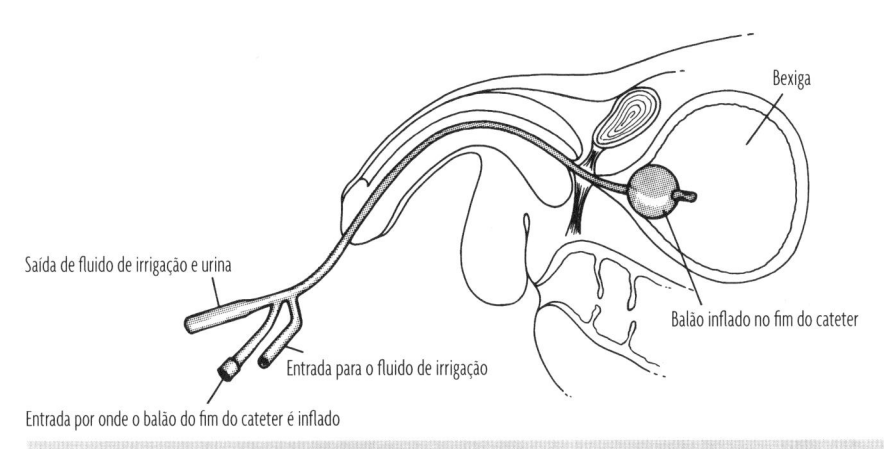

Figura 6-6. Imediatamente após a RTUP, um cateter de Foley é colocado através da uretra dentro da bexiga. Esta figura mostra o cateter no lugar após a RTUP. Note que um cateter similar é colocado, por pelo menos algum tempo, após qualquer um dos procedimentos descritos neste capítulo para o tratamento da HBP (exceto os tratamentos farmacológicos).

cirúrgico diretamente e controle o sangramento por meio de pontos feitos no gargalo da bexiga. Os dois procedimentos, entretanto, são realmente muito semelhantes.

Prostatectomia suprapúbica às cegas

A principal vantagem deste tipo de operação é que requer apenas pouca experiência em cirurgia e poucos equipamentos especiais. Além disso, pode ser feita com relaxamento abdominal e exposição do campo cirúrgico um pouco menores; então, experiência mínima em anestesia é requerida. Sua principal desvantagem é a dificuldade de controlar o sangramento, pois os vasos sanguíneos nunca são visualizados. Nesta era de excelência cirúrgica, entretanto, não há indicações específicas para esse tipo de operação, exceto talvez se o paciente fizer tratamento em um local com ausência de assistência cirúrgica e escassez de instrumentos urológicos especializados. Esse procedimento não deve – repito, não deve – ser feito quando se sabe que o paciente tem câncer de próstata, pois com frequência não é possível separar e remover o tecido da HBP do revestimento interno da próstata, por causa da grande possibilidade de que o câncer tenha se disseminado da próstata (onde começou) direto para o tecido da HBP (Fig. 6-7). Tentativas de remover o tecido obstrutor da HBP podem romper e rasgar a cápsula da próstata, pois o plano comum de separação da cápsula cirúrgica não está mais presente por causa do câncer. Por essa razão, nenhum procedimento cirúrgico aberto deveria ser utilizado como tratamento da HBP quando se tem ciência da presença de câncer.

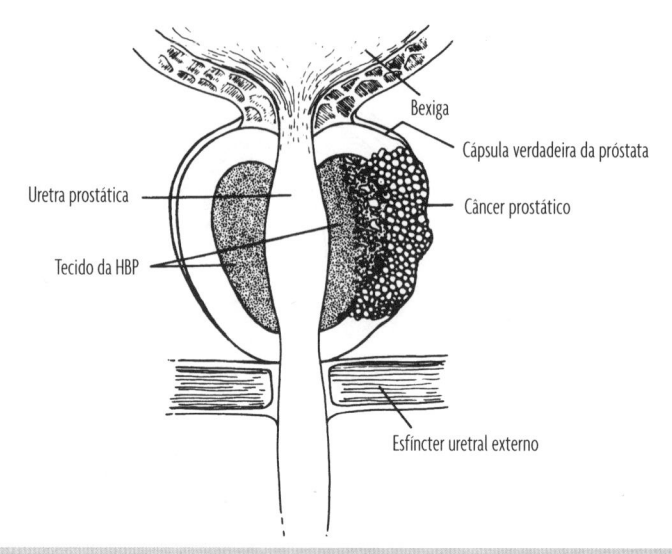

Figura 6-7. Próstata com hiperplasia benigna da próstata e câncer. Note que o câncer tende a crescer em direção ao interior a partir da periferia, onde se iniciou. Dessa forma, ele cresce direto pelo plano da cápsula cirúrgica, tornando extremamente difícil ou até mesmo impossível a enucleação, ou a "escavação", do tecido da HBP via qualquer abordagem cirúrgica aberta. Por essa razão, um paciente com câncer de próstata diagnosticado, para o qual a única indicação cirúrgica é o alívio de suas dificuldades de urinar (sem nenhuma tentativa de curar o câncer), deve ser submetido apenas à abordagem transuretral da próstata.

Com o paciente deitado de costas na mesa de operação, é feita uma incisão do umbigo até o osso púbico, estendendo-se pelas camadas das paredes abdominais até que a bexiga, já distendida com água injetada através de um cateter de Foley, fique exposta. Ela é aberta e o dedo indicador passa pelo gargalo da bexiga até chegar à uretra prostática. Então, o indicador passa pela uretra e continua em sentido ascendente até chegar no nível do final da próstata e, então, inicia a remoção da HBP (Fig. 6-8). Lembre-se de que na abordagem suprapúbica às cegas, assim como em todas as abordagens cirúrgicas, o princípio da cirurgia é a remoção de todo o tecido no interior da cápsula cirúrgica. Quando o indicador passa pelo revestimento interno da uretra prostática, assim como pela HBP, ele para no plano entre a HBP e o tecido da próstata (a cápsula cirúrgica) porque a HBP se solta quando é empurrada para cima pelo dedo indicador, ao passo que a próstata é mais resistente e não cede com a mesma facilidade. Tendo o indicador encontrado o plano entre a HBP e o tecido da próstata, o cirurgião passa o dedo ao redor desse plano, fazendo um arco de 180°, primeiro de um lado e depois do outro, até que todo o tecido da HBP seja separado do revestimento interno da próstata.

Stephen N. Rous, M.D.

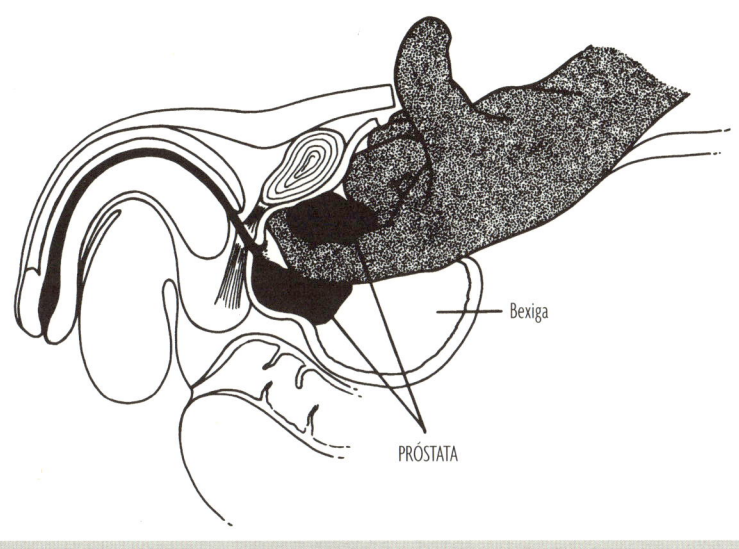

Figura 6-8. Abordagem cirúrgica suprapúbica às cegas da próstata: o dedo do cirurgião é inserido na bexiga e depois na uretra prostática, antes de começar a remover o tecido da HBP.

Nessa abordagem, o cirurgião não visualiza bem o gargalo da bexiga e certamente não é possível visualizar qualquer parte do interior da próstata depois de o tecido obstrutor ser removido. Portanto, não é possível identificar o sangramento de vasos sanguíneos. O controle do sangramento, que pode ser profuso, em geral é feito por uma grande compressa de gaze colocada dentro da próstata por vários minutos. Isso costuma parar o sangramento ou reduzi-lo ao mínimo. Então, a bexiga é fechada com pontos e um grande tubo parecido com um cateter sai da bexiga passando direto pela parte inferior do abdômen enquanto um cateter de Foley menor é colocado na bexiga através da uretra. Com dois cateteres para drenar o sangue e a urina, minimiza-se a probabilidade de coágulos sanguíneos bloquearem a drenagem.

Em geral, prefiro remover o tubo que sai da bexiga e atravessa a parede abdominal quando a drenagem dos dois cateteres estiver relativamente livre de sangue. Ainda com o cateter uretral no lugar, a abertura por onde o cateter da bexiga saía fecha-se espontaneamente em um ou dois dias. Vários dias costumam ser necessários para que a urina fique sem sangue, os dois cateteres sejam removidos e o paciente possa ir para casa.

Prostatectomia suprapúbica sob visão ou aberta

As mesmas razões para se fazer uma operação suprapúbica às cegas se aplicam ao procedimento sob visão, assim como as razões para não fazê-la.

Quando a cirurgia sob visão é feita, a incisão na bexiga é muito mais próxima do gargalo da bexiga, para que o cirurgião possa vê-lo e consiga controlar o sangramento após o tecido obstrutor da próstata ser removido. Além disso, com a operação sob visão, também é possível fazer um reparo mais cuidadoso e limpo do gargalo da bexiga descoberto na área de onde o tecido obstrutor da próstata foi removido. Em todos os outros aspectos, entretanto, essa operação é similar à cirurgia às cegas. Na prática, hoje a maioria das operações pela abordagem suprapúbica é feita de modo que o cirurgião possa ver o gargalo da bexiga e consiga controlar razoavelmente bem o sangramento. O curso pós-operatório dura o mesmo tanto para a cirurgia às cegas quanto para a aberta. Também se deve notar que uma variação mais recente da abordagem aberta permite a colocação de suturas nas posições cinco e sete horas no gargalo da bexiga, o que ajuda a controlar o sangramento.

O leitor pode estar se perguntando por que fazer uma prostatectomia suprapúbica tendo em vista a maior morbidez relacionada a este procedimento, a excelência das duas RTUP e a aceitação definitiva dos outros métodos para tratar a HBP. A resposta é realmente muito simples. É raro se fazer uma prostatectomia suprapúbica. Ela é feita sobretudo quando se acha que a próstata está grande demais para ser tratada de forma transuretral, ou seja, que ela tenha pouco mais que 75 g. Poucos pacientes têm próstatas desse tamanho, mas de fato elas aparecem de tempos em tempos. Outra razão possível para se fazer uma prostatectomia suprapúbica é a presença de pedras grandes dentro da bexiga. Uma vez que a bexiga está aberta, é tentador fazer uma prostatectomia suprapúbica, embora fechar a bexiga e fazer uma ressecção transuretral da próstata talvez seja uma lógica tão boa quanto a primeira. Por fim, quando os pacientes têm divertículos vesicais que precisam ser removidos por cirurgia, é necessário abrir a bexiga e então se pode considerar fazer uma prostatectomia suprapúbica também.

Abordagem retropúbica

A abordagem retropúbica (prostatectomia retropúbica) foi utilizada pela primeira vez em 1909, mas não se estabeleceu até 1945, quando um cirurgião inglês, Terrence Millen, popularizou o procedimento. Essa abordagem, assim como a abordagem suprapúbica, é indicada primeiro quando uma quantidade maciça de tecido obstrutor da próstata está presente, quantidade grande demais para uma operação transuretral. Note que essa operação não permite o mesmo acesso à bexiga que a abordagem suprapúbica permite. A abordagem retropúbica, assim como a suprapúbica, também é indicada para pacientes cuja impossibilidade de flexionar a bacia impede que eles fiquem na posição de litotomia, necessária para a abordagem transuretral.

As vantagens da abordagem retropúbica são que ela permite excelente exposição da próstata e do gargalo da bexiga, facilitando o controle preciso do sangramento após o tecido obstrutor ser retirado. A bexiga em si não é aberta e não é necessário que um cateter passe através da parede da bexiga após a cirurgia, como ocorre na abordagem suprapúbica. As desvantagens da abordagem retropúbica são basicamente que instrumentos cirúrgicos muito especializados são necessários e que a exposição da próstata pode ser de extrema dificuldade no caso de homens obesos ou para os que têm uma pelve particularmente estreita ou robusta e ossuda.

Em geral, a operação é feita com o paciente deitado de costas. É feita a mesma incisão que se faz na abordagem suprapúbica. A incisão é feita nas camadas musculares do abdômen; a área abaixo do osso púbico é limpa para que toda a superfície da próstata seja exposta. Como a exposição cirúrgica envolve sobretudo a parte detrás e abaixo do osso púbico, a operação é conhecida como uma prostatectomia retropúbica. Uma vez que a área abaixo do osso púbico e bem acima da próstata seja visualizada, é feita uma incisão na cápsula da próstata abaixo do gargalo da bexiga. A incisão é aprofundada através do tecido da próstata até o plano que marca a junção entre o tecido da próstata e o tecido de crescimento da HBP (Fig. 6-9). Esse plano é a cápsula cirúrgica, já descrita, e quando alcançada, ela é reconhecida de imediato. A enucleação, ou a "escavação", do tecido da HBP é então feita por toda a circunferência da próstata; o tecido dentro desse plano é removido pelo dedo do cirurgião e por uma tesoura longa e curvada.

O leitor deve notar que essa é uma operação muito similar à cirurgia suprapúbica, exceto pelo fato de que na segunda a enucleação, ou "escavação", do tecido da HBP se inicia no canal da uretra prostática e segue em direção ao exterior, ao passo que na primeira ela se inicia fora da próstata e segue em direção ao interior. O resultado das duas operações é o mesmo. Nas duas, todo o crescimento da HBP é retirado, assim como o revestimento interno da uretra prostática, que é o revestimento interno do crescimento da HBP. O sangramento na operação retropúbica é controlado por pontos dados nas áreas de sangramento de fácil visualização, por isso uma complicação pós-operatória relacionada a sangramento é menos comum do que na abordagem suprapúbica. O gargalo da bexiga é costurado e coberto, o cateter é colocado na bexiga através da uretra, onde permanece por alguns dias, e as incisões na cápsula prostática e na parede abdominal são fechadas.

As prostatectomias retropúbicas são agora raras, embora seja certamente uma operação excelente e possa ser a escolha lógica de procedimento para urologistas que desenvolveram grande experiência no caso de pacientes com próstatas muito grandes.

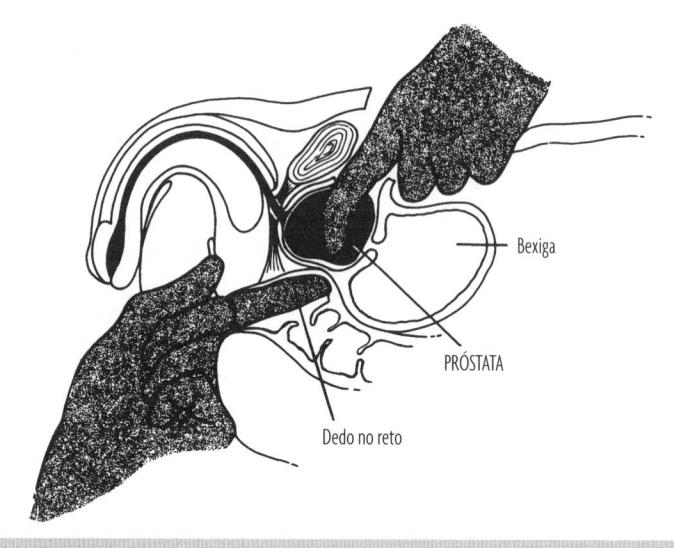

Figura 6-9. Abordagem retropúbica para remoção do tecido da HBP: o dedo do cirurgião não entra na bexiga, mas passa através da cápsula da próstata a fim de remover o tecido da HBP. O dedo no reto eleva a próstata e facilita a cirurgia.

Prostatectomia perineal

Esta operação é feita através do períneo, a área entre o escroto e o ânus. A operação que utiliza a abordagem perineal para o alívio da HBP foi desenvolvida pelo Dr. Hugh Young (Fig. 6-10), em 1903. Essa abordagem cirúrgica tem poucas vantagens em relação às outras e, na verdade, quase nunca é utilizada para tratar HBP.

MÉTODOS RARAMENTE UTILIZADOS E INVESTIGAÇÃO PARA TRATAR A HIPERPLASIA BENIGNA DA PRÓSTATA

Stents

Em situações muito infrequentes, como quando um paciente tem expectativa de vida muito pequena, mas a utilização de um cateter não é aceitável por alguma razão, stents (grampos) de metal feitos de liga de níquel e titânio podem ser colocados na uretra prostática de forma transuretral. Os stents expandem-se depois de colocados, alargando a uretra prostática e permitindo a micção. Não é bom utilizá-los quando o paciente tem o lóbulo intermediário aumentado e, em geral, eles apenas são considerados em casos muito específicos e selecionados, porque a intenção é que eles sejam temporários e não é infrequente causarem desconforto considerável ao paciente.

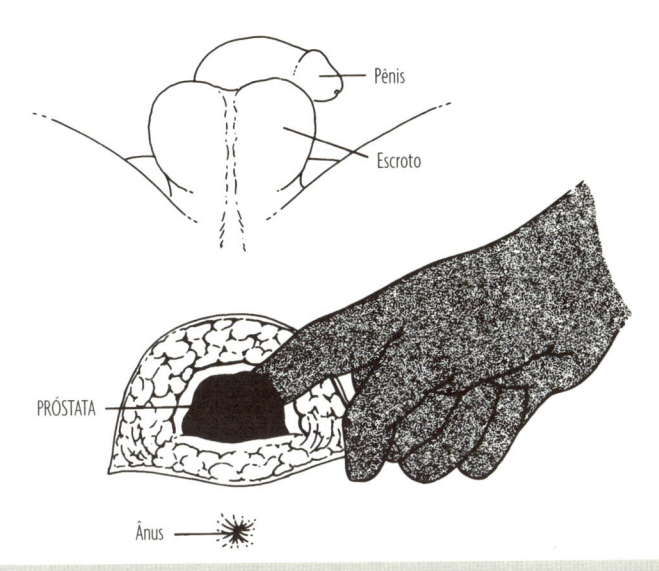

Figura 6-10. Abordagem perineal para remoção do tecido da HBP: a incisão é feita na área entre o ânus e o escroto do paciente e a aproximação da próstata é feita por baixo.

Ultrassom focalizado de alta intensidade (HIFU)

Ultrassom focalizado de alta intensidade (HIFU, na sigla em inglês) é um procedimento experimental no qual ondas de ultrassom são utilizadas para destruir o tecido da próstata. Ainda está em estágio de investigação, sem disponibilidade comercial, e não se sabe se será amplamente utilizado.

Injeções de álcool

Recentemente alguns urologistas têm experimentado aplicar, de forma transuretral, injeções de álcool puro na próstata com agulhas que entram na próstata. Foi descoberto em experiências com animais e com poucos humanos que elas causam encolhimento da próstata. Ainda não se sabe se esse procedimento será comercialmente possível e disponível, mas essa parece ser uma possibilidade real e deve ser acompanhada.

Considerações psicológicas

Há sem dúvida muita ansiedade e, às vezes, medo relacionados a quase todos os tipos de doenças físicas, mesmo se elas não requerem cirurgia. Quando a forma de tratamento requerida envolve procedimento cirúrgico, a ansiedade e, em especial, o medo aumentam de forma acentuada. As doenças da próstata, em particular, causam grande preocupação à maioria dos homens e, se a doença requer tratamento cirúrgico, pode inspirar pensamentos de medo da pior natureza. Assim como muitas coisas que causam medo, o desconhecido e os mitos e contos da carochinha são os principais responsáveis por essas preocupações e ansiedades. Não posso enfatizar o bastante quão importante é para um médico preocupado e cuidadoso explicar ao paciente exatamente o que envolve o procedimento cirúrgico considerado para tratar sua HBP, quais podem ser as complicações cirúrgicas, como é o período de convalescença e, o mais importante, o que *não* acontece ao paciente e a sua vida sexual.

Um dos mitos muito comentados sobre a cirurgia da próstata (para uma doença benigna) é que uma vez que um homem a faça, sua vida sexual acaba. Isto é uma grande mentira contada em vestiários, bares, mesas de baralho ou qualquer lugar onde homens se reúnem. Não há dúvida de que um paciente que faz uma cirurgia terá melhores resultados e convalescença mais fácil se estiver relativamente sem ansiedades ou medos de qualquer tipo, em particular os relacionados à cirurgia. Quando a cirurgia é para HBP, os medos comuns e frequentemente expressados sobre "o fim da vida sexual" podem ser efetivamente desmentidos por um médico que dedique tempo e interesse em fazê-lo. O importante é que as habilidades sexuais de um paciente após uma cirurgia para HBP em geral serão exatamente as mesmas de antes da cirurgia, com a advertência de que a maioria dos pacientes que faz essa cirurgia tem por volta de sessenta, setenta anos ou mais, e que alguns já tinham disfunção erétil em maior ou menor grau antes da cirurgia.

É muito conveniente e fácil para um paciente, após a cirurgia, responsabilizar a operação em si por seus problemas sexuais do que admitir para si mesmo que "a culpa é dele". Também não é improvável que um homem idoso que tenha perdido o interesse sexual por sua mulher ache adequado atribui-lo à cirurgia. Na verdade, as estatísticas gerais mostram que de 10 a 20% dos homens que diziam ser perfeitamente capazes de obter ereção antes da cirurgia dizem não mais o ser após a cirurgia para a HBP. As razões para isso são variadas e há controvérsia se a razão é funcional ou orgânica. A verdade, entretanto, é que a maioria dos homens capazes de obter ereção antes da cirurgia continuará assim após a operação, independente da técnica específica utilizada para tratar a HBP.

Um reforço positivo desses fatos antes da cirurgia faz maravilhas no sentido de aliviar as preocupações de pacientes sobre sua habilidade de continuar a ter vida sexual após a cirurgia. O cirurgião urológico em geral entende, talvez mais que outros cirurgiões, que os pacientes que vão fazer cirurgia na próstata precisam ter oportunidade de expressar seus medos e preocupações. Em caso de paciente que não se sente confortável para iniciar esse tipo de assunto, em geral o urologista abordará o assunto e conversará sobre as preocupações do paciente. Há muitos urologistas excelentes e a maioria deles é cuidadosa e preocupada com as necessidades e ansiedades de seus pacientes, tanto quanto é excelente na execução dos procedimentos cirúrgicos. Acredito que se você, como paciente, estiver sob os cuidados de um urologista que se preocupa ou se importa menos com seus medos e ansiedades do que você gostaria, independente da excelência técnica dele, é simplesmente lógico que você peça para seu clínico geral encaminhá-lo para outro urologista.

Observação (esperar)

Como indiquei mais de uma vez nas páginas anteriores, de fato acredito que se os únicos problemas de um paciente são seus sintomas relacionados à obstrução da saída da bexiga, o paciente deve determinar se e quando quer o tratamento. Acompanhei pacientes por meses e anos com esses sintomas, esperando que eles determinassem se e quando queriam fazer cirurgia. Esse procedimento é conhecido como observação (esperar). Muitos pacientes terão uma pequena melhora de seus sintomas com o passar do tempo, alguns não terão alterações e a maioria provavelmente terá piora gradual. Quando falo observação, não quero dizer negligência benigna; ao contrário, faço acompanhamento no mínimo anual desses pacientes, às vezes com maior frequência, e nessas consultas pergunto a eles sobre seus sintomas, verifico se há sinais de infecção na urina, faço ultrassom da bexiga para ter certeza de que está se esvaziando razoavelmente bem e, se há dúvida sobre um esvaziamento incompleto, faço um ultrassom dos rins para ter certeza de que não há evidência de nenhuma pressão de retorno aos rins. Finalmente, peço exame do nível de creatinina no sangue para ter certeza de que não houve diminuição de função renal. Em geral, peço esses vários exames anualmente, mas encorajo meu paciente a se consultar sempre que perceber qualquer piora em seus sintomas.

Algumas palavras finais sobre abordagens diferentes para o tratamento dos sintomas da hiperplasia benigna da próstata

Como citei no Capítulo 4, caso o único problema de um paciente seja seus sintomas de dificuldade de urinar, como levantar frequentemente à noite, ter fluxo urinário fraco, urinar com frequência etc., quase sempre sou inclinado a permitir que o paciente decida se e quando quer fazer o tratamento. Quando um paciente decide fazê-lo, gosto de começar com um dos alfabloqueadores, como doxazosina ou terazosina (Carduran ou Hytrin), ou finasterida (Proscar), caso a próstata esteja muito grande. Se os sintomas do paciente melhorarem com o tratamento farmacológico, acredito que se deve mantê-lo pelo tempo em que estiver funcionando e que o paciente estiver disposto a continuar tomando medicamento diariamente. Caso a medicação não funcione de maneira satisfatória para o paciente, se funcionou no início e parece não estar mais ajudando ou se o paciente tem sintomas objetivos de obstrução da saída da bexiga (uma grande quantidade de urina residual após urinar, infecções urinárias recorrentes, diminuição da função renal, bloqueio de um ou dos dois rins etc.), então fica claro que algum tratamento cirúrgico é necessário, seja minimamente invasivo ou não.

Nesse momento quase sempre peço um estudo fluxo-pressão (ver Capítulo 2) para ter certeza de que o problema é uma obstrução da saída da bexiga e não um problema primário da bexiga que não melhoraria nada com um dos procedimentos para a próstata. Assumindo que o diagnóstico de obstrução da saída da bexiga seja confirmado pelo estudo fluxo-pressão, a questão passa a ser se é preferível um dos tratamentos minimamente invasivos ou um dos procedimentos que requerem sala de operações, como o tratamento a laser, a vaporização, a incisão transuretral da próstata (ITUP) e ressecção transuretral da próstata (RTUP). Em geral, minha prática é discutir as várias opções com um paciente, e às vezes os pacientes têm opiniões bem definidas sobre o que desejam.

Sendo todas as outras coisas iguais, acredito que a RTUP continua sendo hoje o padrão-ouro de tratamento, em relação aos efeitos salutares tanto em curto quanto em longo prazo, e digo isso ao paciente. Não é incomum que um paciente já tenha lido sobre um procedimento como a vaporização ou sobre o uso do laser e prefira esse procedimento, que é perfeitamente razoável. Muito dependerá também dos tipos de procedimento cobertos pelo plano de saúde do paciente e se o paciente deseja tratamento ambulatorial ou hospitalar. Por fim, se o risco de morte do paciente é baixo, sem dúvida será preferível um dos procedimentos minimamente invasivos. Há muitos fatores a serem levados em consideração e acho perfeitamente razoável discuti-los com um paciente, fazendo-o entender o tipo de terapia preferível de acordo com a experiência do urologista. Entretanto, é bastante apropriado e razoável para você, paciente, perguntar a seu urologista por que ele prefere a abordagem recomendada e também fazer todas as perguntas que você quiser até que se sinta completamente satisfeito com seu cirurgião urologista e com o procedimento planejado.

Assumindo que você confia no seu clínico geral que indicou seu urologista – e especialmente se este último for Titular da Sociedade Brasileira de

Urologia –, acho que você deveria se sentir à vontade com seu urologista. Entretanto, você deve sempre entender que há muitos urologistas excelentes e que se você não está feliz, por qualquer razão, com o especialista indicado, você certamente deve se sentir livre para pedir que seu clínico geral indique outro.

Cirurgia para o câncer de próstata

Em minha opinião, o melhor tratamento para câncer de próstata é a prostatectomia radical ou total quando a doença do paciente está em um estágio em que se pode prever a sobrevivência em longo prazo ou a cura, e em que não há contraindicações para essa cirurgia. Isso significa que o paciente teria pelo menos dez anos de expectativa de vida sem câncer de próstata e que ele não tem nenhum problema de saúde sério o suficiente para aumentar significativamente o risco da cirurgia.

A operação para o câncer de próstata é fundamental e completamente diferente de todas as operações descritas para o tratamento da HBP porque toda a próstata é removida (Fig. 6-11). Quando a glândula inteira é removida na tentativa de curar o câncer de próstata, a bexiga é colocada dentro da pelve e o gargalo da bexiga é costurado na uretra no ponto de onde a próstata foi retirada. Dessa forma, o espaço onde a próstata ficava e a continuidade do trato urinário inferior são restabelecidos. Obviamente, uma prostatectomia radical ou total (esses termos são sinônimos) não está em nada relacionada aos muitos procedimentos operatórios para o alívio da HBP que acabamos de discutir. Nessas outras operações, o termo prostatectomia é muito utilizado, mas é um uso equivocado do termo, pois o procedimento feito para a HBP é a remoção (ou a vaporização ou a dessecação) apenas da porção da próstata que está obstruindo o fluxo da urina (a HBP), permanecendo o tecido verdadeiro da próstata e a cápsula da próstata.

Há dois procedimentos cirúrgicos distintos e diferentes quando uma prostatectomia radical ou total é feita. O primeiro, e o que de fato prefiro, é a abordagem retropúbica. Essa operação é conhecida como prostatectomia retropúbica radical, ou total, e é muito diferente da operação feita para a HBP, conhecida como prostatectomia retropúbica simples. Entretanto, elas realmente têm a mesma abordagem cirúrgica da próstata, por trás e por baixo do osso púbico. O segundo procedimento cirúrgico para o câncer de próstata é conhecido como prostatectomia perineal radical. Ela utiliza a mesma abordagem (pelo períneo) que a prostatectomia perineal simples, que é muito utilizada para o tratamento da HBP.

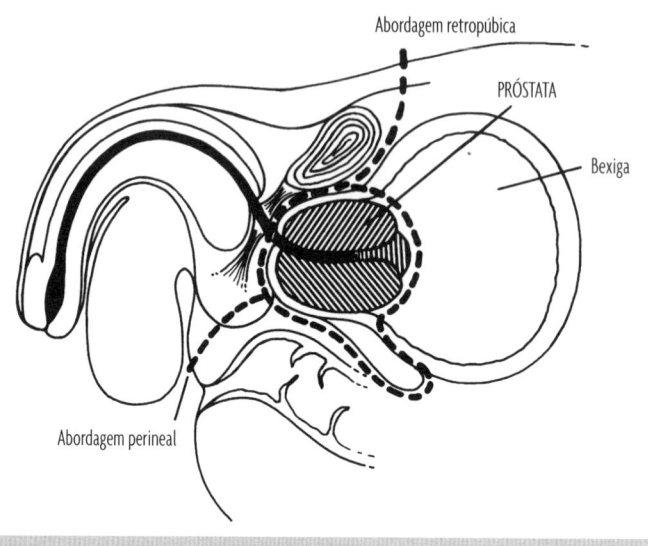

Figura 6-11. Princípio da prostatectomia radical ou total (a remoção da próstata) para o tratamento do câncer de próstata. As linhas pontilhadas indicam que a abordagem pode ser retropúbica ou perineal e que a próstata inteira e os ductos seminais (dentro das linhas pontilhadas) são removidos nesse tipo de operação.

A primeira vantagem da abordagem retropúbica para uma prostatectomia radical é que ela permite a remoção e o exame dos nódulos linfáticos da pelve, e são esses nódulos linfáticos que o câncer de próstata tende a alcançar mais cedo ou mais tarde, dependendo de quanto tempo o câncer estiver presente. Esses nódulos, conhecidos como nódulos linfáticos obturadores e ilíacos, são removidos e examinados em microscópio em um procedimento de estadiamento para ver se o câncer de próstata já se espalhou para eles. Os nódulos linfáticos podem ser examinados e os resultados obtidos em vinte minutos pelo uso de uma técnica conhecida como seção congelada. Como vimos, não há consenso entre os urologistas sobre fazer ou não uma prostatectomia radical caso haja evidência da disseminação do câncer para os nódulos linfáticos. Minha opinião é que, a menos que os nódulos linfáticos sejam examinados antes da remoção da próstata, não é possível saber se há presença ou ausência de tumor dentro deles, e eles são prontamente examinados quando a abordagem retropúbica é utilizada. Neste momento, devo dizer também que hoje há considerável conhecimento sobre a disseminação de câncer para os nódulos linfáticos e que ele se baseia na avaliação microscópica de biópsias da próstata (a pontuação de Gleason), no nível de PSA pré-operatório e no estágio do câncer determinado pelo exame de toque pré-operatório.

Quando se fala sobre os fatores de previsão, alguns urologistas acham que em muitos casos a probabilidade de disseminação para os nódulos linfáticos é tão mínima que não é necessário removê-los antes de retirar a próstata. Nesses casos, a razão principal para se fazer uma prostatectomia retropúbica e não uma prostatectomia perineal deixa de ser clara, e ambas são satisfatórias. Nos Estados Unidos, entre 80 e 90% das prostatectomias radicais feitas por ano utilizam a abordagem retropúbica. Também devo mencionar que a popularização recente das técnicas de laparoscopia na urologia tornou possível a remoção dos nódulos linfáticos da pelve mediante quatro incisões bem pequenas no abdômen (Fig. 6-12). Com base nos relatos das seções congeladas, o urologista pode proceder à prostatectomia radical, mas o fato é que os urologistas que preferem fazer prostatectomia radical por via perineal podem remover os nódulos linfáticos por laparoscopia.

A abordagem retropúbica da próstata para uma prostatectomia radical é exatamente a mesma da abordagem retropúbica para HBP. Uma incisão longa de cima para baixo é feita na linha intermediária do abdômen, do umbigo até o osso púbico. Após os nódulos linfáticos serem removidos para exame do patologista e se se optar pela remoção da próstata, o espaço embaixo do osso púbico é limpo e dissecado e a remoção da próstata inteira em geral começa no local mais distante da bexiga, próximo ao esfíncter uretral. A uretra prostática é dividida nesse ponto; então, a uretra e a próstata, através da qual ela passa, são puxadas para cima em direção à bexiga, enquanto a dissecação continua atrás da próstata, separando-a da camada de tecido ligada ao reto pelo outro lado. À medida que a dissecação continua entre a próstata e o reto, as vesículas seminais, que ficam atrás da base da bexiga, entram no campo de visão e também são removidas. Essa dissecação das vesículas seminais da parede de trás da bexiga em geral é feita depois que o gargalo da bexiga foi cortado transversalmente. Uma vez que as vesículas seminais estejam livres, a próstata inteira e as vesículas seminais são removidas. O gargalo da bexiga é costurado até que fique com um diâmetro aproximado ao do canal da uretra de onde a próstata foi retirada. O gargalo da bexiga é então puxado para dentro da pelve e acomodado contra o canal uretral, onde é costurado (Fig. 6-13). Os pontos são feitos ao redor de um cateter de Foley inserido através do pênis até a bexiga.

A operação inteira é formidável, em geral leva duas horas e muitas vezes mais que três horas. Não é incomum haver perda de sangue considerável. A recuperação cirúrgica costuma ser mais lenta que a de qualquer forma de cirurgia para HBP. O paciente fica no hospital de dois a cinco dias e depois vai para casa com um cateter. O cateter é mantido por cerca de duas semanas após a cirurgia e é removido em uma consulta pós-operatória. O cateter permite a recuperação da área onde o gargalo da bexiga foi costurado ao canal da uretra e minimiza a entrada de urina na área onde os pontos foram feitos.

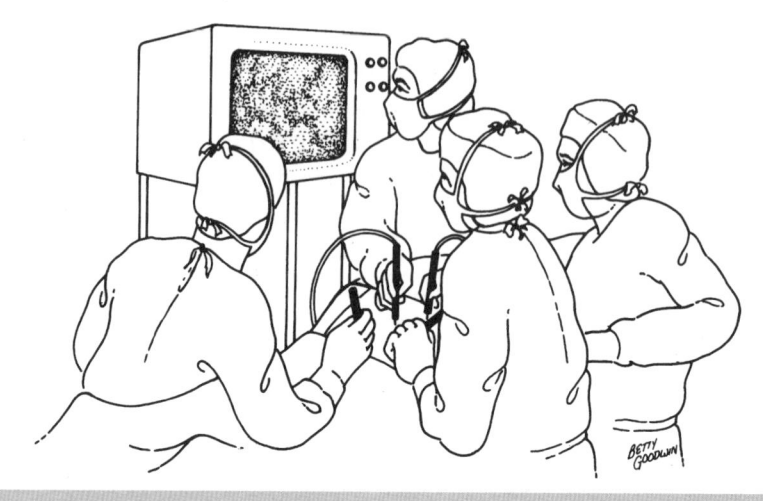

Figura 6-12. Sala de operação para cirurgia laparoscópica. Note os quatro instrumentos saindo da cavidade abdominal do paciente. Três deles são instrumentos de dissecação ou de compressão e o quarto é uma câmera com uma fonte de luz que permite aos membros da equipe cirúrgica ver em uma tela de TV o que está sendo visto e feito pelo cirurgião dentro da cavidade abdominal.

A segunda alternativa de abordagem cirúrgica utilizada para prostatectomia radical é através do períneo, a área entre o escroto e o ânus. Essa abordagem é chamada prostatectomia perineal radical. Alguns cirurgiões definitivamente preferem essa abordagem, e não há dúvida de que a perda de sangue é muito menor. Como já citado, a única desvantagem real dessa abordagem (além do fato de que a maioria dos urologistas não se sente confortável em fazê-la em razão da relativa falta de familiaridade com a anatomia da região) é a impossibilidade de obter amostras dos nódulos linfáticos da pelve. Como disse antes, essas amostras nem sempre são necessárias e, se for o caso, podem ser retiradas por laparoscopia. Por fim, se deve notar que a abordagem perineal é melhor para o paciente em relação ao desconforto pós-operatório e ao tempo de recuperação.

A incisão cirúrgica utilizada em uma prostatectomia perineal radical em geral é no formato de uma letra U invertida ao redor do ânus, com o centro do U cerca de 3 cm acima da margem dele. Ao aprofundar a incisão nos tecidos do períneo, é importante soltar as conexões entre o reto e a uretra para que o primeiro se desloque em direção às costas do paciente, ao passo que a uretra e a próstata fiquem mais para frente, minizando-se as chances de ferir o reto. A próstata é separada das estruturas ao seu redor por uma delicada dissecação, e a uretra no final da próstata, na parte mais distante da bexiga, é isolada e dividida. O gargalo da bexiga é separado da próstata; esta é removida e aquele é

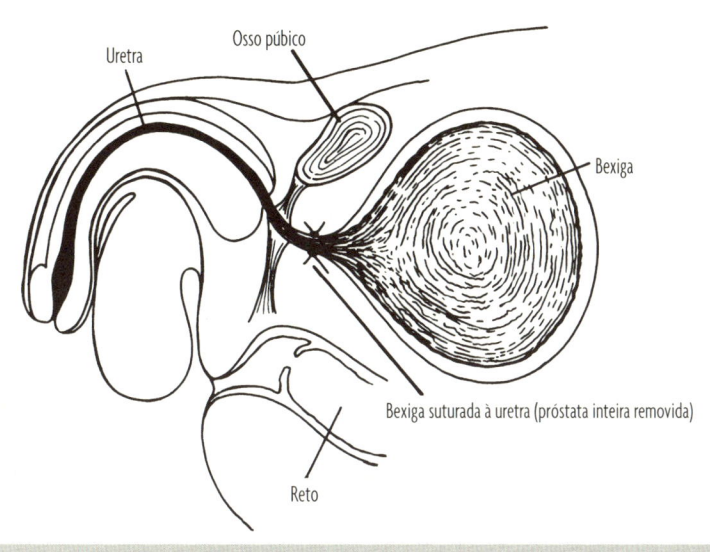

Figura 6-13. Após prostatectomia radical ou total (a remoção da próstata) com abordagem perineal ou retropúbica, o gargalo da bexiga é suturado ao canal da uretra. A próstata inteira foi removida.

fechado o suficiente para que sua abertura fique com o tamanho aproximado ao da abertura da uretra; a uretra e o gargalo da bexiga são então costurados juntos. Assim como na prostatectomia retropúbica radical, um cateter é deixado por duas ou três semanas após a operação.

CRIOCIRURGIA DA PRÓSTATA

Este é um procedimento no qual alguns urologistas realmente acreditam. É utilizado para tratar o câncer de próstata de determinados pacientes por congelamento do câncer com nitrogênio líquido. O procedimento é feito com o paciente adormecido ou sob raquianestesia. Várias sondas, guiadas por ultrassom, são colocadas dentro da próstata do paciente através do períneo (a área entre o ânus e o escroto). Cada sonda tem um pouco mais que 3 mm de diâmetro. O nitrogênio líquido é então introduzido, através das sondas, dentro da próstata e é possível ver, na tela do ultrassom, uma pequena bola de gelo se formando no fim de cada sonda.

Esse procedimento para tratar o câncer de próstata com certeza tem seus adeptos, mas realmente acredito que o número deles está diminuindo com o passar do tempo. Não há dúvida de que o congelamento pode destruir o câncer de próstata, mas também ainda há muito a ser aprendido sobre o procedimento e as complicações podem ser significativas quando esse fato é subestimado. Tanto impotência quanto diminuição da capacidade de ejaculação podem e de fato ocorrem após esse procedimento e, embora ele ainda tenha muitos adeptos e deva ser considerado uma possível terapia para o câncer de próstata, realmente acredito que a maioria dos urologistas considera a criocirurgia da próstata um método inferior para o tratamento da próstata quando comparado à prostatectomia radical ou qualquer forma de radioterapia (radiação por feixes externos, implantação de fontes radioativas ou combinação dos dois).

Prostatectomia radical laparoscópica

Há pouquíssimos urologistas hoje com habilidade suficiente para fazer prostatectomia radical laparoscópica, e a maioria desses procedimentos foi feita na Europa ocidental. O número de cirurgias desse tipo feitas anualmente nos Estados Unidos é muitíssimo pequeno, embora ela possa no futuro ser o procedimento padrão para cirurgia do câncer de próstata. Por enquanto, é questionável se ele minimiza de forma significativa a duração da estadia em hospital, as despesas ou a morbidez do paciente.

Orquiectomia bilateral (remoção dos testículos)

No início de 1940 foi demonstrado de forma conclusiva que a grande maioria dos cânceres de próstata (por volta de 90%) depende do hormônio masculino testosterona para crescer. Isso significa que o crescimento e a disseminação do carcinoma prostático (em 90% dos pacientes) aumentam com os níveis normais de testosterona na circulação. O mais importante é que isso significa que o crescimento e a disseminação do carcinoma da próstata são reduzidos de forma acentuada com a redução da testosterona. Já se sabe há muito tempo, por causa dessa pesquisa fundamental sobre a influência dos hormônios masculinos na disseminação do câncer de próstata, que os pacientes com esse câncer vivem mais e com mais qualidade de vida na ausência de testosterona na circulação sanguínea. Embora não seja uma cura definitiva, a redução da testosterona provou aliviar de forma significativa os sintomas de pacientes com câncer de próstata, que disseminado para além dos limites da próstata. Os pacientes para os quais a redução da testosterona pode ser considerada benéfica são aqueles que não têm diagnóstico de disseminação do câncer para os nódulos linfáticos, ossos ou qualquer outra parte do corpo. A redução da testosterona não é considerada para nenhum paciente sobre o qual se presume que o câncer esteja confinado na próstata e, portanto, seja curável.

Embora haja várias formas de reduzir os níveis de testosterona na circulação sanguínea para quase zero (ver Capítulo 5), a remoção dos testículos (orquiectomia bilateral) vem sendo considerada há muitos anos como a forma mais eficaz. Infeliz mas compreensivelmente, essa operação é temida e repulsiva para a maioria dos homens; por essa razão muitas vezes é recusada em favor de outro procedimento, a injeção de hormônios LH-RH, que é tão boa quanto uma orquiectomia bilateral para retardar o desenvolvimento do câncer, mas que pode ser proibitivamente cara.

Muitos pacientes para os quais a orquiectomia bilateral é recomendada estão em um momento da vida em que a relação sexual não é mais importante. Mesmo assim, o que parece ser condenável para a maioria dos homens a respeito da orquiectomia bilateral, quase não está relacionado ao ato sexual em si, mas atinge o ponto principal da masculinidade – a emasculação no sentido intelectual. Este é certamente o problema para a maioria dos homens que não estão mais interessados em relações sexuais. A orquiectomia bilateral em si não leva à impotência, e de fato há homens que continuam a obter ereções após a cirurgia. No entanto, ela causa perda da libido na maioria dos homens, e isso ocorre se a supressão hormonal for feita por orquiectomia bilateral ou por administração de hormônios antagonistas LH-RH. Para os homens que ainda querem ter uma vida sexual ativa, entretanto, há várias opções muito viáveis (ver Capítulo 8).

A cirurgia de orquiectomia bilateral é muito simples e pode ser feita sob anestesia local ou geral e não costuma requerer uma noite no hospital. Uma pequena incisão, de 2,5 a 5 cm de largura, é feita em geral na porção intermediária da parte inferior do escroto (entre os dois testículos) e os dois testículos podem ser facilmente removidos por essa incisão. Alguns urologistas preferem fazer pequenas incisões de cada lado do escroto através das quais os respectivos testículos podem ser removidos. O escroto em si tem relativamente poucas fibras nervosas; então o curso pós-operatório é marcado por desconforto mínimo e a incisão escrotal cicatriza rápido e bem, por causa do excelente suprimento de sangue do escroto. Como a orquiectomia bilateral é um procedimento cirúrgico simples, na verdade, quase sempre é ela a opção escolhida para pacientes ambulatoriais.

Infelizmente, alguns urologistas, acostumados a cuidar de pacientes com carcinoma prostático, ficam insensíveis ao trauma psicológico causado a um paciente que precisa ser informado de que seus testículos precisam ser removidos. Não é infrequente a utilização de linguagem dura para contar a um paciente o que é preciso fazer, e é muitíssimo raro o homem que não fica totalmente abalado com isso. Muitos urologistas tendem a ficar incomodados com pacientes que recusam a recomendação dessa cirurgia e optam pela terapia hormonal injetável. Sempre fiz questão de me sentar com meu paciente e tentar discutir a recomendação de orquiectomia bilateral em um local privado e, especialmente, sem pressa. Descobri que muitos pacientes no fim aceitarão a orquiectomia bilateral, depois de conhecerem as desvantagens da terapia alternativa (a necessidade de ir ao médico com frequência e regularidade para receber as injeções de hormônios, assim como o custo proibitivo que muitas vezes causa problemas com os planos de saúde) e entenderem que sua imagem e valor próprios não estão confinados dentro de seus testículos. Para os pacientes que ainda assim se recusam terminantemente a fazer a orquiectomia, sempre buscarei meios alternativos de tratamento.

Radioterapia para câncer de próstata

Uma das terapias respeitadas, reconhecidas e amplamente utilizadas para tratar o câncer de próstata é a radioterapia. Minha própria inclinação a favor dos tratamentos cirúrgicos reflete, em parte, o fato de que sou um cirurgião; mas também gosto de pensar que isso reflete minha crença genuína de que há mais dados mostrando taxas de cura e de sobrevivência em longo prazo sem nenhuma evidência clínica de câncer residual significativamente melhores com o tratamento cirúrgico, em particular quando os dados se referem a um período de mais de dez anos após o tratamento. Mesmo assim, à medida que técnicas melhores de radioterapia são disponibilizadas, não há dúvida de que essa é uma forma válida e muito boa de tratamento para o câncer de próstata. De forma inquestionável é preferida e escolhida por muitos pacientes e, por essa razão, acredito que uma breve discussão desse tratamento deve ser aqui incluída. Há duas formas diferentes de radioterapia sendo utilizadas e, às vezes, elas são combinadas.

Uma forma é conhecida como radiação por feixes externos. Hoje, com a disponibilidade de melhores equipamentos de radioterapia, melhores computadores e meios de aplicação mais sofisticados, é mais possível do que nunca adequar a radioterapia à configuração da próstata e, com isso, evitar quaisquer efeitos nocivos ao reto e à bexiga. Esse tratamento é conhecido como radioterapia adaptada e é aplicado por meio de radiação por feixes externos em geral com dose de 70 Gy, por sete semanas. Muitos radio-terapeutas gostam de combiná-la com a redução de hormônios utilizando antagonista LH-RH por aproximadamente três meses antes da radioterapia, a fim de diminuir o tamanho da próstata e esperando tornar a radioterapia ainda mais efetiva. É justo dizer que, nas melhores séries, os resultados parecem ser comparáveis aos obtidos com a cirurgia (prostatectomia radical), mas realmente acredito que para pacientes mais jovens (com menos de 65 anos) a prostatectomia radical é o tratamento a ser escolhido, apenas porque não acredito que os efeitos benéficos em longo prazo da radioterapia possam se igualar aos da prostatectomia radical. Mesmo assim, deve-se notar que a radioterapia é uma excelente forma de tratamento e é escolhida por muitos pacientes.

Stephen N. Rous, M.D.

Outro tipo de radioterapia, que agora parece ser a forma favorita em muitas comunidades, é a implantação de material radioativo diretamente na próstata, chamada braquiterapia. A braquiterapia permanente utiliza 103 fontes de iodo-125 ou paládio, implantadas na próstata de uma só vez e de forma permanente, sob raquianestesia, utilizando-se um ultrassom (ou às vezes um fluoroscópio) para posicioná-las. A dose de radiação aplicada é de 144 Gy. Outro tipo de braquiterapia é a temporária, em que agulhas são colocadas na próstata de forma a serem acessadas pelo períneo e, durante dois dias, irídio-192 radioativo é aplicado periodicamente dentro da próstata através dessas agulhas. Durante esses dois dias o paciente deve ficar de cama; depois, as agulhas são removidas e a radioterapia está completa. Alguns radioterapeutas acreditam que essa implantação de material radioativo por dois dias pode ser melhor para pacientes com maior risco de disseminação do câncer para fora da próstata (isso quer dizer imediatamente fora da próstata, sem alcançar os nódulos linfáticos pélvicos). Muitos radioterapeutas combinam braquiterapia permanente e radiação por feixes externos, procedimento em que esta última é feita por cinco semanas com dose de 45 Gy, seguida de implantação de fontes radioativas com dose de 90 Gy.

O uso de fontes radioativas é relativamente novo e é possível dizer apenas que sua melhor série sugere que os dados de sobrevida sem câncer até dez anos parecem ser os mesmos da prostatectomia radical. Ainda não se sabe se isso continuará assim após os dez anos, como ocorre com a prostatectomia radical. Também se deve notar que a combinação da supressão hormonal (utilizando antagonista LH-RH) por aproximadamente três meses antes da radioterapia (radiação por feixes externos, braquiterapia ou uma combinação das duas) tem sido muito utilizada por alguns radioterapeutas que não obtiveram sucesso apenas com a radiação por feixes externos.

Em seis a doze meses após o término de qualquer forma de radioterapia (radiação por feixes externos, braquiterapia ou ambas), o PSA deve atingir seu nadir, o que deveria ser menor que 1 ng/ml. O ideal seria que ele fosse menor que 0,5 ng/ml. Em geral ele não chega a níveis indetectáveis (como costuma acontecer após uma prostatectomia radical) porque o paciente ainda tem próstata e ela ainda produz um pouco de PSA. Entretanto, se o PSA nunca chegar a menos que 1 ng/ml, isso pode significar que a radiação não destruiu todas as células do câncer. O paciente é monitorado com exames de sangue de PSA, e se o nível dele continuar a subir, mais tratamento pode ser indicado, podendo ser terapia hormonal ou prostatectomia de salvamento, em que a próstata é removida. Esse procedimento tem grande probabilidade (de até 50%) de resultar incontinência pós-operatória. Outra opção é a criocirurgia, que pode ser a melhor opção nesses casos.

Em suma, a radioterapia tem muito a oferecer aos pacientes e deve definitivamente ser levada em consideração por qualquer paciente candidato ao tratamento curativo de carcinoma prostático. Sempre encaminhei todos os meus pacientes nessa categoria para fazer uma consulta com nosso radioterapeuta e, depois, esses pacientes puderam decidir se queriam fazer radioterapia ou prostatectomia radical. Em minha experiência, cerca da metade dos pacientes optam pela radioterapia e metade pela cirurgia.

Finalmente deve ser observado que há cerca de 2% de incidência de complicações graves após a radioterapia, incluindo incontinência, sangramento intratável da bexiga e dano permanente ao reto. Há cerca de 5% de incidência de complicações mais transitórias e moderadas com comprometimento também da bexiga e do reto. Acima de tudo, a radioterapia é uma forma perfeitamente aceitável e válida de tratamento para o câncer confinado dentro da próstata (em estágios A, B, ou C, ou T1, T2 ou T3), e os melhores dados em relação aos seus resultados sugerem que ela é possivelmente tão eficaz quanto à prostatectomia radical no tratamento do câncer de próstata. Entretanto, acho que esses dados talvez sejam um pouco vagos, pois não contam com a duração dos acompanhamentos ou com o grande número de pacientes que podem ser analisados para se obter os resultados da prostatectomia radical como tratamento de pacientes com câncer de próstata. Daí a minha certeza de que quanto mais jovem o paciente, maior a necessidade de prostatectomia radical, porque um paciente jovem ainda teria muitos anos de vida sem o câncer de próstata do que um paciente mais idoso. Considero a prostatectomia radical preferível à radioterapia (seja radiação por feixes externos, seja braquiterapia, seja sua combinação) para todos os pacientes com menos de sessenta anos e para pacientes com menos de setenta anos em geral.

7

O que você (paciente) pode esperar de cada passo do caminho

SE VOCÊ VAI AO MÉDICO POR CAUSA DE SINTOMAS DE INFLAMAÇÃO OU INFECÇÃO PROSTÁTICA OU DA SÍNDROME DE DOR PÉLVICA CRÔNICA

Provavelmente a primeira, e talvez a mais importante, coisa que seu médico fará será obter o histórico médico detalhado de seus sintomas atuais, de seus sintomas ou problemas anteriores do trato geniturinário e de seu estado de saúde geral. Todos esses dados são importantes para que seu médico possa fazer um diagnóstico correto e você deve vasculhar sua memória cuidadosamente e ser honesto em suas respostas.

Ele com certeza perguntará qual problema ou reclamação específica o levou até ele. A resposta a essa pergunta é o que os médicos conhecem como "queixa principal". Você sentiu dor na área entre o escroto e o reto (o períneo)? Dor no reto? Houve dor ou desconforto dentro do pênis? Sentiu dor ao ejacular? Saiu algo anormal ou incomum do pênis? Sentiu ardor ou outro desconforto ao urinar? Sua urina está com odor ruim? Seus sintomas foram acompanhados de febre? Você sentiu dor em outro local do corpo? Há quanto tempo seus sintomas o incomodam? Você já recebeu um diagnóstico definitivo de infecção no trato urinário? Já teve quaisquer dos sintomas atuais antes? Se sim, como foi tratado? Você já havia se consultado com um urologista por causa de um dos sintomas atuais ou similares? Você já teve outros problemas urológicos? Já viu sangue na sua urina? Teve pedras nos rins? Há histórico de sintomas ou doença urológica durante sua infância? Seu médico pode lhe pedir para preencher um formulário conhecido como Índice de Sintomas de Prostatite Crônica. Este é uma ferramenta efetiva para a avaliação de sintomas e pode ser usado por seu médico para ajudá-lo a entender e tratar seu problema.

Depois, seu médico fará várias perguntas relativas a sua vida e histórico sexuais. Essas informações são muito importantes, portanto, você deve fazer todo o esforço para ser o mais honesto e direto possível em suas respostas. Seu médico faz essas perguntas porque é muito comum que homens consultem um médico (em particular um urologista) reclamando de um problema ou sintoma geniturinário, quando a verdadeira razão é um problema sexual. A maioria dos pacientes reluta para falar sobre seus problemas sexuais, reais ou imaginários. O médico experiente percebe o que está acontecendo e faz perguntas durante a obtenção do histórico médico para determinar se há de fato um problema sexual. Serão feitas perguntas como: Você tem qualquer dificuldade para obter uma ereção? As ereções são suficientes para que haja penetração vaginal? Você consegue manter suas ereções por tempo suficiente para que haja penetração vaginal e orgasmo? Há qualquer coisa sobre a sua vida sexual sobre a qual você gostaria de conversar?

Então, seu médico fará perguntas sobre sua saúde geral, questões importantes por si sós e que também podem influenciar seu problema urológico específico. Você tem pressão alta, está fazendo ou já fez tratamento para pressão? Já recebeu diagnóstico de tuberculose ou há histórico de tuberculose em sua família? Você é alérgico a qualquer medicamento? Você é alérgico a algo, se sim, a que?

Seu médico fará então um exame físico, cuja duração dependerá muito se seu médico é clínico geral ou urologista. No primeiro caso, ele fará um exame razoavelmente completo, embora breve. No segundo caso, ele provavelmente se limitará a examinar o trato geniturinário que é, afinal, a parte do corpo relacionada à razão que o levou a ir vê-lo. Possivelmente você começará deitando-se de costas em uma mesa de exame enquanto o médico apalpa seu abdômen rapidamente. Nesse momento, ele verifica se há inchaços, calombos, áreas doloridas ao toque ou até mesmo se aumento do tamanho de sua bexiga, o que pode sugerir esvaziamento incompleto. Depois, ele examinará seus genitais, em geral com você ainda deitado de costas. Isso é importante porque permite que seu médico determine o estado normal de seu pênis e testículos. Lembre-se de que o câncer de testículos é a forma mais comum de câncer sólido em homens entre dezoito e quarenta anos e em geral não produz nenhum sintoma. Ele é diagnosticado apenas pelo exame de toque ou pelo autoexame do paciente. Seu médico pedirá então para que você se levante e verificará se há hérnia em sua virilha ou qualquer anormalidade em seu escroto.

Agora, considerando que você foi ao médico por causa de alguns sintomas que sugerem que você possa ter uma inflamação ou infecção na próstata ou na uretra prostática (ver Capítulo 3), é absolutamente necessário que seu médico determine com certeza se a causa do problema é sua próstata ou sua uretra. Caso seja a próstata, ela está inflamada ou infeccionada? Essas perguntas são respondidas por um exame laboratorial de urina. Para tal, o médico pedirá que você comece a urinar dentro de um frasco esterilizado marcado com o número 1. Você deve colocar apenas 30 ou 60 ml dentro do frasco e, então, sem parar seu fluxo urinário, você deve direcioná-lo para fora do frasco, urinar rapidamente dentro do vaso sanitário e direcionar o fluxo para dentro de um frasco esterilizado vazio marcado com o número 2. Após urinar cerca de 60 ml dentro do segundo frasco, que será o fluxo médio de urina, você deve direcionar seu fluxo urinário (sem interrompê-lo) e urinar diretamente dentro do vaso sanitário, certificando-se de reter um pouco de urina em sua bexiga para o que vem a seguir.

Seu médico, então, fará um exame de toque retal e "esvaziará" (massageará) sua próstata vigorosamente (ver Capítulo 3) para que as secreções de dentro da próstata entrem na uretra prostática. Durante esse período, você segurará a abertura de seu pênis mantendo-a bem apertada e fechada para que nenhuma secreção prostática escape durante a massagem. Esse "esvaziamento" prostático, ou massagem, certamente não é agradável, mas também não é doloroso e a maioria dos pacientes acha que seu pior aspecto é a sensação de que algum fluido (o prostático) está tentando sair da uretra. Na verdade, em geral nenhum fluido sai da uretra; mas, se isso acontecer, ele é coletado para exame microscópico e cultura. Na maioria das vezes as secreções prostáticas apenas se acumulam na uretra prostática e, para obtê-las para exame, o médico pedirá que você urine mais uma vez em um frasco marcado com o número 3. Nesse frasco você colocará de 30 a 60 ml de urina, que conterão as secreções da próstata. Depois, você terminará de esvaziar sua bexiga no banheiro.

É a comparação do número de bactérias dos três frascos de urina, assim como da aparência microscópica das secreções prostáticas em si (caso alguma tenha sido obtida), que permitirá ao médico dizer se seus sintomas são causados por uma infecção ou uma inflamação na próstata, por uma infecção na uretra ou se por nenhuma delas. Ao determinar se seu problema está na uretra ou na próstata, ele será capaz de tratá-lo. Se a infecção estiver na porção média da uretra, onde quase sempre está em caso de infecção uretral (exceto na infecção por gonorreia), a droga a ser escolhida é a tetraciclina ou um de seus derivados sintéticos; a terapia em geral dura duas ou três semanas. Caso você tenha uma infecção na próstata (e isso é muito incomum), o tratamento costuma ser feito com Bactrim ou Septra (elas são a mesma droga feita por duas empresas diferentes) ou com uma das fluoroquilononas, como a ciprofloxacina (Cipro) ou a levofloxacina (Levaquin), dependendo da bactéria identificada nas secreções prostáticas. Por via de regra, o tratamento é necessário por pelo menos um mês e com frequência por até três meses; mas o tratamento da infecção bacteriana crônica na próstata nem sempre é bem-sucedido e provavelmente não mais 1/2 a 2/3 dos pacientes com infecção bacteriana crônica consiga erradicar a infecção. Os outros pacientes podem ter infecções recorrentes durante muitos anos.

Caso você tenha apenas uma inflamação sem nenhuma infecção bacteriana em sua próstata, seu médico pode lhe receitar um antibiótico por uma ou duas semanas, e você vai adorar quando ele também prescrever um programa de relações sexuais ou masturbações frequentes, pois alguns médicos acham que a inflamação da próstata pode ser resultado do esvaziamento inadequado, infrequente ou incompleto da próstata, que pode ser causado pela diminuição súbita da frequência de ejaculação. O tratamento dessa condição é, portanto, algo singularmente prazeroso e que muitos homens apreciam muito. Muitos pacientes conseguiram alívio de uma inflamação não bacteriana na próstata com repetidas massagens vigorosas da próstata combinadas com antibióticos, e a lógica desse tratamento é forçar o esvaziamento da próstata de células inflamatórias e talvez de qualquer bactéria que possa estar presente.

Vale notar, entretanto, que o que se sabe sobre a inflamação não bacteriana da próstata é muito vago. Considerando um grande número de homens que fazem biópsias da próstata (por razões não relacionadas a inflamação ou infecção prostáticas), mais da metade deles mostram evidência patológica de inflamação crônica na próstata; mesmo assim a maioria não tem e nunca teve nenhum sintoma que sugerisse inflamação. Sem dúvida é possível que a inflamação prostática ocorra por causa de organismos dentro da próstata que ainda não conseguimos detectar e que pesquisas futuras podem descobrir. Na ausência de qualquer evidência definitiva de infecção bacteriana na próstata (ver Capítulo 3), pode ser muito difícil, ou até impossível, dizer que a próstata de um homem é a fonte de seu desconforto. Condições como cistite intersticial, tumor de bexiga, inflamação e espasmos dos músculos da base do períneo, desequilíbrio entre a contração e o relaxamento do esfíncter uretral, problemas na coluna, entre outras, podem simular os variados sintomas que os homens em geral associam a prostatite.

Quando um de meus pacientes tem os sintomas (descritos no início deste capítulo) e não encontro evidência de nenhuma infecção bacteriana, recomendo que seja feito um exame cistoscópico para verificar se há alguma indicação de cistite intersticial e também para ter certeza de que não há tumor. Faço um exame urodinâmico para ver se há qualquer anormalidade fisiológica no padrão urinário do paciente. Às vezes, um exame de ressonância magnética da base da coluna pode revelar anormalidades que expliquem esses sintomas. O tratamento desses problemas pode ser de fato difícil e pode demandar procedimentos como biofeedback, medicações relaxantes para os músculos lisos (como Valium), medicações como amitriptilina que muitas vezes tem efeito salutar para esses problemas e, às vezes, até mesmo um alfabloqueador como Hytrin ou Carduran podem ajudar. A natureza indeterminada da causa desses sintomas e o desejo de não focar a incapacidade de um homem no que é uma próstata em geral saudável são as razões pelas quais é preferível se referir a esses variados sintomas como síndrome de dor pélvica crônica.

Alguns médicos dizem aos pacientes com um ou vários desses sintomas que eles devem abster-se de álcool e de alimentos condimentados ou apimentados pois, absorvidos no estômago pela corrente sanguínea, podem eventualmente chegar à urina em concentrações altas o bastante para causar desconforto quando a urina passar por uma uretra prostática presumidamente inflamada. Não concordo de forma alguma com essa tese e digo a meus pacientes que não há problema nenhum em comer ou beber qualquer coisa que quiserem; isso não prejudicará em nada sua próstata ou uretra prostática. Entretanto, também digo a eles que se o álcool ou qualquer alimento condimentado ou apimentado de fato lhes causar desconforto para urinar, ele deve levar em consideração parar de consumi-los. O paciente é quem deve tomar essa decisão.

Se você vai ao médico por causa de sintomas de hiperplasia benigna da próstata

É possível que você procure seu médico porque está se levantando várias vezes à noite para urinar, urinando com muita frequência, sentindo que não esvazia a bexiga ou molhando a roupa depois de achar que já tinha terminado de urinar. Em qualquer um dos casos, seu médico certamente fará muitas perguntas para confirmar a primeira impressão de que você tem HBP. É provável que ele tenha essa impressão apenas com base em sua queixa atual e por você ter mais de 45 anos. Quanto mais velho você for quando consultar seu médico pela primeira vez por causa desses sintomas, maior a probabilidade de que ele presuma que seu diagnóstico seja HBP.

Todavia, não há dúvida de que seu médico fará várias perguntas, todas com a intenção de confirmar a impressão inicial de que seu problema é uma HBP. Quantas vezes você se levanta durante a noite? Você tem dificuldade para começar a urinar? Seu fluxo urinário para completamente antes que você termine de urinar e se reinicia alguns segundos depois? Você sente que esvazia a bexiga quando urina? Seu fluxo de urina está perceptivelmente mais fraco do que era há cinco anos? Você já sentiu dor ou ardência desconfortável enquanto urina? Quando você sente necessidade de urinar, você precisa ir imediatamente ou pode esperar até um momento conveniente? Você já expeliu urina de forma involuntária? Já viu sangue em sua urina? Todas essas perguntas ajudarão seu médico a diagnosticar a HBP, pois todos esses sintomas são associados a essa condição.

Entretanto, outras condições passarão pela mente de seu médico enquanto ouve a lista de seus sintomas. Algumas das condições que primeiro devem ser diferenciadas da HBP são anormalidades da bexiga que podem não ter nenhuma relação com sua próstata e que podem estar em duas categorias. Uma bexiga hiperativa pode levar aos sintomas de frequência, urgência, noctúria e até incontinência de urgência. Uma bexiga atônica ou fraca não consegue gerar pressão suficiente para um fluxo urinário bom e normal e pode causar os sintomas de dificuldade de iniciar o fluxo, intermitência, fluxo urinário muito fraco e sensação de esvaziamento incompleto. Essas duas categorias de problemas podem ser causadas por uma obstrução pela próstata, mas também podem ser problemas da bexiga sem nenhuma relação com qualquer obstrução prostática. Portanto, um médico prudente sugere um estudo fluxo-pressão para diferenciar um problema originário da bexiga de um problema causado pela obstrução da saída da bexiga pela HBP (ver Capítulos 2 e 4 para detalhes sobre o que é e como é feito o estudo fluxo-pressão).

Escara ou rigidez na uretra também pode levar aos sintomas comumente associados à HBP e podem ser causadas por uma gonorreia antiga ou por algum tipo de ferimento ocorrido no passado, como presença de um cateter de Foley por um período não muito curto ou até uma cistoscopia feita quando o paciente era criança. Esse tipo de escara ou ferimento uretral em geral pode ser diagnosticado pela análise cuidadosa do histórico, em especial do início dos sintomas. Se o paciente não teve nenhum sintoma de dificuldade para urinar até esse período relativamente recente e nada que pudesse causar um ferimento ou escara uretral ocorreu ultimamente, então esse diagnóstico não pode ser feito. De forma similar, a contração do gargalo da bexiga, exceto após uma operação na próstata, estaria presente desde cedo e o histórico de dificuldade para urinar dataria de muitos anos.

O exame físico começa pelo abdômen, verificando em particular se a bexiga está aumentada ou distendida, pois esse dado pode estar relacionado à HBP. O exame de toque retal ajuda a estimar o tamanho da próstata e, com isso, o crescimento da HBP. Ele também é feito para se ter certeza de que não há áreas duras ou rígidas na próstata sugestivas de malignidade. O que seu médico não é capaz de dizer a partir de um exame de toque retal da próstata é se você com certeza tem ou não HBP, responsável pelos sintomas, pois uma próstata com tamanho normal ainda pode resultar uma profunda obstrução do fluxo urinário. A obstrução pode ser decorrente do aumento do lóbulo intermediário da próstata, que não pode ser apalpado em um exame de toque, mas, na verdade, é a causa mais comum dos sintomas da HBP. Além disso, mesmo que a próstata tivesse aumento notável, isso seria apenas sugestivo e não uma confirmação de que o aumento do lóbulo lateral esteja invadindo a uretra prostática e impedindo o fluxo de urina (ver Capítulo 4 para discussão detalhada sobre a HBP).

Durante o exame de toque retal é provável que seu médico faça um teste de reflexo bulbocavernoso apertando a cabeça de seu pênis rapidamente enquanto mantém o dedo em seu reto. A ausência de uma contração do esfíncter anal no dedo sugeriria anormalidade nas enervações de sua bexiga e, como já foi dito, isso pode ser verificado por um estudo fluxo-pressão.

Em geral, um exame de urina é feito nesse momento, primeiro para ver se há glóbulos brancos (células de pus), o que indicaria presença de infecção na urina. Caso glóbulos brancos estejam presentes, deve ser feita a cultura da urina. Caso haja sugestão de histórico passado ou presente de infecção no trato urinário, também deve ser feita a cultura da urina.

Colhe-se sangue de uma veia do seu braço para que sejam feitos os exames de creatinina e ureia nitrogenada sanguínea (ver Capítulo 2) para avaliar sua função renal. Um exame do nível de PSA no sangue também é feito e, se estiver elevado, pode indicar que você deva fazer uma biópsia da próstata por causa da possibilidade de câncer (ver Capítulo 2). A presença de câncer de próstata pode ser sugerida, em alguns casos, por resultado anormal de exame de toque retal; entretanto, na maioria dos pacientes hoje diagnosticados com câncer de próstata, o exame de toque sugere próstata totalmente benigna e apenas o nível alto de PSA detectado por exame de sangue leva à biópsia, que por sua vez leva ao diagnóstico do câncer de próstata.

Você deve lembrar que no Capítulo 4 foi dito que há dois amplos grupos de indicações, subjetivas e objetivas, para os tratamentos que aliviam os sintomas da HBP. No primeiro grupo (subjetiva), o tratamento pode ser indicado quando os sintomas de obstrução da saída da bexiga de um paciente o incomodam a ponto de ele querer alívio; no segundo (objetiva), o tratamento é provavelmente necessário quando há evidência objetiva de incapacidade de esvaziar a bexiga, pressão de retorno aos rins, deterioração da função renal, infecções recorrentes do trato urinário ou mais que um episódio de retenção urinária aguda. Para avaliar essa ampla segunda categoria de indicações para tratamento (a categoria objetiva), seu médico pode fazer vários exames, incluindo avaliação dos rins, caso haja significativa pressão de retorno a eles decorrente do esvaziamento incompleto da bexiga.

Isso é determinado por um exame de imagem, que pode ser tanto um ultrassom quanto uma urografia excretora (ver Capítulo 2). Caso seu médico faça um desses exames para ver se há pressão de retorno aos rins, é provável que ele também queira avaliar se há presença ou ausência de urina residual em sua bexiga após você urinar, e isso em geral é feito por um exame de ultrassom da bexiga. Se você contar a seu médico que tem sintomas moderados de dificuldade para urinar e que sua preocupação real é se você precisa fazer algum tratamento, seu médico perceberá que apenas seus sintomas não podem justificar qualquer tratamento, mas ele também entenderá que é importante ter certeza de que seus rins não estejam sendo lentamente prejudicados por uma pressão de retorno a eles exercida por uma bexiga que não foi esvaziada por completo. Um ultrassom da bexiga e outro dos rins mostrarão se essa pressão existe e o quão bem você esvazia sua bexiga.

Com base no histórico que você contou para seu médico, no exame físico, talvez em um estudo fluxo-pressão e em qualquer exame de imagem feito, seu médico agora ache muito provável que você de fato tenha uma obstrução do fluxo urinário pela próstata aumentada. Nesse momento, seu médico pode querer que você faça uma cistoscopia (ver Capítulo 2), pois ela permitirá que se veja a obstrução do fluxo urinário existente. É importante que você entenda que esse exame cistoscópico não pode dizer a seu médico se sua próstata está obstruindo a bexiga, mas pode dar informações sobre a configuração anatômica de sua próstata. Então, seu médico pode querer um exame cistoscópico se achar que uma cirurgia é indicada e se estiver tentando determinar, após ver a uretra prostática, qual tipo de procedimento cirúrgico deve recomendar para o seu caso.

Caso você faça mesmo um exame cistoscópico, note que ele pode ser feito com um cistoscópio rígido ou flexível (ver Fig. 2-10). Caso seja feito com um cistoscópico rígido, você será colocado em posição de litotomia; caso seja feito com um flexível, você ficará deitado de costas na mesa do aparelho. Independente do aparelho utilizado, a uretra é bem anestesiada com um gel aplicado dentro dela e depois o aparelho é introduzido na abertura uretral a partir da ponta do pênis e, de forma muito vagarosa e suave, entra na uretra peniana, na uretra prostática e, finalmente, na bexiga. Quando ele está na uretra prostática e a luz e as lentes estão próximas do nível do esfíncter uretral externo, o médico pode estimar a quantidade e a configuração do tecido obstrutor prostático. Devo enfatizar mais uma vez, entretanto, que a única coisa que seu urologista será capaz de ver é a extensão *anatômica* da obstrução. O exame cistoscópico é incapaz de revelar qualquer dado *funcional* da obstrução. Em outras palavras, acredito que um exame cistoscópico não é muito útil para determinar se um paciente deve fazer uma cirurgia na próstata; mas, uma vez que se tenha decidido que uma intervenção cirúrgica será necessária, uma cistoscopia pode ajudar a determinar qual a melhor abordagem cirúrgica específica para o caso. O momento do exame cistoscópico, se no consultório ou se na intervenção cirúrgica para tratar o paciente, é na verdade uma escolha individual de cada urologista. A outra razão para se fazer um exame cistoscópico é ter certeza de que não há nenhuma patologia coexistente na bexiga (por exemplo, um câncer).

O exame cistoscópico, quando feito como um procedimento de consultório, não pode ser considerado agradável ou totalmente sem nenhum desconforto; mas com certeza não é um exame doloroso, desde que um anestésico local seja utilizado e que o urologista seja delicado e habilidoso.

Para fazer um exame cistoscópico no consultório do médico, com um instrumento rígido, você será colocado na mesa de exame com as pernas bem abertas e com apoios colocados atrás de seus joelhos para mantê-los em posição elevada. Essa posição é conhecida como posição de litotomia e é muito semelhante à posição na qual uma mulher fica quando está prestes a dar à luz. Seus genitais serão lavados com água e sabão e talvez com uma solução desinfetante ou antisséptica. Um anestésico local, comumente em gel, será aplicado dentro da uretra, e o ideal é que ele se espalhe por toda a uretra e dentro da bexiga. O anestésico local que utilizo é um gel em tubo muito semelhante ao de pasta de dente, cujo bico fino é inserido dentro da abertura do pênis. O tubo é então apertado, para que o gel seja forçado a entrar na uretra. Para alguns pacientes, essa é a parte mais desagradável do procedimento.

Após aguardar entre cinco e dez minutos para que o anestésico faça efeito, o cistoscópio é introduzido na uretra delicadamente até alcançar a bexiga. Quando o instrumento estiver no lugar adequado, você não deve sentir nenhuma dor, mas estará ciente de que há algo dentro de você. Seu urologista provavelmente levará entre dois e cinco minutos para fazer o procedimento inteiro e poderá utilizar duas lentes diferentes para examiná-lo; uma delas é ideal para examinar a bexiga e a outra, para o exame da uretra prostática. Não considero necessário utilizar tranquilizantes injetáveis ou analgésicos para facilitar a cistoscopia, embora alguns urologistas os utilizem. Minha preocupação deve-se apenas ao fato de que, em geral, por várias horas depois que esses medicamentos são utilizados não é seguro que o paciente dirija. Note que todas as etapas anteriores são iguais quando o procedimento é feito com um instrumento flexível, exceto que você estará deitado de costas e que apenas uma lente é utilizada.

Quando todos esses exames ou todos os que o urologista considerar indicados forem feitos e houver evidência da necessidade de uma cirurgia na próstata, invariavelmente surge a questão: "Quando?". Em geral, é possível esperar um pouco e você deve mostrar com franqueza seus desejos e sentimentos a seu médico. Se as indicações para cirurgia consistirem apenas nos sintomas que você tem ao urinar, acredito que você, como paciente, deve tomar a decisão de quando quer fazer a cirurgia. Minha prática é nunca forçar ou encorajar um paciente a fazer cirurgia antes que ele queira, desde que as indicações para cirurgia estejam limitadas apenas aos problemas para urinar.

Acredito que é válido tentar tratamento médico (ver Capítulo 4) na maioria dos pacientes que têm apenas indicações subjetivas para cirurgia porque, segundo minha experiência, ele irá beneficiar pelo menos a metade dos pacientes que tentarem. Entretanto, há alguns pacientes que não querem tomar comprimidos todos os dias ou que não conseguem tolerar esses medicamentos. Para esses casos a cirurgia é de fato indicada.

Como mencionei antes, outros pacientes terão dados objetivos que, sob meu ponto de vista, determinam quando a cirurgia deve ser feita de forma um pouco menos flexível do que quando apenas sintomas subjetivos estão presentes. Esses dados objetivos são aqueles que, caso não revertidos, podem prejudicar os rins, causar infecções recorrentes, incapacidade de urinar ou até mesmo envenenamento urêmico. Uma vez que a urina residual fique muito acima dos 100 a 150 cm^3, acredito que uma cirurgia deva ser seriamente levada em consideração. Sempre se pode tentar a terapia medicamentosa, mas não a considero muito benéfica no caso desses pacientes. Se o paciente teve um episódio de infecção na bexiga, acredito que infecções futuras serão inevitáveis, a menos que a urina residual que o predispôs à infecção seja eliminada. Havendo evidência de pressão de retorno aos rins, acredito que o tratamento deve ser feito logo. Sem dúvida uma cirurgia na próstata nunca é uma emergência como, digamos, uma apendicite aguda; mas a regra geral é que se houver indicações objetivas para uma cirurgia na próstata, ela deve ser feita relativamente logo e a abordagem deve ser adequada tanto para o paciente quanto para o médico.

Tendo sido decidido fazer a cirurgia na próstata para o alívio da HBP, em geral o paciente sente alívio de ter tomado a decisão de seguir em frente e sabe que seus horríveis sintomas de doença na próstata, com sorte, serão algo do passado. Os resultados da cirurgia para obstrução prostática são excelentes caso você tenha mesmo obstrução prostática, o que pode ser determinado por um estudo fluxo-pressão.

Se você vai fazer um dos procedimentos minimamente invasivos para aliviar a obstrução da saída da bexiga, muitas vezes ele pode ser feito em um consultório médico. Esses procedimentos são a termoterapia por micro-ondas e a ablação transuretral por agulha da próstata (TUNA). Para um dos procedimentos relativamente mais invasivos (como tratamento a laser da próstata, vaporização, incisão transuretral da próstata (ITUP), ressecção transuretral da próstata (RTUP) ou até mesmo cirurgia aberta na próstata), você será internado em um hospital ou, em alguns casos, em uma unidade de hospital dia e será feito um exame físico para verificar seu estado geral (ver Capítulo 6). Isso costuma ser feito por seu clínico geral, mas também pode ser feito por um residente ou por um urologista. Você pode fazer um exame de raios X do tórax e um eletrocardiograma, assim como exames-padrão de laboratório e exames de urina antes da cirurgia. Isso dependerá do procedimento a ser realizado e do local em que será feito, um consultório, uma unidade de hospital dia ou um hospital (internação). Se você vai receber raquianestesia ou anestesia geral, um anestesista o visitará para escolher o tipo de anestesia e você deve discutir com ele suas preferências e qualquer medo ou preocupação que possa ter.

Para os pacientes que farão o procedimento TUNA ou uma termoterapia por micro-ondas, nenhuma anestesia é necessária além de talvez algum medicamento intrauretral, às vezes, um bloqueio prostático ou alguma sedação intravenosa (para a TUNA). Para quase todos os outros procedimentos cirúrgicos na próstata, a raquianestesia é preferível em vez de a anestesia geral, e há duas razões para tal. Primeiro, os músculos da parte inferior do abdômen e a base pélvica em geral relaxam mais com a raquianestesia; segundo, não há nenhuma complicação pulmonar com a raquianestesia, como às vezes ocorre após uma anestesia geral ou por inalação. Com a anestesia geral, alguns pacientes desenvolvem colapso de pequenos segmentos do pulmão; outros, pneumonia em algumas partes desse órgão. Embora essas complicações possam sempre ser tratadas com sucesso, permanece o fato de que com a raquianestesia elas quase nunca ocorrem. Há certas razões pelas quais um anestesista pode não querer aplicar uma raquianestesia. Duas delas são cirurgia ou ferimento prévio na coluna e certos tipos de doenças cardiovasculares que não toleram quedas bruscas de pressão, o que é frequente na raquianestesia.

Em geral, você pode ir direto para casa após qualquer uma das formas de tratamento minimamente invasivo. Você não deve sentir quase nenhum desconforto durante um procedimento de termoterapia por micro-ondas (terapia "por calor"), que durará de uma a duas horas. Após seu término, você se levantará da mesa e sairá andando, geralmente com um cateter interno por alguns dias. Caso você faça a TUNA, pode haver algum desconforto durante o procedimento, caso o bloqueio prostático utilizado como anestésico seja menos efetivo. Talvez seja necessária uma complementação com sedação intravenosa, mas o desconforto costuma ser mínimo durante esse procedimento. É muito provável que você precise ficar com um cateter por um dia ou dois.

Se você vai fazer um dos procedimentos cirúrgicos para tratar seu aumento prostático, você receberá raquianestesia, ou talvez anestesia geral, e não se sentirá nada desconfortável independente do procedimento ou da abordagem utilizada. Você não sentirá absolutamente nada se receber raquianestesia e permanecerá adormecido, portanto, não sentirá nada, caso receba anestesia geral ou por inalação. A operação em si levará algo em torno de trinta minutos a duas horas e depois você ficará em uma sala de recuperação, uma área especial onde os pacientes são observados de muito perto por uma equipe de enfermagem muito bem treinada, assim como por anestesistas, enquanto você se recupera dos efeitos da anestesia, no período imediatamente após a operação. Caso sua cirurgia na próstata tenha sido por abordagem transuretral, você terá um cateter na bexiga após a cirurgia. Esse será o caso se você fizer tratamento a laser, vaporização, ITUP convencional ou RTUP. Esse cateter é colocado dentro da bexiga através do pênis e não sai do lugar porque tem um balão inflável maior que o gargalo da bexiga (ver Fig. 2-9) que evita que ele deslize para fora desse órgão.

No caso de tratamento a laser ou vaporização da próstata, você ficará com um cateter na bexiga por uns dois dias e esse órgão poderá receber irrigação contínua através do cateter. Em geral há certo sangramento na porção da uretra prostática onde a cirurgia foi feita. Ele é mínimo no caso desses tratamentos, mas pode ser maior caso você tenha feito uma RTUP ou uma ITUP. Por via de regra, no primeiro ou no segundo dia após a cirurgia, é possível parar a irrigação contínua da bexiga e, muitas vezes, também remover o cateter por completo. Eu costumo remover o cateter no dia seguinte à cirurgia e às vezes é possível removê-lo no final do mesmo dia.

Após qualquer procedimento endoscópico (através do pênis) na próstata, você não terá quase nenhum desconforto e certamente não sentirá dor, embora possam ocorrer espasmos ocasionais na bexiga, que em geral se devem à pressão que a bolsa do cateter inflável faz sobre o triângulo da bexiga, que está sensível. Esses espasmos sempre são aliviados ou prevenidos com supositórios de beladona e ópio que agem direto na bexiga para relaxá-la. É muito incomum que um paciente requeira narcóticos após a operação, e no final do mesmo dia é provável que você coma e beba à vontade e possa andar em seu quarto ou pelos corredores do hospital até receber alta. Os tubos intravenosos utilizados durante a cirurgia costumam ser retirados logo após a cirurgia, desde que você comece a beber líquido.

Se sua cirurgia da próstata foi feita por uma das abordagens abertas (suprapúbica ou retropúbica, ver Capítulo 6), você sem dúvida sentirá dor e desconforto quando passar o efeito da anestesia (geral ou raquianestesia), porque a incisão em seu abdômen ficará dolorida. Qualquer injeção de narcótico prescrita por seu médico ajudará em relação à dor; mas você deve lembrar que muitas enfermeiras não lhe darão narcótico para dor, mesmo que você os solicite especificamente. Hoje há em muitos hospitais um método muito melhor de ministrar narcóticos para o alívio da dor pós-operatória. Ele é conhecido como analgesia controlada pelo paciente (ACP) e consiste em uma máquina que monitora de forma automática qualquer narcótico utilizado (em geral morfina); então, todas as vezes que você aperta um botão ao lado de sua cama, uma pequena dose do narcótico sai da máquina e entra no tubo que injeta fluidos intravenosos em você. Um mecanismo de trava evita uma overdose pelo narcótico. A quantidade que você recebe a cada vez que aperta o botão, combinada ao fato de que você é capaz de receber o narcótico praticamente sempre que quiser, faz que você tenha um período pós-operatório relativamente tranquilo e sem dor.

Pelo método antigo, ainda em uso, em que o paciente tem de chamar a enfermeira para poder receber uma dose de analgésico, é mais regra do que exceção a campainha não ser atendida de imediato e, mesmo se for, o narcótico não será ministrado prontamente. Em consequência, a dor do paciente chega quase a ser intolerável até que a injeção seja aplicada. É muito interessante notar que nos hospitais que mudaram para as máquinas de ACP a dose total de narcótico recebida por cada paciente é, na verdade, menor que a dose total recebida quando injeções isoladas são ministradas pelas enfermeiras da equipe.

Caso a abordagem utilizada em seu caso seja a suprapúbica, você terá um tubo saindo de sua bexiga pela parte inferior de seu abdômen, além do cateter colocado na bexiga através do pênis. Se a abordagem for a retropúbica, você terá apenas este último. As incisões abdominais e a dor são as mesmas nas duas abordagens. Quando uma cirurgia aberta é feita, os cateteres (um ou dois) permitem a livre drenagem apenas pela lei da gravidade, em vez de a irrigação contínua. Isso porque durante um procedimento aberto ou a bexiga ou a cápsula verdadeira da próstata é aberta; caso a irrigação contínua fosse utilizada e o cateter de saída fosse acidentalmente fechado por um coágulo, a bexiga ou a cápsula verdadeira da próstata poderiam ser reabertas por causa da grande quantidade de fluido dentro na bexiga. Nas duas cirurgias abertas, você precisará de narcóticos por vários dias após a operação e ficará no hospital de três a sete dias após a cirurgia. Alguns pacientes começam a beber líquidos e a receber dieta pastosa no dia da cirurgia, mas a maioria daqueles que fazem um tipo de prostatectomia aberta não come muito até o terceiro ou quarto dia após a operação.

Muitos homens se preocupam muito com as consequências, emocionais ou físicas, de seu movimento intestinal diário. Após uma cirurgia prostática, seu urologista não quer que você tenha movimento intestinal por três ou quatro dias, pelo menos, e isso é verdade em especial no caso de suas fezes terem tendência a ser firmes, porque em geral após uma operação para HBP permanece apenas um fino pedaço de tecido conector entre o reto, a cápsula verdadeira e o tecido da próstata. A pressão de fezes muito grandes contra a próstata, tão próximo da área de onde a HBP foi retirada, poderia causar sangramento considerável no local da cirurgia. Pela mesma razão é de extrema importância que pacientes, durante a convalescença no hospital e pelo menos nas três semanas seguintes, não faça absolutamente nenhuma força para defecar; é melhor utilizar um amaciante das fezes, como o Metamucil.

A maioria dos pacientes que fazem cirurgia na próstata tem urina não infectada antes da operação. Mesmo assim, há muitos médicos que acham mais seguro ministrar antibióticos por um dia ou dois antes da cirurgia, durante a hospitalização e ainda por aproximadamente seis semanas. Minha prática, entretanto, é não utilizar antibióticos a menos que haja infecção antes da cirurgia ou que o paciente esteja em um grupo de alto risco de infecção, como os diabéticos ou os que tomam esteroides. Se uma infecção ocorrer durante a convalescença, é claro que antibióticos serão utilizados, mas lembre-se de que foi mencionado em um capítulo anterior que muitos glóbulos brancos presentes na urina durante os primeiros dois ou três meses após a cirurgia não indicam necessariamente uma infecção, mas apenas fazem parte do processo normal de cura que acontece após a cirurgia.

Qualquer grande procedimento cirúrgico, incluindo cirurgia "verdadeira" da próstata (mas não os procedimentos minimamente invasivos), exige muito mais do paciente do que ele pode imaginar. Você perceberá que leva por volta de um a três meses após a cirurgia para você voltar a se sentir como antes em relação a vigor, vitalidade e disposição. Muito disso dependerá, é claro, de sua idade; um homem mais jovem se recuperará de uma cirurgia em apenas algumas semanas. Durante essa convalescença você deve entender que a uretra prostática, onde a cirurgia foi feita, não estará de todo cicatrizada e com um novo revestimento interno antes de aproximadamente três meses; e se você fizer uma cirurgia aberta, os músculos de sua parede abdominal não estarão bem cicatrizados antes de aproximadamente seis semanas. Portanto, por pelo menos seis semanas após qualquer tipo de cirurgia aberta da próstata, você deve evitar exercício físico intenso que possa causar ruptura da ferida abdominal antes que todas as camadas estejam bem cicatrizadas. Por um período semelhante, você deve evitar qualquer exercício físico vigoroso e, em particular, qualquer esforço, como levantar peso ou qualquer trabalho pesado que possa resultar sangramento no local da cirurgia prostática. Após aproximadamente seis semanas, embora a área do procedimento cirúrgico ainda não tenha cicatrizado por completo, o risco de sangramento ou de qualquer outra complicação é mínimo e os pacientes em geral ficam livres para fazer o que quiserem, incluindo retomar suas atividades sexuais. Entretanto, recomendo a meus pacientes que fizeram qualquer tipo de cirurgia prostática para não realizarem trabalhos domésticos por no mínimo cinco anos!

Até a área interna da próstata estar cicatrizada e com um novo revestimento interno, é possível que você sinta um pouco de desconforto para urinar, talvez vá com mais frequência ao banheiro e sinta urgência para urinar; provavelmente também terá um pouco de noctúria. Entretanto, você perceberá que sem dúvida seu fluxo urinário está forte e deve ter o mesmo calibre que quando você tinha vinte anos! Caso sinta muita urgência, entretanto, você urinará com frequência e em relativa pequena quantidade, portanto, você nem sempre poderá perceber o bom calibre e a força do fluxo. Quando sua bexiga estiver cheia (com pelo menos 200 ml), você perceberá de fato o tamanho e a força de seu fluxo urinário. À medida que a área dentro de sua próstata cicatriza, qualquer frequência, urgência ou queimação ao urinar se reduzirá, embora a noctúria possa permanecer por tempo indefinido. Levantar uma ou duas vezes por noite pode não ser nada além do hábito residual dos anos em que você fez isso antes de sua cirurgia, e esse hábito pode permanecer para sempre. Isso não significa que sua cirurgia não tenha sido bem-sucedida.

Em geral peço que meus pacientes pós-operatórios retornem ao consultório para acompanhamento por volta de duas semanas após saírem do hospital, de quatro a seis semanas depois disso e, então, seis meses depois da operação. Essas visitas são feitas para confirmar que o progresso do paciente esteja ocorrendo de forma normal e satisfatória e também verificar a urina do paciente para se ter certeza de que não há infecção. Então, recomendo que retornem anualmente, primeiro, para que eu possa fazer um exame de toque retal da próstata, assim como um exame de sangue do nível de PSA, para tentar detectar prematuramente qualquer dado sugestivo de câncer de próstata, pois, como deve ser lembrado, a operação para HBP preserva o tecido da próstata, aquele em que o câncer de próstata se origina.

O retorno às atividade sexuais em geral é uma prioridade relativamente alta para a maioria dos pacientes; mas elas devem ser adiadas até que o local operado esteja de todo cicatrizado, embora não seja necessário esperar até que a uretra prostática tenha um revestimento interno completamente novo. Em quatro a seis semanas após a cirurgia é seguro retomar a atividade sexual total e completa. É provável que a única razão para não fazê-lo antes sejam contrações espasmódicas que ocorrem dentro da uretra prostática no momento da ejaculação, que podem causar sangramento. Passadas aproximadamente seis semanas da cirurgia, o risco de sangramento é muito pequeno. A partir desse momento até que a uretra prostática esteja com a mucosa de revestimento completamente renovada, o único "risco" na relação sexual é haver algum desconforto no momento da ejaculação, em razão de a área que entra em espasmo ainda não se ter curado por completo. Como regra geral, pode-se prever que os pacientes que obtinham ereções completas antes da operação retornem a elas a qualquer momento depois de removido o cateter ou nas duas ou três primeiras semanas após a cirurgia.

SE SEU DIAGNÓSTICO É CÂNCER DE PRÓSTATA

Não pode haver muitas palavras na linguagem humana tão apavorantes quanto a palavra câncer. Caso seu médico tenha de dizer que você tem câncer de próstata, isso é particularmente assustador porque você tem certeza absoluta de que logo ficará impotente e nunca mais gostará de ter relações sexuais. Quando seu médico tem a primeira suspeita de câncer de próstata, é grande a probabilidade de que você não tenha ido vê-lo por causa de algum problema no trato urinário, mas apenas para fazer um exame físico de rotina. Você também pode ter ido ao médico por causa de um problema como uma dor no cotovelo ou no ombro e, ao aproveitar essa oportunidade para fazer um exame físico completo, seu médico se surpreende e você fica horrorizado com a descoberta de uma área dura em sua próstata ao exame de toque retal. Sem dúvida você será encaminhado a um urologista que com certeza repetirá o exame de toque retal para ter uma opinião própria sobre a área suspeita. Outra situação, talvez mais comum que a citada, é seu médico solicitar, como parte de um exame geral de rotina, um exame de PSA, cujo resultado seja um nível elevado. Embora seu exame de toque retal tenha sido perfeitamente normal, seu clínico geral o encaminhará para um urologista.

Nas duas situações, o urologista achará indicado fazer uma biópsia da próstata, que pode ser feita no consultório dele ou no hospital. Elas quase sempre são feitas sob controle de um ultrassom e, se seu urologista tiver esse equipamento no consultório, não há dúvida de que a biópsia será feita naquele local; do contrário, será feita no departamento de radiologia de um hospital. Essa biópsia é feita através do reto (ver Capítulo 2) e não é nada dolorosa, pois a ação da pistola de biópsia é tão rápida que o procedimento em si não dói quase nada. Como a biópsia é feita através do reto, toma-se laxantes na noite anterior; antibióticos também são utilizados para minimizar as chances de bactérias fecais entrarem na próstata. Seu urologista sem dúvida utilizará uma sonda de ultrassom para primeiro examinar a próstata e, então, guiar a agulha da biópsia para a área suspeita, assim como para outras áreas aleatórias da próstata. A sonda do ultrassom utilizada para exames da próstata tem a largura aproximada de seu polegar e é inserida no reto por cerca de 7 a 10 cm, enquanto você está deitado, em geral de lado. A inserção da sonda não é dolorosa, embora com certeza seja desconfortável. A maioria dos urologistas retira pelo menos seis amostras da próstata, três de cada lóbulo lateral, mas evidências mais recentes sugerem que nove ou até mesmo doze biópsias devem ser feitas, pois isso aumenta muito as chances de encontrar um possível câncer na próstata.

Caso sua biópsia sugira que você de fato tenha câncer de próstata, seu médico o notificará e pedirá que você retorne ao consultório para maiores discussões sobre quais devem ser os próximos passos. Claro, é importante determinar se o câncer ainda está confinado dentro da próstata ou ele se disseminou para fora dela. O melhor parâmetro de determinação que os urologistas têm realmente é o nível de PSA no sangue: quanto mais baixo ele estiver, menor a probabilidade de que o câncer tenha se disseminado. Na verdade, caso o nível de PSA esteja abaixo de 10, a maioria dos urologistas não recomendará nenhum procedimento de estadiamento para verificar se o câncer ainda está dentro da próstata, porque com certeza é isso que ocorre. Por outro lado, caso o nível de PSA esteja acima de 10 (alguns urologistas utilizam o valor 20 como limite), muitos urologistas recomendarão tomografia dos ossos para determinar se houve alguma disseminação para os ossos.

Alguns urologistas gostam de obter tomografias computadorizadas abdominais ou exames de imagem de ressonância magnética com bobina endorretal para ver se há algum indício de que o câncer tenha se disseminado para fora da próstata (embora não necessariamente para os ossos), mas a maioria considera esse exame desnecessário, pois em geral não afetará o tratamento. Não existe um estudo que determine com algum grau de precisão se os nódulos linfáticos estão comprometidos, dado que seria o único capaz de influir na escolha do tratamento para o câncer de próstata. Se houver uma propagação do câncer apenas para dentro da cápsula da próstata, é provável que isso não faça nenhuma diferença no tratamento escolhido e, então, como regra geral, a maioria dos urologistas não pede tomografia ou ressonância magnética como procedimento de estadiamento, uma vez que o câncer tenha sido diagnosticado.

Outro fator de importância considerável no planejamento dos passos posteriores ao diagnóstico de câncer é a pontuação de Gleason, obtida a partir da biópsia da próstata. Caso essa pontuação seja 8, 9 ou 10, ela indica uma doença significativamente pior do que se um valor inferior indicaria. Embora eu acredite que uma prostatectomia radical possa ser considerada mesmo em face de uma pontuação de Gleason alta, muitos urologistas não são muito otimistas quanto ao resultado de qualquer tratamento nesses casos. Isso é algo que você e seu urologista terão de discutir.

Caso a opção por radioterapia, seja radiação por feixes externos, seja braquiterapia, seja a combinação de ambas, possa ser recomendada, em geral o paciente é encaminhado a um radioterapeuta, um especialista dessa área médica. Como mencionado no capítulo anterior, a radioterapia – radiação por feixes externos, braquiterapia ou a combinação de ambas – representa uma alternativa aceita e aceitável ao tratamento cirúrgico do câncer de próstata. Embora eu não acredite que os métodos radioterápicos sejam tão efetivos em longo prazo quanto uma prostatectomia radical, sempre encaminho todos os meus pacientes com câncer de próstata a nosso radioterapeuta, para que o paciente possa ter entendimento completo dessa forma de terapia e tomar uma decisão bem pensada sobre a forma como deseja ser tratado.

Se você, paciente, decidir fazer uma prostatectomia radical, será hospitalizado no dia da cirurgia e poderá ter de tomar um medicamento preparatório em casa, na noite anterior, para que seus intestinos estejam relativamente limpos caso ocorra um dano não previsto no intestino grosso durante o curso da prostatectomia, o que é muito improvável. Isso em geral não tem nenhuma consequência séria e pode ser reparado com facilidade, mas pode ser um problema caso os intestinos não tenham sido limpos de forma adequada antes do ferimento intestinal.

A prostatectomia radical em si é uma operação difícil (ver Capítulo 6), que costuma levar cerca de duas horas, ou mais, incluindo remoção dos nódulos linfáticos pélvicos e da próstata. Em geral ela é feita sob uma combinação de raquianestesia e anestesia geral para que você tenha relaxamento completo da parte inferior do abdômen e também fique adormecido. Após a cirurgia, é comum que apenas um cateter seja colocado na bexiga através do pênis e que um dreno fique na parte inferior do abdômen, saindo através da pele, para que qualquer sangramento posterior e urina não se acumulem na pelve. O dreno permanece em você por vários dias ou até que não haja mais drenagem. A remoção do dreno não é dolorosa. Você sentirá dor após a cirurgia, mas ela deve poder ser controlada por analgesia controlada pelo paciente (ACP), já descrita. Além disso, em algumas instituições, um cateter epidural é colocado na área da coluna por alguns dias para controlar o desconforto pós-operatório. No dia seguinte à cirurgia (ou quando o cateter epidural for retirado), você será capaz de sentar na cadeira e espera-se que poderá fazer uma breve caminhada, cuja duração aumentará a cada dia. Sem dúvida alguma, você sentirá um pouco de dor e desconforto e serão necessários narcóticos para aliviá-los. Por causa da ACP, sua dor e desconforto pós-operatórios serão muitíssimo minimizados.

Stephen N. Rous, M.D.

O cateter de Foley colocado em sua bexiga durante a cirurgia serve tanto como dreno da bexiga durante o processo de recuperação quanto como suporte ao redor do qual são dados os pontos no gargalo da bexiga para que o canal da uretra possa cicatrizar. Em geral, gosto de deixar esse cateter por aproximadamente duas ou três semanas após a cirurgia. A presença dele minimiza o vazamento de urina da área operada, que pode ocorrer, pois é extremamente difícil fazer um reparo à prova d'água. Após uma prostatectomia radical em hospital, mando meus pacientes para casa de dois a quatro dias após a cirurgia e peço para vê-los por volta de duas semanas depois para remover o cateter.

Quando o cateter é removido, a maioria dos pacientes tem pouco ou nenhum controle da incontinência urinária, em maior ou menor grau, por pelo menos alguns dias. Por essa razão o paciente recebe alguns absorventes que podem ser colocados dentro dos shorts para proteger a roupa. Em pouco tempo, a maioria dos pacientes se recupera da incontinência a ponto de não haver mais vazamento constante enquanto ele se locomove. Entretanto, certo grau de incontinência pode permanecer por várias semanas, ou até mesmo por meses, à medida que todo o mecanismo de continência melhora gradualmente. Pode-se dizer que a maioria dos pacientes tem poucos problemas com o vazamento urinário de três semanas a três meses após a cirurgia. O grau de continência continuará a melhorar por até seis meses ou até um ano após a cirurgia, mas se o vazamento persistir depois disso, é provável que seja necessário um tratamento definitivo (ver Capítulo 8).

Em geral, mando meus pacientes para casa com instruções para fazerem um exercício específico a fim de restaurar a continência o mais rápido possível. Esse exercício consiste na contração sequencial de dois músculos específicos. O primeiro é o músculo que o paciente utilizava antes da operação quando queria parar o fluxo urinário de repente; o segundo é o músculo antes utilizado por ele para eliminar aquelas "últimas gotas" de urina no momento em que achava que tinha terminado de urinar. Embora à primeira vista esses músculos pareçam ser o mesmo, na verdade eles são bem diferentes. Peço que meus pacientes contraiam o músculo de "parar" e, imediatamente depois, o músculo "das últimas gotas" e os mantenham o mais contraídos possível até que não aguentem mais por causa da fadiga muscular. Isso não durará mais que de dez a quinze segundos. Digo ao paciente para repetir o exercício de oito ou dez vezes seguidas e para fazê-lo de oito ou dez vezes ao dia. De acordo com minha experiência, isso ajuda o paciente a recuperar sua continência.

O período de convalescença após uma prostatectomia radical com certeza é mais longo que aquele após uma cirurgia para HBP. Simplesmente porque o procedimento em si demora muito mais e é muito mais agressivo ao paciente.

Em três meses você deverá se sentir tão bem quanto antes da cirurgia e ser capaz de fazer tudo o que conseguia fazer. Claro, para alguns pacientes o tempo de recuperação total pode ser ainda maior, mas isso é determinado mais pelo indivíduo do que pelas variações do procedimento cirúrgico.

Muitos pacientes querem saber sobre o retorno às atividades sexuais depois de uma prostatectomia radical e, em particular, se eles conseguirão obter ereções. Como regra geral, é provavelmente justo e seguro dizer que se elas retornarem, isso só acontecerá depois de seis meses a um ano e no máximo, dezoito meses após a cirurgia. Antes disso, não se pode dizer se a potência retornará. De qualquer forma, o local da operação estará bem cicatrizado seis semanas após a cirurgia; então, a atividade sexual poderia ser reiniciada de forma segura a qualquer momento depois disso, se houver ereções. Os pacientes devem estar cientes de que são capazes de ter orgasmos mesmo na ausência de ereções, mas que não terão mais ejaculações, mesmo que obtenham ereções, porque tanto a próstata quanto as vesículas seminais foram removidas.

Quando uma prostatectomia radical é feita, às vezes é possível não danificar os nervos que ficam dos dois lados da próstata e que controlam a ereção. Dependendo da localização e do tamanho do câncer de próstata, pode ser possível poupar um ou ambos os nervos. Caso os dois sejam preservados, o paciente pode manter a potência de forma parcial após a prostatectomia radical. Caso um deles seja preservado, o paciente ainda manterá alguma potência. Se nenhum nervo for poupado, é possível, mas improvável, que o paciente mantenha alguma potência. Outro grande determinante da potência pós-operatória, além da preservação dos nervos, é a idade do paciente à época da cirurgia. Pacientes acima dos 65 anos têm probabilidade consideravelmente menor de obter boas ereções após a operação do que pacientes mais jovens. No caso dos pacientes que não conseguem obter ereções após a cirurgia, as novas formas de próteses penianas, injeções penianas, bomba de vácuo ou, às vezes, Viagra representam opções viáveis para obter ereção e são a escolha de muitos pacientes (ver Capítulo 8).

Embora em geral não seja preocupação de um homem que fez prostatectomia radical para o câncer de próstata, devo mencionar que esses pacientes ficam permanentemente inférteis após a operação. Isso acontece por causa da remoção da próstata inteira, incluindo uretra prostática e vesículas seminais, o que não deixa nenhum local de armazenamento do fluido seminal. Lembre-se de que os espermatozoides que chegavam à uretra prostática dos ductos deferentes através dos ductos ejaculatórios não podem mais fazer isso, porque durante a cirurgia os ductos deferentes são costurados. Em outras palavras, embora um homem possa obter ereções e orgasmos após uma prostatectomia radical, não haverá nenhum líquido saindo do pênis.

8

Complicações da cirurgia da próstata

CIRURGIA PARA A HIPERPLASIA BENIGNA DA PRÓSTATA

Procedimentos minimamente invasivos

Quando o tratamento é feito por um dos procedimentos minimamente invasivos, as complicações são menores. Tanto com a ablação transuretral por agulha (TUNA) quanto com a termoterapia por micro-ondas (terapia por calor) pode haver edema na próstata logo após o procedimento suficiente para causar dificuldade ou mesmo impossibilidade de urinar. Então, quando um desses procedimentos é feito, para alguns pacientes um cateter de Foley pode ser necessário por algumas horas ou até por alguns dias. Além disso, após essas formas de tratamento minimamente invasivos, pode haver algum desconforto ao urinar, mas em geral ele é mínimo e relativamente infrequente, pois o objetivo desses tratamentos é preservar a uretra. Existe a possibilidade de piora na ejaculação, mas não é uma ocorrência comum. A principal "complicação" desses procedimentos decorre da não retirada de tecido para análise do patologista: um câncer de próstata, caso presente, permanece sem ser descoberto. Isso não é necessariamente um problema no caso de pacientes mais idosos (acima dos setenta anos), mas pode ser para pacientes mais jovens para os quais poderia ser indicado um tratamento definitivo contra o câncer de próstata, caso fosse descoberto.

Procedimento de vaporização

É comum ocorrer sangramento durante um procedimento de vaporização da próstata e isso em geral torna necessário um cateter de Foley por uma noite ou até por dois ou três dias após a operação. O cateter é mantido até que a urina não apresente mais sangue. Como a mucosa uretral é de fato destruída durante o procedimento de vaporização, muitos pacientes sentem urgência, frequência e às vezes desconforto ou dor ao urinar. Esses sintomas podem durar alguns dias ou até várias semanas. Alguns pacientes também podem ter piora na ejaculação.

Tratamentos a laser

O tratamento a laser da próstata está hoje limitado ao laser intersticial, que preserva a mucosa da uretra e causa, portanto, sem muita frequência, dificuldades como sintomas de urgência, frequência ou desconforto ao urinar e, caso algum deles ocorra, em geral é por um curto período. Com frequência é necessário manter um cateter interno por uma noite ou até por alguns dias após a operação, pois muitos pacientes terão edema (inchaço) na próstata suficiente para haver muita dificuldade de urinar. Além disso, alguns pacientes podem ter sangramento depois de um procedimento intersticial a laser.

Novos procedimentos a laser que se tornarão disponíveis provavelmente oferecerão complicações pós-operatórias similares às do laser intersticial. Os primeiros tratamentos a laser para a próstata envolviam as chamadas "queimaduras" ou aplicações diretas do laser na próstata, o que destruía a mucosa uretral e resultava grande desconforto para urinar por até três meses em muitos pacientes. Por essa razão, esses tratamentos iniciais foram abandonados. A piora nas ejaculações também pode ser uma das complicações do tratamento a laser para a próstata.

Incisão transuretral da próstata

A ITUP também pode causar piora nas ejaculações, assim como sangramento pós-operatório. Por isso um cateter costuma ser necessário por pelo menos uma noite e o paciente pode sentir urgência, frequência e desconforto para urinar por um curto período após a cirurgia. Outra "complicação" desse procedimento, assim como da vaporização e dos procedimentos a laser, decorre da não retirada de tecido para análise do patologista, ou seja, caso haja câncer ele permanecerá sem ser detectado.

Ressecção transuretral da próstata

A RTUP permanece como padrão-ouro para o tratamento da obstrução da saída da bexiga causada pela próstata. É muito mais árduo e tecnicamente difícil do qualquer procedimento já citado para o tratamento da HBP, mas provavelmente é também o que apresenta os melhores resultados em longo prazo. Embora procedimentos para a próstata como vaporização e laser pareçam dar resultados comparáveis em curto prazo, eles não têm período de acompanhamento suficiente até o momento para que se possa dizer quão duradouro será qualquer resultado salutar obtido.

O sangramento pós-operatório é sem dúvida uma complicação comum da RTUP e em geral é tratado de forma adequada pelo uso de um cateter de Foley até que a urina fique limpa. Isso ocorre em algumas horas ou até um ou dois dias. Sangramento tardio também pode ocorrer, em geral por causa de dificuldades no movimento intestinal, a qualquer momento nas três ou quatro semanas pós-operatórias e é tratado colocando-se um cateter de Foley temporariamente.

A incontinência parece ser a complicação mais temida e desesperadora da RTUP, tanto para o paciente quanto para o médico. O paciente fica extremamente infeliz por não conseguir controlar sua urina, e o médico fica tão descontente quanto o paciente porque este último é uma testemunha viva do que pode parecer uma incompetência médica. A incontinência urinária é uma complicação felizmente infrequente, mas é provável que ocorra em 1% dos pacientes que fazem RTUP para HBP. Há dois mecanismos que controlam a continência urinária e cada um deles tem um papel específico para que o homem não tenha problemas de incontinência. Um é a musculatura ao redor de grande parte da próstata e fora da cápsula verdadeira da próstata. Ela serve para manter o tônus da uretra prostática e do gargalo da bexiga e para conservá-los relativamente fechados quando o homem não está urinando. Um dano grave nessa musculatura pode levar à incontinência intensa e total. O outro mecanismo da continência é o esfíncter uretral externo. Um dano a esse músculo pode levar à incontinência de esforço, o que significa que pode haver perda involuntária de urina quando há aumento de pressão dentro do abdômen transmitido para a bexiga. Essa pressão pode ocorrer ao espirrar, tossir, fazer esforço físico etc.

Um dano a esses mecanismos de continência pode ocorrer durante o curso da cirurgia, embora isso possa não ser reconhecido de imediato. Há pontos bem definidos que guiam o urologista durante o procedimento cirúrgico e, sempre que um urologista danifica a musculatura ao redor da próstata ou o músculo do esfíncter uretral externo, pode ocorrer incontinência em maior ou menor grau. Às vezes, a visão do médico pode ser obstruída durante o curso de uma operação transuretral por causa do sangramento; em outros momentos, o problema pode resultar da relativa falta de experiência do urologista. O fato é que a incontinência ainda pode ser uma complicação, mesmo nas mãos dos melhores e mais habilidosos urologistas. A extensão do dano aos mecanismos de continência determinará a gravidade da incontinência, que pode variar da completa e total inabilidade de manter qualquer quantidade de urina dentro da bexiga à perda relativamente leve de urina quando se faz grande esforço ou exercício físico pesado.

A incontinência, em qualquer grau, não é necessariamente irreversível ou permanente. Há meios tanto médicos quanto cirúrgicos de combater esse problema tão estressante. Quando o vazamento de urina decorre de um dano na musculatura ao redor da próstata e da uretra prostática, a contração do músculo que permaneceu não danificado às vezes pode ser estimulada por várias drogas e ele pode voltar a funcionar de forma muito parecida com a de antes da cirurgia. O sucesso ou fracasso desse tipo de terapia dependerá da extensão do dano aos músculos comprometidos e de quão bem os músculos restantes podem funcionar. Drogas como pseudoefedrina ou efedrina agem na musculatura que ficou ao redor da próstata, contraindo-a, diminuindo o tamanho interno da uretra prostática e, assim, promovendo a continência urinária. Às vezes esse tratamento médico é combinado à terapia com drogas, como oxibutinina, que relaxam a bexiga e minimizam sua capacidade de contração. Isso pode ajudar ainda mais no armazenamento de urina na bexiga e controlar o vazamento. Quando a terapia com drogas não tem sucesso, existem soluções cirúrgicas, mas acredito que elas não devem ser levadas em consideração por no mínimo seis meses e de preferência um ano após a cirurgia, para se ter certeza de que a continência urinária não retornará de forma natural. Injeções de grandes quantidades de colágeno no gargalo da bexiga por via transuretral também têm sido utilizadas para tentar tratar a incontinência com resultados variados.

Também são utilizados, com grande sucesso, esfíncteres urinários artificiais, em geral colocados ao redor da uretra, logo após o esfíncter uretral externo (Fig. 8-1). Eles se parecem e funcionam como miniaturas de "bainhas" e são colocados ao redor da uretra, fechando-a totalmente quando inflados. Os esfíncteres são mantidos inflados para evitar o vazamento de urina. Quando o paciente sente que sua bexiga está cheia, pressiona o botão do mecanismo composto de uma bomba inserido na parte superior do escroto. Isso faz que a bainha se esvazie, permitindo que a urina saia. Após o esvaziamento da bexiga, a bainha se enche de novo em aproximadamente dois minutos. Com certeza esses esfíncteres não são a panaceia para todos os pacientes, mas são um grande passo para a solução desse problema tão triste que é a incontinência urinária. Note que esses são os mesmos esfíncteres implantados em pacientes com incontinência após prostatectomia radical e, nestes casos, o esfíncter (a bainha) é colocado ao redor da uretra, fora do gargalo da bexiga.

Stephen N. Rous, M.D.

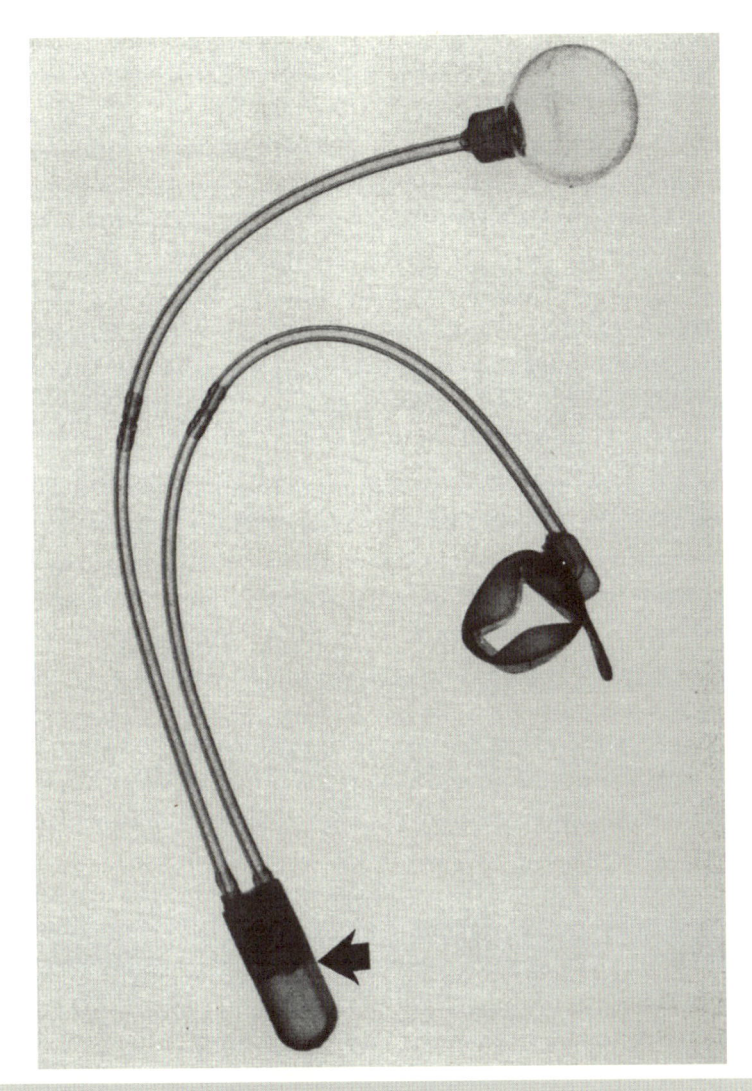

Figura 8-1. Esfíncter urinário artificial. A "bainha" com centro circular é colocada ao redor da uretra, adjacente ao esfíncter uretral externo. O reservatório grande (topo) é colocado embaixo dos músculos da parte inferior do abdômen e a bomba (seta) é colocada no escroto. A bainha é mantida inflada; quando um paciente tem de urinar, ele aperta o botão da bomba, permitindo que fluidos passem da bainha para o reservatório, desinflando a bainha e permitindo que a urina flua para fora da bexiga. Após um ou dois minutos com a bainha desinflada, quando o paciente terminou de urinar, a bainha infla-se automaticamente.

Cicatriz (estreitamento) da uretra pós-ressecção transuretral da próstata

Esta é outra complicação da cirurgia transuretral e é quase que totalmente evitável. O "estreitamento" da uretra é uma cicatriz que pode localizar-se desde o gargalo da bexiga até a abertura do pênis. Entretanto, é mais encontrada na parte da uretra onde o lado inferior do pênis se une à pele do escroto. É comum também encontrá-la logo na abertura do pênis. Esse estreitamento, ou cicatriz, na uretra diminui o diâmetro do canal através do qual a urina flui. Um paciente com estreitamento significativo após RTUP com frequência terá obstrução do fluxo urinário tão ou mais grave que o problema que o levou a fazer uma cirurgia na próstata.

Um estreitamento após RTUP resulta de um trauma na uretra que pode ocorrer durante o curso da RTUP, quando a uretra do paciente é menor que o instrumento cirúrgico (o ressectoscópio) nela introduzido. Uma estimativa grosseira da frequência de estreitamentos após RTUP pode chegar aos 10 ou 15%, embora nem todos os pacientes com estreitamento tenham problemas para urinar. Eles podem apenas ter um canal uretral um pouco mais estreito após a cirurgia do que tinham antes dela. Entretanto, a incidência de estreitamentos após RTUP pode ser reduzida para menos de 1% se o diâmetro da uretra for medido antes da inserção do ressectoscópio. Isso é feito com um instrumento especial e muito simples. Caso o diâmetro da uretra seja menor do que um tamanho específico (que varia de acordo com o ressectoscópio utilizado), a uretra deve ser alargada na cirurgia. Isso é facilmente feito com outro instrumento simples, que corta a uretra nos locais onde ela tem menor diâmetro para que não seja estreita demais para o ressectoscópio. Depois que o procedimento cirúrgico termina, a parte da uretra que foi cortada cicatriza de forma gradual e retorna a seu diâmetro pré-operatório.

Caso um paciente tenha dificuldade para urinar por causa de um estreitamento após RTUP, ele às vezes pode receber tratamento adequado com o alargamento periódico da uretra. Outras vezes, porém, a área da cicatriz deve ser cortada em uma cirurgia para poder cicatrizar ao redor de um cateter de diâmetro largo. O ideal é que isso permita à uretra retornar a seu diâmetro pré-operatório. Ocasionalmente, uma cirurgia plástica mais extensa tem de ser feita na uretra para reparar a área estreitada.

Após uma cirurgia para HBP (ver Capítulo 6), uma cicatriz pós-operatória pode aparecer no local onde a uretra foi dividida. Esse é um risco, em particular se a divisão da uretra, praticamente o último passo antes da remoção do tecido obstrutor da HBP, não for aparada e precisa.

Contratura do gargalo da bexiga

Esta é uma complicação pouco frequente (1% aproximadamente) mas muitíssimo problemática que pode ocorrer quando crescimentos muito pequenos da próstata – semelhantes à HBP, mas que talvez não necessitem cirurgia – são de fato removidos cirurgicamente. Esses pequenos crescimentos se localizam dentro da uretra prostática e não se estendem para cima, na direção da bexiga; dessa forma, eles não cobrem e protegem o gargalo normal da bexiga. Ao fazer uma cirurgia nesses pequenos crescimentos, portanto, o urologista pode acabar cortando parte do gargalo da bexiga em vez do tecido da HBP. O gargalo da bexiga ferido, ao se curar, tende a formar tecido de cicatriz. Com frequência isso fará que o paciente fique com uma abertura extremamente pequena no gargalo da bexiga, através do qual a urina tem de fluir. Essa abertura pode ficar com o diâmetro de um alfinete e fará que o paciente apresente recorrência dos sintomas que o levaram a fazer a cirurgia. Os novos sintomas, entretanto, costumam ser mais severos e pronunciados do que os do aumento da próstata (HBP). O tratamento desse problema consiste em uma incisão no gargalo da bexiga feito por meio de um cistoscópio, em geral com o paciente adormecido. Pode ser necessário fazer esse corte mais uma vez porque o estreitamento do gargalo da bexiga tende a recorrer. Felizmente, essa é uma complicação infrequente da cirurgia prostática e é muito mais fácil preveni-la que tratá-la.

Problemas sexuais

Isto pode ocorrer após qualquer procedimento mencionado para o tratamento da HBP, mas são mais comuns após uma RTUP. Obviamente, a capacidade de obter ereção satisfatória para uma relação sexual é muito importante para a maioria dos homens. Tão importante, na verdade, que muitos homens postergam a busca por tratamento para problemas médicos porque temem que o tratamento em si possa torná-los impotentes. Com frequência esse comportamento se aplica à HBP, porque o mito de que a vida sexual de um homem acaba quando ele faz uma cirurgia na próstata para o alívio da HBP persiste. Os homens, portanto, muitas vezes postergam tal cirurgia, causando grande prejuízo para sua saúde e bem-estar. Além disso, muitas vezes eles entram na sala de cirurgia convencidos de que seus dias de atividade sexual ficaram para trás. De fato, nada poderia estar mais distante da verdade, mas essa noção preconcebida pode ser um dos fatores que tornam tão difícil conhecer com precisão a verdadeira incidência de perda da função erétil pós-operatória. Caso essa perda ocorra, pode decorrer de um dano causado pela cirurgia em si, mas também pode ser psicossomática, porque o paciente prevê que isso vai acontecer.

Outro obstáculo para o conhecimento da real relação de causa e efeito entre cirurgia para HBP e impotência pós-operatória é o fato de que qualquer cirurgia pode ter um efeito deletério na função erétil, provavelmente decorrente da combinação de estímulos psicossomático e orgânico da agressão corpórea geral que resulta de qualquer procedimento cirúrgico, e não do dano específico de estruturas que afetam a potência. Tendo dito isso, entretanto, o fato é que entre 10 e 20% dos homens que fazem uma RTUP dizem que eram capazes de obter ereção antes da cirurgia e que se tornaram impotentes depois dela. Os números para a disfunção erétil após qualquer procedimento cirúrgico para HBP, fora a RTUP, não são bem conhecidos, mas pode haver uma incidência de impotência após esses procedimentos menos invasivos. Os nervos relacionados à impotência recobrem a próstata pelos dois lados e é plausível que um ou os dois nervos possam sofrer dano, caso uma incisão seja feita com maior profundidade ou o calor transferido à próstata no procedimento de vaporização ou a laser danifique esses nervos. Em qualquer caso, se o paciente de fato tiver disfunção erétil pós-operatória, ela é tratada da mesma maneira que se trata a disfunção erétil não relacionada à cirurgia da próstata.

Há muitos métodos de ampla utilização no tratamento da disfunção erétil decorrente de cirurgia prostática tanto para HBP quanto para câncer de próstata (prostatectomia radical). Além disso, essas mesmas modalidades são utilizadas para a disfunção erétil não relacionada a qualquer cirurgia na próstata. Talvez o método em uso mais popular envolva uma medicação oral cujo nome comercial é Viagra. Essa é uma pílula que age por meio de um sistema enzimático para aumentar os efeitos do óxido nítrico, uma substância crucial para o mecanismo erétil do pênis, e é efetiva em 75% dos homens que a utilizam. A pílula é tomada por volta de uma hora antes da relação sexual, e cerca de meia hora depois é necessário estimular o pênis manual ou oralmente. Um paciente não pode apenas tomar a pílula, esperar e obter uma ereção. Esta deve durar por aproximadamente meia hora e os efeitos colaterais mais comuns são dor de cabeça e distúrbios visuais, como se o paciente olhasse através de óculos de sol com lentes azuis-esverdeadas.

Essa droga é absolutamente contraindicada para qualquer paciente que esteja tomando qualquer forma de nitrato, como nitroglicerina. Acredito que também não seja aconselhável que pacientes com doenças cardíacas o utilizem, embora eu já tenha encaminhado pacientes a cardiologistas para que fossem liberados para tomar Viagra, caso não estivessem tomando nitroglicerina ou outros nitratos, mas apenas tivessem histórico de problemas cardíacos. Simplificando, o Viagra tende a abaixar a pressão sanguínea e é exatamente isso que a nitroglicerina e outros nitratos fazem. Se, por qualquer razão, o

Viagra for tomado ao mesmo tempo que um nitrato, a pressão sanguínea pode cair a ponto de induzir um ataque cardíaco, e de fato há relatos de que muitas centenas de pessoas morreram por terem tomado Viagra.

Outra forma muito popular de tratamento para disfunção erétil é a injeção de prostaglandina E1 direto no corpo cavernoso do pênis. Isso induzirá uma ereção, após estimulação manual do pênis, em 80% ou mais dos homens. A ereção pode durar aproximadamente uma hora e é uma forma muito satisfatória de tratamento para muitos homens. O maior risco é de que o paciente injete medicação em demasia e acabe com uma condição conhecida como priapismo, uma ereção inadequada, longa e dolorosa que precisa ser tratada com a injeção de um antídoto diretamente no pênis, algo que em geral requer uma sala de emergência.

Outra forma de tratamento para a disfunção erétil é o uso de um equipamento de vácuo (Fig. 8-2). Trata-se de um cilindro dentro do qual se coloca o pênis. O ar é então bombeado manualmente para fora do cilindro. Isso resulta uma ereção que pode ser mantida por até meia hora por meio de uma faixa constritora colocada ao redor da base do pênis antes de ele ser retirado do cilindro. Há ainda outro tipo de tratamento para a disfunção erétil, a utilização de um pequeno cilindro inserido dentro da uretra por um aplicador especial. O sistema é conhecido como supositório intrauretral (MUSE, na sigla em inglês) e contém prostaglandina E1. Inserido o cilindro, o pênis é massageado para promover a absorção do medicamento. Esse sistema parece dar resultados satisfatórios em aproximadamente 30 a 50% dos homens que o experimentam, mas por volta de 10% deles reclamam da sensação de queimação no pênis.

Formas alternativas e mais permanentes de terapia envolvem implante de um dos vários tipos de próteses penianas. Há equipamentos colocados dentro dos corpos esponjosos do pênis (corpos cavernosos), endurecendo-os para permitir a penetração durante a relação sexual. Embora haja muitas marcas diferentes de próteses penianas, os dois tipos básicos são os semirrígidos e os infláveis (Figs. 8-3 e 8-4). Cada um possui muitas vantagens e a decisão final de qual tipo utilizar deve ser feita entre o paciente e seu urologista.

Sem dúvida aparecerão novas formas de tratamento para a disfunção erétil. Há alguns anos surgiu um produto de apomorfina, comercializado como Uprima. É um tablete sublingual (colocado embaixo da língua) que produz ereção em aproximadamente vinte minutos. Ele atua no cérebro, mas em estudos clínicos provocou náusea em algumas pessoas e síncope em outras. Provavelmente não é melhor que o Viagra, exceto pelo fato de que sua ação é mais rápida e que não é contraindicado a pacientes em uso de nitratos, como acontece com o Viagra. Entretanto, em razão da síncope de alguns pacientes, há

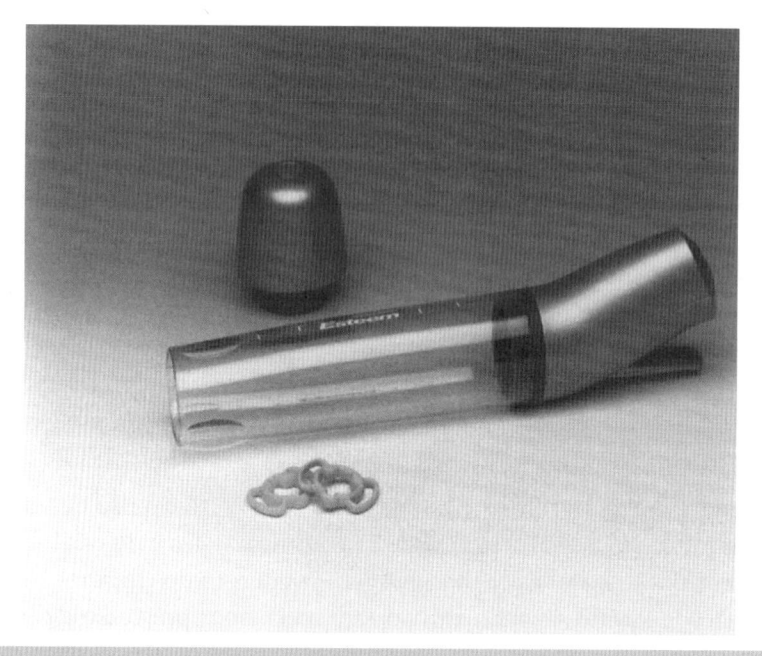

Figura 8-2. Bomba de vácuo utilizada para produzir ereção. Conhecida como auxiliar para ereção. No centro, o cilindro dentro do qual o pênis é colocado; do lado direito do cilindro fica a bomba de operação manual, que cria vácuo dentro do cilindro e produz ereção. Abaixo, as faixas constritoras que são introduzidas no cilindro e depois colocadas ao redor da base do pênis para manter a ereção. Acima, o pequeno equipamento cilíndrico é um carregador utilizado para colocar as faixas constritoras no cilindro. (Esta fotografia é uma cortesia de Timm Medical Tecnologies, Inc., Eden Praire, Minnesota.)

preocupação de que o uso concomitante de nitratos possa ter efeito deletério no coração caso ocorra síncope. Uma síncope pode ser considerada um quase desmaio, em geral sem perda de consciência.

Algumas empresas estão trabalhando com drogas de ação similar à do Viagra, mas sem contraindicações a pacientes que usam nitrato. Outras pesquisam com a prostaglandina tópica (PGE1), que seria aplicada na glande do pênis. Ela é combinada a cremes para promover a absorção pela pele, mas ainda não possui efeitos de longa duração. Há pelo menos duas empresas trabalhando com isso e o produto pode se tornar disponível no futuro próximo.

Outro tratamento é uma injeção peniana com uma combinação de fentolamina e polipeptídio intestinal vasoativo. Estudos clínicos apontam que a vantagem dessa droga é causar menos desconforto no pênis do que as injeções de prostaglandina E1.

Talvez o mais animador seja a pesquisa feita no campo da terapia genética para aumentar a produção de óxido nítrico pelo pênis. É postulado que talvez uma injeção anual possa melhorar significativamente a capacidade do pacien-

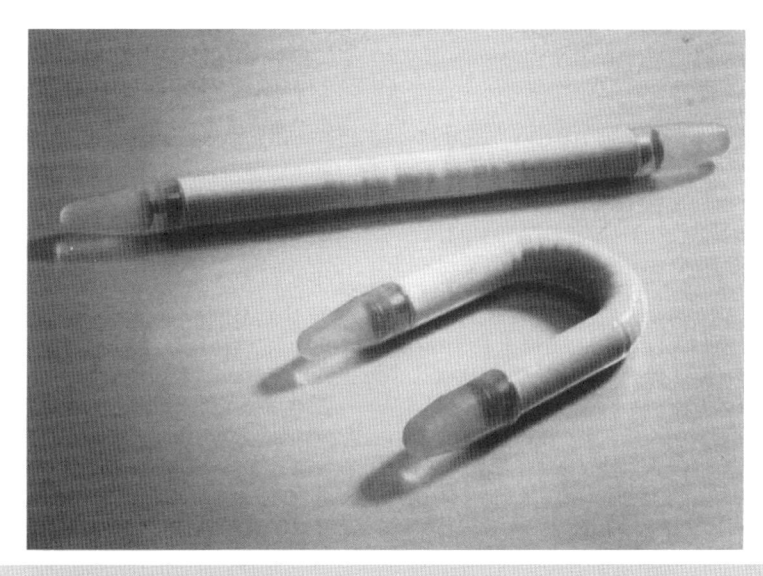

Figura 8-3. Prótese peniana semirrígida (maleável). Este tipo de prótese não possui quase nenhuma parte que possa quebrar ou funcionar de forma inadequada. Embora o pênis fique sempre ereto, o paciente é capaz de dobrá-lo para que aponte para baixo e fique ao lado da parte interna da coxa, não interferindo em suas atividades diárias normais. Quando se deseja ter relações sexuais, o pênis pode ser dobrado para cima para que fique apontando para frente. Para ilustrar, a fotografia mostra apenas um dos dois tipos de próteses, em posição rígida e como fica dobrada para baixo. Perceba sua flexibilidade e facilidade de ser ocultada. (Esta fotografia é uma cortesia de Timm Medical Tecnologies, Inc., Eden Praire, Minnesota.)

te de obter ereções. Entretanto, não é provável que isso se torne disponível no futuro imediato ou próximo.

Ejaculação retrógrada

Ejaculação retrógrada é o termo utilizado para a situação em que um homem tem orgasmo, mas nada sai da uretra. Normalmente, no momento da ejaculação, o gargalo da bexiga se fecha e o sêmen é propelido para fora do corpo por contrações espasmódicas dos músculos ao redor da uretra. Entretanto, após uma cirurgia transuretral para aliviar a obstrução prostática, o gargalo da bexiga é aumentado a ponto de não conseguir se fechar no momento do orgasmo e da ejaculação; portanto, o sêmen percorre o caminho com a menor resistência e retorna para a bexiga. Isso pode ser percebido quando um paciente urina após um orgasmo. A ejaculação retrógrada é uma ocorrência muito comum após uma ressecção transuretral da próstata (RTUP) e é provável que a maioria desses pacientes a apresente. No caso de alguns outros tratamentos cirúrgicos para a hiperplasia benigna da próstata, o gargalo da bexiga pode não ser aumentado tanto quanto em uma RTUP e, portanto, a incidência de ejacu-

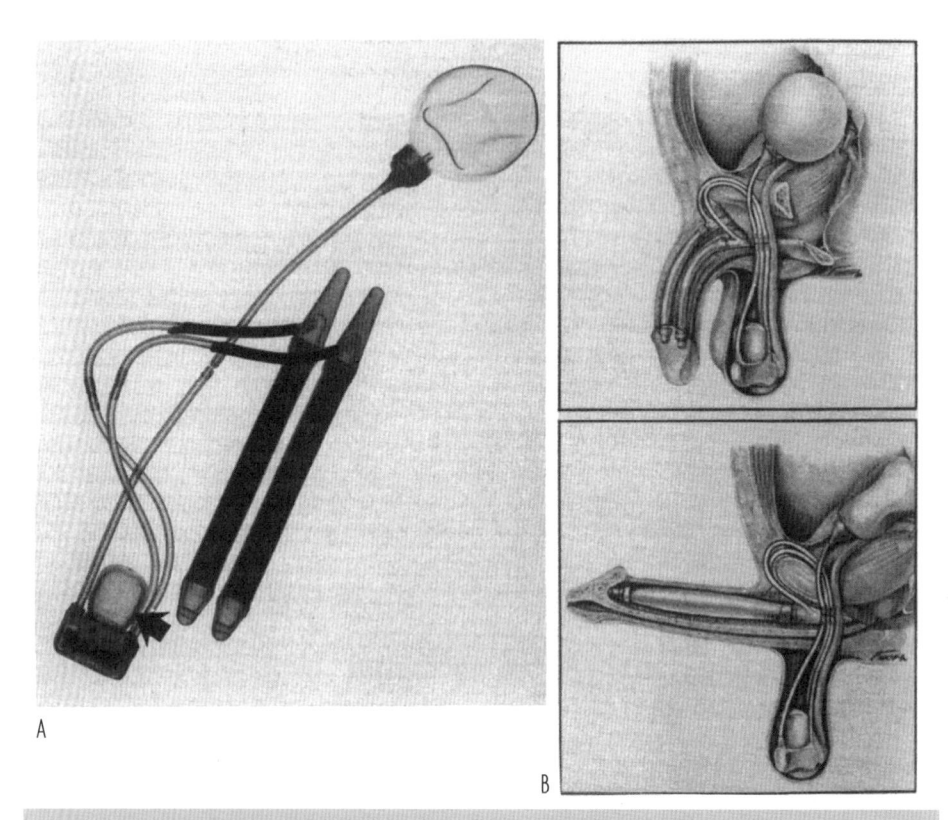

Figura 8-4. Próteses infláveis. Este tipo de prótese permite que o pênis aumente e fique rígido, quando o equipamento é inflado; e flácido, quando o equipamento não está inflado. (Estas ilustrações são cortesia da American Medical Systems, Minnetonka, Minnesota.) A. Equipamento inflável mais utilizado, no qual a bomba (seta) colocada dentro do escroto é pressionada, transferindo fluido do reservatório (acima) para os cilindros pareados, fazendo que o pênis aumente em tamanho e rigidez. Quando não se deseja mais a ereção, uma válvula de escape na bomba permite a transferência do fluido dos cilindros de volta para o reservatório. Há outros modelos de prótese inflável com alguma variação em relação a este, mas o princípio é o mesmo. B. Ilustração da disposição anatômica das várias partes do equipamento inflável mostrado em A. Acima: pênis flácido e prótese desinflada. Abaixo: pênis ereto e prótese inflada. Note o aumento de tamanho dos cilindros quando o pênis está rígido e a correspondente diminuição do tamanho do reservatório, pois muito do fluido foi transferido deste último para os cilindros.

lação retrógada é mais baixa. Na verdade, a ejaculação retrógada seria muito menos comum após termoterapia por micro-ondas ou incisão transuretral da próstata (ITUP), por exemplo, do que ocorre após outros procedimentos que têm maior probabilidade de aumentar a abertura do gargalo da bexiga.

Para muitos pacientes a ejaculação retrógada não diminui o prazer de um orgasmo e, para a maioria das pessoas, a sensação que o acompanha não muda. Entretanto, é absolutamente imperativo que um paciente seja avisado da possível, talvez até da provável, ocorrência de ejaculação retrógada após uma cirurgia para HBP. Posso me lembrar bem da primeira RTUP que fiz após terminar minha residência. Meu paciente era um senhor com quase oitenta anos. Eu falhei quando não comentei, antes da cirurgia, sobre a ejaculação retrógada; quando ela aconteceu, após a cirurgia, ele ficou extremamente irritado! "Você tirou a minha masculinidade!", ele me disse com uma considerável angústia. O fato de o paciente não ser casado e não ter nenhum desejo de ter filhos não tinha nada a ver com isso. Acho que o ponto crucial da questão sobre o que há de tão agonizante para os homens na ejaculação retrógada é a ideia de que se eles quisessem ter filhos isso não seria mais possível. De uma forma ou de outra, a ideia que permeia a mente de alguns homens é que lhes tirar a possibilidade de paternidade faz que eles sejam menos homens. Isso é algo de difícil compreensão para mim, mas que permanece um fato. Posso me lembrar bem da angústia de um grande amigo meu, um advogado, que nunca se casou e sempre abominou a presença de crianças pequenas, mas mesmo assim ficou extremamente irado com a ejaculação retrógada presente após sua RTUP. Ele de fato sentiu que a ausência da ejaculação lhe roubou uma das características mais supremas de ser um homem, e havia pouco que eu pudesse fazer para convencê-lo do contrário. Felizmente, ele não foi meu paciente e, portanto, a maior parte de sua raiva não foi direcionada a mim!

Caso a ejaculação retrógada ocorra em um indivíduo que de fato tenha intenção de ter mais filhos, há técnicas que permitem isolar o sêmen da urina que sai imediatamente após a ejaculação. Essas técnicas não são nem difíceis nem exóticas, e o sêmen recuperado pode ser injetado na vagina, bem próximo ao colo do útero, da mesma forma que se faz inseminação artificial.

Eu disse que a maioria dos pacientes com ejaculação retrógada pós-cirúrgica ainda tem a mesma sensação de prazer de antes da cirurgia. Entretanto, aprendi com alguns pacientes que nem sempre é assim. É muito incomum um paciente reclamar que a sensação do orgasmo após a cirurgia para HBP está "simplesmente diferente" e que "não é tão boa quanto à de antes". Embora eu saiba, por minha experiência com muitos pacientes por muitos anos, que essa reação acontece com um número muito pequeno de pacientes, acho importante contar a você sobre essa possibilidade. A esposa de um paciente, muito preocupada, escreveu-me uma carta para dizer que após a RTUP seu marido demorava demais para alcançar o orgasmo e que nem sempre conseguia. Não posso explicar situações como essa, mas não duvido das descrições precisas relatadas por esses pacientes extremamente preocupados. Entretanto, desejo reiterar que, embora esses problemas possam ocorrer, a grande maioria dos pacientes que fazem cirurgia da próstata para HBP realmente voltam aos padrões, práticas, sensações e sentimentos relacionados ao sexo que tinham antes (exceto pela ejaculação retrógrada).

Epididimite

Esta é uma complicação da cirurgia da próstata que pode ocorrer enquanto o paciente está no hospital, mas em geral ocorre entre duas e seis semanas após a cirurgia, quando o paciente está bem e se recuperando em casa. É uma condição marcada por inflamação profunda e inchaço do epidídimo (ver Capítulo 1), acompanhada de dor e sensibilidade consideráveis. Com frequência o processo inflamatório também acomete os testículos adjacentes, resultando uma área grande, dura e extremamente sensível dentro do escroto que pode chegar ao tamanho de uma ameixa ou de um pêssego pequeno. A epididimite é uma complicação muito rara da cirurgia da próstata, que provavelmente atinge 1 a 2% dos pacientes, e tem maior probabilidade de ocorrer caso o paciente tenha infecção de urina pós-operatória ou histórico de epididimite. Quando ela aparece, o desconforto agudo em geral desaparece em uma ou duas semanas, mas o inchaço pode levar de dois a três meses para se dissolver por completo. O tratamento é feito com antibióticos, analgésicos e descanso. Um suporte escrotal também pode ajudar.

Bacteriúria persistente

Após uma cirurgia prostática para uma doença benigna em que a uretra normal tenha sido retirada, são necessários de dois a três meses para a uretra prostática ter um novo revestimento interno. Esse é o caso após vaporização, RTUP e alguns procedimentos a laser. O revestimento interno da bexiga cresce subsequentemente dentro da uretra, formando um novo revestimento. Durante o período em que a uretra prostática está se recuperando, há constante produção de glóbulos brancos (células de pus), o que é normal no processo de recuperação e não indica necessariamente a presença de uma infecção. Então, embora haja vários glóbulos brancos na urina dos pacientes em recuperação de cirurgia da próstata, isso não significa que haja infecção bacteriana. Na verdade, não é normal haver bactérias na urina desses pacientes e, caso existam, isso deve ser tratado.

O tratamento usual consiste em vários dias de antibiótico ao qual a bactéria seja suscetível. Caso não seja possível esterilizar a urina dessa forma ou a infecção retorne após um tratamento bem-sucedido, então será necessária uma investigação completa para buscar as causas da infecção que podem ter sido negligenciadas e costumam demandar tratamento. Fatores como esvaziamento incompleto da bexiga (que pode ou não decorrer da remoção completa do tecido obstrutor da HBP), divertículo da bexiga (bolsas externas, em geral causadas pela HBP, ver Capítulo 4) que não se esvazia, e até mesmo obstrução da drenagem de rins que tenham bactérias podem resultar em infecções recorrentes após cirurgia prostática. Ocasionalmente, pedras nos rins não detectadas antes da cirurgia podem ser a causa da infecção bacteriana. Quando a causa da infecção é encontrada, é comum que o tratamento adequado a cure. Alguns urologistas preferem que seus pacientes tomem antibióticos por várias semanas após a cirurgia, ao passo que outros preferem tratar infecções caso ocorram. Embora eu tenda a concordar com a última escolha, com certeza se pode dizer que não há certo ou errado sobre esse assunto, e o médico em geral segue o curso com o qual teve mais sucesso no passado.

Cirurgia para o câncer de próstata

Cirurgia transuretral

As complicações que podem ocorrer quando se faz uma cirurgia prostática transuretral em um paciente com câncer de próstata e sintomas de obstrução da saída da bexiga decorrente de HBP coexistente são as mesmas que podem ocorrer quando a operação é feita apenas para HBP. Isso é verdade, em particular, quando o tecido obstrutor é predominantemente benigno. Essa é uma ocorrência comum, pois, como você se lembra, câncer de próstata e HBP ocorrem na mesma faixa etária.

Entretanto, se uma cirurgia transuretral for feita para aliviar os sintomas causados por câncer de próstata avançado, as complicações da cirurgia são muito mais graves, pois, quando a próstata inteira (ou sua maior parte) é substituída por tecido canceroso, a uretra prostática se transforma em um tubo rígido, nada maleável. Como um dos mecanismos da continência urinária depende da flexibilidade da uretra prostática para que ela possa fechar esse canal em determinados momentos, é óbvio que, se o câncer transforma a uretra prostática em uma estrutura rígida, a incontinência pode se tornar um problema real. Na verdade, a incontinência urinária ocorre em 5% ou mais dos pacientes que fizeram RTUP para aliviar sintomas de obstrução causada por câncer de próstata avançado. A probabilidade de incontinência aumenta caso o paciente também tenha feito radioterapia para tratar a próstata. O sangramento após RTUP para câncer avançado da próstata também pode ser um grande problema, porque há certas substâncias no tecido canceroso que tendem a promover sangramento e impedem o processo normal de coagulação sanguínea que normalmente faz o sangramento parar. Enfim, deve-se lembrar que a RTUP de próstata com doença maligna avançada e extensa (ou a RTUP feita para HBP e câncer coexistentes) deve ser considerada um procedimento apenas paliativo, para aliviar as dificuldades de urinar, e nunca uma cura para o câncer.

Prostatectomia radical

Incontinência

Quando uma prostatectomia radical ou total é feita com intuito de curar ou dar longa sobrevida a um paciente com câncer de próstata, são removidas a próstata inteira e, portanto, a uretra prostática (ver Capítulo 6). Cria-se dessa forma um vão na uretra, que é preenchido trazendo-se o gargalo da bexiga até a porção remanescente da uretra no nível do esfíncter uretral externo. O gargalo da bexiga é costurado à uretra remanescente. Fica claro, então, que quando a próstata e sua musculatura são removidas sempre há possibilidade de incontinência urinária, mesmo que a reconstrução da uretra seja perfeita. Na verdade, entre 5 e 10% dos pacientes que passam por uma prostatectomia nos Estados Unidos sofrem de alto grau de incontinência. Entretanto, alguns centros que fazem grandes números de prostatectomias radicais relatam taxas de incontinência que se aproximam de 100%. Quase todos os pacientes que fazem essa cirurgia ficam totalmente incontinentes, por algumas horas, alguns dias, algumas semanas e até alguns meses, mas em apenas alguns pacientes (pouco mais de 5%) a incontinência é permanente. Cerca de 1/3 dos pacientes pode ter algum grau de incontinência de esforço por um longo período ou até mesmo de forma permanente. Isso significa que quando esses pacientes tossem, espirram ou levantam algum peso, eles podem involuntariamente perder de algumas gotas até vários mililitros de urina. A maioria deles precisa utilizar protetores absorventes. Essa situação pode melhorar com uso de algumas drogas que relaxam a bexiga e a tornam menos suscetível à urgência de urinar. Substâncias como oxibutinina e tolterodina e imipramina normalmente ajudam.

Como um dos principais mecanismos da continência urinária (a próstata e seus músculos) foi removido na prostatectomia radical, retomá-la depende em grande parte da prática diligente de um exercício. Isso significa que o paciente deve fazer o exercício com regularidade para dar mais tônus e força aos músculos remanescentes que controlam a continência. Há, na verdade, dois grupos de músculos utilizados para isso, o primeiro fica ao redor do reto e o segundo ao redor da base do pênis. O primeiro é o grupo de músculos que você contrai quando quer parar o fluxo urinário de repente; lembre-se de como você urinava antes da sua prostatectomia radical. O segundo grupo de músculos é o que você utilizava quando achava que tinha terminado de urinar e queria expelir as últimas gotas de urina.

O exercício para melhorar a continência é a contração sequencial desses dois grupos de músculos. Comece por aquele que você utilizaria para interromper o fluxo e, mantendo esses músculos contraídos, contraia também aqueles que utilizaria para eliminar as últimas gotas de urina. Você deve manter esses dois grupos de músculos contraídos – ao máximo que conseguir – pelo maior tempo possível, até que haja fadiga muscular. Na prática, isso não levará mais que dez ou quinze segundos. Você deve repetir esse exercício – contrair os dois grupos de músculos sequencialmente – pelo menos oito ou dez vezes seguidas e deve fazê-lo de oito a dez vezes por dia. Você deve também contrair esses músculos de forma consciente e sequencial antes de levantar algum peso, fazer esforço ou antes de qualquer coisa que possa aumentar a pressão em sua bexiga, resultando perda involuntária de urina.

Durante o curso do processo de cura após uma prostatectomia radical, a melhora da continência pode levar de um ano a dezoito meses. Caso a incontinência urinária ainda esteja incomodando o paciente após esse período, vários tratamentos podem ser utilizados. A injeção de uma substância de preenchimento como colágeno direto no gargalo da bexiga (por via transuretral) costuma melhorar muito a continência urinária, mas seus efeitos nem sempre têm longa duração e as injeções de colágeno em geral precisam ser repetidas. Um esfíncter artificial pode ser implantado por cirurgia, como já foi descrito, no caso de incontinência resultante de cirurgia para HBP. Esses esfíncteres artificiais, quando utilizados após prostatectomia radical, são colocados ao redor do gargalo da bexiga. Embora eles não sejam efetivos para todos os pacientes, proveem de fato melhora significativa e às vezes cura total para a maioria dos pacientes nos quais são implantados.

Contratura do gargalo da bexiga

A contratura do gargalo da bexiga na área costurada à porção remanescente da uretra não é rara como complicação da prostatectomia radical. Ela ocorre nos três primeiros meses após a operação. É típico que o paciente perceba grande diminuição na força e calibre de seu fluxo urinário e tenha dificuldade para urinar. Esses são os mesmos sintomas da contratura do gargalo da bexiga pós-cirurgia prostática para HBP. O tratamento às vezes pode ser apenas a dilatação do gargalo da bexiga, feita por via transuretral sob anestesia local, mas às vezes a contratura é tão intensa que é necessário fazer uma incisão no gargalo da bexiga, sob anestesia local ou raquianestesia. Em geral, a dilatação ou a incisão é suficiente para aliviar o problema e é incomum essa complicação em particular persistir ou recorrer depois de tratada.

Disfunção erétil

Quando os nervos que controlam a ereção não sofrem danos durante a prostatectomia radical, a função erétil pode continuar a mesma após a operação. Entretanto, esses nervos ficam próximos dos dois lados da próstata e muitos urologistas acreditam que nem sempre é aconselhável tentar preservar esses nervos, temendo que com isso, na verdade, deixem algum câncer que possa estar na periferia da próstata. Também é fato que muitos pacientes que fazem prostatectomia radical já se tornaram impotentes antes da cirurgia e, portanto, a preservação desses nervos não é importante. Mesmo assim, quando a potência é realmente importante para um paciente após a cirurgia, ela pode às vezes ser mantida preservando-se esses nervos. Você e seu urologista devem discutir esse ponto com muito cuidado, dando-se muito valor à opinião de seu urologista sobre a possibilidade de a preservação desses nervos trazer o risco de não se eliminar qualquer câncer que possa estar próximo ou até mesmo aderido a eles.

Às vezes, quando biópsias demonstram haver câncer apenas em um dos lados da próstata, preservar o nervo do outro lado é uma opção válida, embora apenas um nervo preservado não produza a mesma ereção firme que ambos. A idade do paciente na época da cirurgia também é um fator importante sobre sua potência após a cirurgia. Em geral, pacientes muito acima dos 65 anos não tendem a permanecer potentes após a operação, mesmo quando os nervos são preservados. Não há dúvida de que há alguns urologistas com vasta experiência em prostatectomias que relatam uma taxa de potência de 75% ou mais em pacientes que fizeram prostatectomias com preservação dos nervos. Alguns centros cirúrgicos de excelência relatam uma porcentagem ainda maior de conservação da potência em homens com menos de sessenta anos e que mais de 80 a 85% dos homens mantêm a potência por um a dois anos após a cirurgia. A maioria dos centros, entretanto, não é capaz de relatar esses bons resultados, e dados de todo Estados Unidos sugerem que por volta de 40 a 50% dos homens de todas as idades mantiveram a potência por um a dois anos após prostatectomia com preservação dos nervos. Essas taxas, é claro, são mais baixas quando nenhum dos nervos é preservado.

A impotência pós-prostatectomia radical pode ser temporária ou permanente. Caso a potência retorne, isso deve acontecer em doze a dezoito meses após a cirurgia. Caso a impotência persista além desse período, ela pode ser tratada da mesma forma que aquela que ocorre após cirurgia para HBP. As pílulas de Viagra às vezes são eficazes após a prostatectomia, mas sua taxa de sucesso é muito mais baixa nessa situação do que quando após a cirurgia para HBP. Se houver preservação dos nervos em um ou dois lados da próstata, o

Viagra terá maior probabilidade de funcionar. Entretanto, a bomba de vácuo e as injeções penianas realmente ajudam na maioria dos casos. O supositório intrauretral (MUSE) também pode ajudar. Quando nenhum desses meios parece ajudar, o implante de uma prótese peniana, citado antes, costuma solucionar o problema.

A impotência muitas vezes associada ao câncer de próstata e esse câncer em si causa grande preocupação e ansiedade a muitos homens, o que é compreensível. Para alguns, participar de um grupo de apoio para homens que passaram por uma experiência semelhante pode ajudar muito.

COMENTÁRIOS GERAIS

A prostatectomia radical é uma operação complexa e de difícil execução e nem todos os urologistas conseguem obter os mesmos resultados. Realmente acredito que um urologista bem treinado, que faça essa cirurgia com cuidado e habilidade, obterá melhores resultados em termos de menor número de complicações pós-operatórias, menor probabilidade de incontinência e maior probabilidade de preservação da potência do que um urologista que talvez não seja tão bem treinado e que não tenha feito tantas prostatectomias. Não há nada de novo no que acabo de dizer. É claro que cirurgiões experientes obtêm melhores resultados, com menos complicações, do que cirurgiões menos treinados. Um dos fatores de distinção entre esses dois tipos de cirurgiões é o número de um determinado procedimento cirúrgico que fizeram. Portanto, acredito que sua cirurgia tem maior probabilidade de ter menos complicações e talvez uma chance menor de incontinência se você for a um urologista ou a uma instituição com grande experiência nesse tipo de cirurgia. Mas também digo, entretanto, que alguns dos excelentes urologistas com quem já tive contato não trabalham em grandes instituições nem têm, necessariamente, uma longa lista de cirurgias em seu currículo.

Os tipos de complicações discutidas neste capítulo que podem ocorrer quando uma cirurgia é feita para HBP ou para câncer não são comuns, mas certamente podem ocorrer. Hoje, é amplamente aceito que pacientes bem informados e que com total compreensão de suas cirurgias têm resultados e período pós-operatório melhores. Além disso, um paciente tem o direito de saber e entender um procedimento cirúrgico. Por essas razões, a ideia de consentimento consciente vem ganhando ampla aceitação nos círculos médico e legal. Isso significa apenas que quando um paciente dá seu consentimento para uma operação, ele foi informado sobre o que a operação é, quais são os riscos e as possíveis complicações. Às vezes é um difícil jogo de equilíbrio para um urologista determinar exatamente quantos detalhes um paciente pode querer

– ou deve – saber sobre os riscos e complicações da cirurgia. Com certeza, uma apresentação abordando todas as coisas ruins que podem acontecer a um paciente e as explicações em mínimos detalhes pode muito bem assustá-lo e fazê-lo fugir de uma cirurgia necessária ou encaminhá-lo para um procedimento cirúrgico com imensa apreensão sobre suas possíveis complicações. Por outro lado, também é inquestionável o direito do paciente de saber sobre o que pode dar errado em uma operação para que ele tenha a oportunidade de recusá-la, caso o queira.

Quando discuto riscos e complicações com meus pacientes, sempre respondo de forma honesta e direta a qualquer pergunta que possam fazer e sou tão franco com eles quanto eu gostaria que meu próprio médico fosse comigo. Entretanto, não considero particularmente aconselhável ou útil amedrontar um paciente antes de uma operação, levantando problemas muito improváveis, em especial quando o paciente nunca os levou em consideração. A maioria de meus pacientes quer saber quais são os riscos em termos de mortalidade e eu lhes digo a verdade, com o máximo que sei. A maioria deles também quer saber sobre a possibilidade de incontinência urinária e respondo da forma mais exata possível. Alguns deles perguntam que tipo de atividade sexual podem esperar ter após a cirurgia e sempre explico esse tópico com detalhes; na verdade, esse é um assunto que eu mesmo abordo, caso o paciente não pergunte nada a respeito.

Radioterapia

Não é raro pacientes escolherem a radioterapia (radiação por feixes externos, implantação de fontes radioativas ou uma combinação das duas) como forma de tratamento contra o câncer prostático. Às vezes, as complicações desse tipo de tratamento podem ser tão difíceis para o paciente quanto as de uma cirurgia radical.

Aproximadamente a metade dos pacientes que faz radioterapia contra o câncer de próstata pode sofrer disfunção erétil e impotência como resultado da terapia, e não se trata de impotência psicossomática. Ainda não se sabe com exatidão qual mecanismo é responsável pela perda da função erétil, mas é provável que isso esteja relacionado ao efeito da radiação nos vasos sanguíneos que suprem as partes esponjosas do pênis. O tratamento para essa disfunção erétil tem as mesmas opções já mencionadas neste capítulo. Infelizmente, uma pequena porcentagem dos pacientes que faz radioterapia (aproximadamente 2%) terá complicações graves como hemorragias incontroláveis da bexiga (o que em geral ocorre alguns anos após o término da radioterapia), incontinência urinária ou dano significativo no reto. Por volta de 5% desses pacientes terão complicações mais moderadas, afetando usualmente a bexiga e o reto. Como citei no Capítulo 6, sempre ofereço a meus pacientes a oportunidade de se consultarem com nosso radioterapeuta para que tenham uma compreensão sobre os benefícios, riscos e complicações da radioterapia melhor do que teriam se eu lhes explicasse a respeito. Eu encorajo você, paciente, a pedir a seu urologista a opção de discutir seu tratamento com um radioterapeuta, a menos que você já saiba (alguns pacientes já sabem) que a radioterapia não seria a sua escolha de tratamento.

Complicações pós-orquiectomia

Os pacientes que fazem este tratamento contra o câncer avançado da próstata quase nunca têm qualquer problema relacionado à feminilidade, como aumento dos seios, mudança na voz e na distribuição corporal ou facial. Entretanto, muitos pacientes reclamam amargamente de "ondas de calor", um problema que deixa muitos homens pingando de suor várias vezes ao dia e que é análogo às ondas de calor das mulheres na menopausa. Embora a maioria dos pacientes que fazem orquiectomia (ou que são tratados com injeções de antagonistas LH-RH) não tenha o grave problema das ondas de calor, esse problema é real e significativo para aqueles que passam por ele.

Descobri que há três tratamentos para esse problema e qualquer um pode ter sucesso com um determinado paciente. A injeção intramuscular de acetato de medroxiprogesterona (Provera) na dosagem de 200 a 400 mg a cada quatro ou seis semanas muitas vezes alivia bastante o problema. Às vezes, Premarin (um estrogênio conjugado) via oral na dosagem de 0,3 a 0,6 mg/dia por um mês ajuda. Outro medicamento que pode ajudar muito, mas que pode ser caro é o Bellergal-S (uma cápsula duas vezes ao dia). A maioria dos pacientes com esse irritante problema de ondas de calor pode ser muito ajudada, se não curada, com uma dessas formas de terapia. Em geral, começo com o Provera porque sua ação é relativamente longa e o paciente precisa de injeções apenas a cada quatro ou seis semanas e às vezes até a intervalos maiores.

Palavras finais aos meus leitores

Espero realmente que este livro tenha sido útil em sua luta contra qualquer problema relacionado à próstata. Nele tentei cobrir quase todas as situações que podem surgir e ser importantes para você, e espero ter tido sucesso. Também gostaria de agradecer aos muitos leitores cujos contatos, escritos ou por telefone, após as primeiras edições deste livro me ajudaram a formar algumas das bases para o material desta edição.

Finalmente, desejo repetir o que disse na Introdução deste livro: médicos diferentes, com mesma capacidade e inteligência, podem seguir diferentes caminhos de prognóstico para o mesmo fim e podem utilizar diferentes métodos para tratar a mesma doença. Nenhum médico está necessariamente errado, pois as diferenças refletem apenas o fato de que nas mãos de um determinado médico um tratamento mostrou, de forma consistente, melhores resultados do que outro e que médicos têm experiências diferentes que o levam a conclusões diferentes. Em todo este livro, muitas vezes expressei minhas opiniões próprias sobre o diagnóstico e o tratamento de muitos problemas urológicos. Entretanto, as minhas opiniões são apenas as minhas opiniões e certamente não significam de forma alguma que aqueles que divergem de mim estejam errados.

Espero que este livro tenha vindo ao encontro das expectativas daqueles que o leram; ficarei muito satisfeito se ele serviu para confortar e dar segurança aos homens que sofrem das várias doenças da próstata.

Glossário

A

Adenoma
tumor em que as células formam estruturas glandulares reconhecíveis.

Adenoma prostático
ver *Adenoma*.

Agudo(a)
que chega a uma crise rapidamente; de curso rápido e relativamente grave; pontual.

Agulha tru-cut
agulha tradicionalmente utilizada para remoção de amostras de tecido de uma estrutura sólida, como a próstata. O tecido é retirado para que um exame microscópico determine se o câncer está presente.

Anestesia
perda do sentimento ou da sensação. Embora o termo seja utilizado para a perda da sensação tátil, é ampliado especialmente para a perda da sensação de dor, como no caso em que permite a realização de uma cirurgia ou de outros procedimentos dolorosos.

Geral
estado de inconsciência, produzido por agentes anestésicos, com ausência da sensação de dor em todo o corpo e maior ou menor grau de relaxamento muscular.

Local
restrita a uma parte do corpo.

Raquianestesia
produzida por injeção de um anestésico local no espaço subaracnóideo ao redor da coluna vertebral.

Antígeno prostático específico (PSA)
proteína recentemente identificada que é produzida por células da próstata, tanto benignas quanto por malignas.

Aspiração
remoção por sucção de fluidos ou gases de uma cavidade.

Por agulha
remoção por sucção de amostras de células com uma agulha, especialmente desenvolvida, que fica presa a uma seringa.

Prostática
remoção de amostras de tecido celular da próstata.

B

Bactéria
micro-organismos unicelulares que podem causar infecção ou inflamação.

Bacteriúria
presença de bactéria na urina.

Banho de assento
coloca-se no fundo da banheira uma pequena quantidade de água morna, apenas o suficiente para cobrir a área do períneo quando o paciente se senta, e vários sais de banho. Isso pode ter efeito paliativo para dor e desconforto da área do períneo.

Benigno
não maligno; não recorrente; passível de recuperação.

Bexiga
bolsa que serve como receptáculo para uma secreção. Em geral, é utilizada para designar a bexiga urinária.

Bexiga compensada
bexiga que se esvazia completamente quando o paciente urina.

Bexiga descompensada
bexiga que não se esvazia quando o paciente urina, permanecendo com urina residual.

Biópsia
remoção e exame, em geral microscópico, de tecido do corpo humano vivo para estabelecer diagnóstico preciso.

C

Câncer

tumor celular cujo curso natural é a morte do paciente. As células de câncer, diferente das células de tumor benigno, têm propriedades de invasão e metástase.

Câncer metastático

câncer que se disseminou para fora dos limites do órgão ou estrutura no qual se originou.

Câncer prostático

câncer que se origina na próstata; quase sempre, dentro das glândulas da próstata.

Cápsula

estrutura na qual algo está envolto.

Cápsula cirúrgica (próstata)

na verdade não é uma cápsula e sim a interface entre a hiperplasia benigna prostática e o tecido da próstata em si. Durante a cirurgia para alívio da HBP, todo o tecido dentro da cápsula cirúrgica é removido, permanecendo apenas o tecido da próstata.

Cápsula prostática (verdadeira)

camada fibrosa de tecido que envolve a próstata, assim como a casca de uma maçã envolve sua polpa.

Carcinoma

crescimento maligno de novas células epiteliais que tendem a infiltrar nos tecidos a seu redor e causar aumento da metástase.

Carcinoma prostático oculto

carcinoma da próstata não diagnosticado do qual não se suspeita, mas é descoberto por acaso após cirurgia da próstata para hiperplasia benigna da próstata ou biópsia feita por causa de um alto nível de PSA. Também é conhecido como câncer de próstata em estágio A.

Cateter

instrumento cirúrgico tubular e flexível para retirar (ou introduzir) fluidos de uma cavidade do corpo; existe um específico que é introduzido na bexiga através da uretra para retirada de urina.

Cateter de Foley

cateter colocado na bexiga para drenagem contínua; não se desloca por causa de um balão, em sua extremidade, que é inflado com líquido.

Cateterismo da bexiga
passagem de um cateter pela bexiga urinária.

Cateterismo de drenagem
Cateterismo feito a intervalos regulares para garantir que a bexiga não mantenha nenhuma urina.

Cateterismo de drenagem contínua (com cateter de Foley)
cateterismo em que o paciente fica com um cateter por um período prolongado.

Células de Leydig
células dos testículos que produzem testosterona.

Citologia
estudo das células: origem, estrutura, função e patologia.

Cistoscopia
exame visual do trato urinário por meio de um cistoscópio.

Cistoscópio
instrumento utilizado para examinar o interior da bexiga urinária e a uretra.

Clamídia
família de organismos bacterianos pequenos e esféricos que comumente causam infecção na uretra.

Clínico geral
médico que trata vários problemas de saúde. Em geral, ele indica médicos especialistas aos pacientes, quando necessário. É o primeiro médico a ver um indivíduo que procura ajuda e dá continuidade aos cuidados médicos durante a saúde e a doença.

Contratura do gargalo da bexiga
estreitamento anormal do gargalo da bexiga que impede a passagem da urina. Pode ser uma complicação da cirurgia da próstata.

Corpo esponjoso
termo leigo para corpo cavernoso, estrutura interna do pênis que se enche de sangue durante uma ereção. Quando são utilizadas próteses penianas para tratar homens impotentes, elas são colocadas dentro dos corpos cavernosos do pênis para estimular o processo erétil propriamente dito.

Corpos ovais gordurosos
corpos encontrados nas secreções prostáticas, que aumentam quando há infecção bacteriana na próstata.

Creatinina

produto metabólico residual normal; sua quantidade no sangue é utilizada como excelente parâmetro para análise da função renal.

Crescimento adenomatoso

relacionado ao crescimento de um adenoma.

D

Detrusor

músculo liso que forma a parede da bexiga urinária. Quando contraído, expele a urina.

Disfunção erétil

mau funcionamento do pênis em relação ao desempenho sexual. Também conhecida como impotência.

Disfunção sexual

funcionamento abaixo do normal da estrutura responsável pela reprodução. A incapacidade de obter ereção, de mantê-la e de ejacular são alguns exemplos de disfunção sexual.

Divertículo

bolsa que é uma ramificação de uma estrutura orgânica oca, como a bexiga.

Ducto ejaculatório

estrutura tubular através da qual o sêmen chega até a uretra prostática durante o orgasmo.

Ductos deferentes

estrutura muscular tubular que propele e transporta os espermatozoides do epidídimo para a uretra prostática.

E

Ejaculação

sêmen expelido em uma única ejaculação.

Ejaculação retrógada

sêmen que volta para a bexiga, em vez de seguir pela uretra para fora do corpo, durante o orgasmo e a ejaculação. Isso às vezes é causado pelo fechamento incompleto do gargalo da bexiga durante o orgasmo e a ejaculação, uma consequência frequente da ressecção transuretral da próstata.

Enucleação

retirada de um órgão, tumor etc., de forma que ele saia inteiro, como uma castanha é retirada de sua casca.

Envenenamento urêmico (uremia)

retenção e incapacidade de eliminar o excesso de subprodutos do metabolismo de proteínas do sangue, que leva a uma condição tóxica caracterizada por náusea, vômito, dores de cabeça, tontura, coma ou convulsões, e, em último caso, morte. Essa condição em geral é causada por falha nos rins.

Epididimite

inflamação do epidídimo.

Epidídimo

estrutura alongada, semelhante a uma rolha, que acompanha a borda posterior do testículo e permite armazenamento, trânsito e maturação dos espermatozoides.

Epitélio

cobertura das superfícies internas e externas do corpo, incluindo o revestimento interno dos vasos sanguíneos e outras pequenas cavidades.

Escroto

bolsa, ou saco, que contém os testículos e seus órgãos acessórios.

Esfíncter uretral externo

fibras musculares elásticas circulares que, contraídas de forma voluntária, impedem a passagem da urina da bexiga para o exterior.

Esfíncter urinário

músculo contraído de forma voluntária para parar o fluxo de urina. Nos homens ele se localiza atrás da próstata, na direção do pênis, e a porção membranosa da uretra fica dentro dele.

Esfíncter urinário artificial

prótese designada para restaurar a continência urinária em uma pessoa incontinente por meio da constrição da uretra.

Espasmo

contração repentina, violenta e involuntária de um músculo ou de um grupo de músculos.

Espasmo da bexiga

contração repentina e involuntária do(s) músculo(s) da bexiga; muitas vezes é acompanhado de dor e interfere na função da bexiga.

Espermatozoides

gameta masculino produzido pelos testículos. É o elemento gerador do sêmen, que fertiliza o óvulo.

Estadiamento (câncer prostático)

processo em que vários exames são feitos para determinar se um câncer prostático ainda está confinado na próstata ou se ele se disseminou para fora dela.

Estase prostática

aumento do tamanho da próstata pelo acúmulo de secreções prostáticas, decorrente de orgasmos e ejaculações irregulares ou infrequentes. Também se refere à prostatite não bacteriana.

Estudo fluxo-pressão

exame urodinâmico para determinar se os sintomas de um paciente se devem a uma obstrução da saída da bexiga ou a um problema primário desse órgão.

Exame de toque retal da próstata

exame em que o médico coloca um dedo indicador no reto do paciente com o propósito de apalpar a próstata.

Exame de urina

análise e exame físico, químico e microscópico da urina.

Exame urodinâmico

exame que avalia de forma quantitativa as duas principais funções da bexiga, armazenamento e evacuação de urina.

F

Falso-negativo

resultado errôneo de um exame, diz ser negativo quando na verdade é positivo.

Falso-positivo

resultado errôneo de um exame, diz ser positivo quando na verdade é negativo.

Fosfatase ácida

enzima produzida pela próstata.

Fosfatase alcalina

enzima produzida pelo fígado, ossos e outras estruturas.

Fluxo médio de urina (segundo vidro)

urina do fluxo urinário intermediário, ou seja, que não contém as partes inicial e final do fluxo. Contém urina da bexiga, do ureter ou dos rins e nenhuma urina da uretra ou do gargalo da bexiga.

Fluxo urinário fraco

fluxo urinário expelido com força inferior à normal. Isso pode ser quantificado em mililitros por segundo pela avaliação da taxa máxima de fluxo urinário.

Fossa

local oco.

Fossa prostática

ver *Fossa*.

Frequência

desejo de urinar a curtos intervalos de tempo.

G

Glândula

agrupamento de células especializadas em produzir ou excretar materiais não relacionados às necessidades normais de seu metabolismo.

Glândula sexual acessória

massa de tecido glandular com papel secundário (não primário) na procriação.

Glândula sexual primária

glândula necessária à reprodução. Nos homens, o testículo é uma glândula primária.

Gotejamento

perda involuntária de urina, depois que se termina de urinar, que pode ocorrer como gotas ou como um fluxo intermitente.

Graduação (carcinoma prostático)

determinação do grau de malignidade baseada na aparência microscópica.

Grânulos de lecitina

grânulos encontrados nas secreções prostáticas. Na presença de infecção na próstata há menor quantidade deles.

H

Hematúria

sangue na urina.

Macro-hematúria (hematúria visível)

sangue na urina visível a olho nu.

Micro-hematúria

sangue na urina visível apenas ao microscópio.

Hesitação
demora em iniciar o fluxo de urina.
Hiperplasia benigna da próstata (HBP)
multiplicação anormal, não maligna, do número de células normais em tecido prostático.
Hipertrofia benigna da próstata (HBP)
crescimento anormal da próstata decorrente do aumento do tamanho das células que a constituem, diferente da hiperplasia, que é a multiplicação dessas células. Ver também *Hiperplasia benigna da próstata*.
Hipertrofia funcional (da bexiga)
crescimento muscular dentro da bexiga em resposta ao crescimento do tecido da hiperplasia benigna da próstata, que torna mais difícil esvaziar a bexiga. O fortalecimento muscular verdadeiro da bexiga chama-se trabeculação.
Hormônios
substâncias responsáveis pelas características sexuais secundárias; nos homens, principalmente a testosterona.
Hormônios liberadores do hormônio luteinizante (LH-RH)
hormônio que age nos testículos inicialmente para estimular a produção de testosterona, mas depois faz que essa produção cesse.
Hormônios masculinos
hormônios andrógenos; consistem em androsterona e testosterona.
Hytrin (terazosina)
droga utilizada no tratamento da hipertensão que ajuda a aliviar os sintomas do aumento da próstata (hiperplasia benigna da próstata).

I

Impotência
incapacidade de iniciar ou manter ereção suficiente para a penetração vaginal.
Imunoensaio
ver *Radioimunoensaio*.
Imunoensaio enzimático
exame laboratorial no qual é determinado o nível de uma enzima por meio de teste imunológico.
Incontinência
incapacidade de controlar a urina.

De esforço

perda involuntária de urina quando há aumento de pressão na bexiga, quando o paciente tosse ou faz esforço físico.

De urgência

desejo tão intenso de urinar que leva a uma perda involuntária de urina (incontinência), caso não seja satisfeito de imediato.

Por transbordamento

condição na qual a bexiga retém urina depois que o paciente termina de urinar e, portanto, se mantém quase cheia o tempo todo ou a maior parte dele. Então, há saída involuntária da urina, a bexiga cheia "transborda".

Total

total incapacidade de controlar os esfíncteres (do gargalo da bexiga e uretral) com constante ou frequente perda involuntária de urina.

Infecção

invasão de micro-organismos patogênicos a uma parte do corpo onde as condições de crescimento são favoráveis, produzindo toxinas e resultando dano de tecido.

Inflamação

vermelhidão, aquecimento, inchaço ou dor causados por irritação, ferimento ou infecção.

Intermitência

parar e iniciar o fluxo de urina por causa da incapacidade de urinar até esvaziar a bexiga em uma única contração.

Isoenzimas

uma de duas ou mais enzimas quimicamente distintas, mas com formas funcionais idênticas.

L

Lesão

machucado ou ferimento.

Blástica

aumento de densidade óssea vista em raios X quando há uma nova formação óssea extensa decorrente de destruição cancerosa.

Lítica

diminuição da densidade do osso vista em raios X quando houve destruição do osso pelo câncer.

Lóbulos da próstata
há cinco lóbulos distintos na próstata: dois laterais, um intermediário, um anterior e um posterior. Apenas os dois lóbulos laterais e o intermediário estão relacionados à hiperplasia benigna da próstata.

Intermediário

local mais comum da HBP; nunca pode ser apalpado em um exame de toque retal.

Laterais

par de lóbulos da próstata que em geral contribuem para HBP.

M

Maligno
que tende a piorar progressivamente e resultar morte do paciente; com propriedades de invasão e metástase, quando referente a tumores.

Massagem prostática ("esvaziamento" prostático)
procedimento de toque retal em que o dedo indicador do médico massageia com força os dois lóbulos laterais da próstata com o objetivo de obter as secreções dessa glândula. Essas secreções saem através da uretra.

Membrana
fina camada de tecido que recobre uma superfície; constitui o revestimento interno de uma cavidade ou divide um espaço.

Mesoderme
uma das três camadas primárias da derme do embrião. O triângulo da bexiga é derivado da mesoderme.

Metástase
disseminação da doença (câncer) de um órgão ou estrutura para outro ou para uma área distante do local onde o câncer se originou.

N

Noctúria
necessidade frequente de urinar que acorda o paciente durante a noite.

Nódulo linfático
pequena massa de tecido com acúmulo de tecido linfoide. Os nódulos linfáticos servem como mecanismo de defesa do corpo removendo bactérias e outras toxinas. Eles são também um local comum de disseminação de câncer.

O

Obstrução da saída da bexiga

obstrução da saída da bexiga causando problemas para urinar ou retenção de urina na bexiga. Ver também *Saída da bexiga*.

Orquiectomia

remoção cirúrgica de um testículo.

Bilateral

remoção cirúrgica dos dois testículos.

P

Perineal

relativo ao períneo, a área do corpo masculino entre o escroto e o ânus.

Piúria

presença de glóbulos brancos (células de pus) na urina.

Posição de litotomia

posição em que o paciente fica deitado de costas com as pernas apoiadas em estribos. Isso permite que o médico tenha acesso ao períneo e à área genital.

Primeiro vidro de urina

primeiro vidro de um exame de urina no qual três vidros são utilizados para determinar se há infecção na próstata, na bexiga ou na uretra.

Proscar (finasterida)

droga para tratamento da hiperplasia benigna da próstata.

Próstata

glândula do corpo do homem que circunda o gargalo da bexiga e a primeira porção da uretra logo que esta sai da bexiga. Sua função principal é produzir a maior parte do fluido no qual os espermatozoides saem do corpo. Também provê material nutriente para os espermatozoides durante seu transporte. A próstata é composta de tecido fibroso, muscular e glandular; é a glândula que produz o fluido prostático.

Prostatectomia

Perineal

abordagem cirúrgica através do períneo; utilizada para tratamento da hiperplasia benigna da próstata.

Perineal radical

abordagem cirúrgica através do períneo; utilizada para tratar câncer de próstata. Nessa operação, a próstata inteira é removida.

Radical

remoção radical (total) da próstata para tratamento do câncer de próstata.

Retropúbica

abordagem cirúrgica através da parte inferior do abdômen e por trás do osso púbico; utilizada para tratamento da HBP. Às vezes, é referida como prostatectomia retropúbica simples.

Retropúbica radical

abordagem cirúrgica através da parte inferior do abdômen e por trás do osso púbico; utilizada para tratar câncer de próstata. Nessa operação, a próstata inteira é removida.

Suprapúbica

abordagem cirúrgica através do abdômen inferior e da bexiga; utilizada para tratar HBP.

Transuretral

abordagem cirúrgica através da uretra para aliviar os sintomas da HBP.

Prostatite

Bacteriana aguda

inflamação da próstata decorrente de infecção bacteriana em que o paciente fica seriamente doente.

Bacteriana crônica

inflamação da próstata decorrente de infecção bacteriana, que pode persistir por um longo período.

Não bacteriana

inflamação da próstata na ausência de quaisquer organismos bacterianos identificados.

Proteinúria

presença de proteína na urina. Uma pequena quantidade de proteína na urina (até 200 mg a cada 24 horas) é normal; uma quantidade maior é considerada anormal.

Prótese peniana

material sintético inserido dentro do pênis para torná-lo rígido o suficiente para permitir penetração vaginal. É utilizada por pacientes com disfunção erétil (impotência).

R

Radioimunoensaio

técnica imunológica para avaliação de pequenas quantidades de antígenos ou anticorpos, hormônios, determinadas drogas e outras substâncias encontradas dentro do corpo.

Radioisótopo

isótopo radioativo que, portanto, decai em um ou mais processos. Os radioisótopos têm importantes aplicações no diagnóstico e na terapia da medicina clínica e pesquisa.

Raios X

vibrações eletromagnéticas de ondas curtas que penetram, até certo ponto, na maioria das substâncias, revelando presença e posição de fraturas ou corpos estranhos. Elas também tornam algumas substâncias fluorescentes, permitindo que o tamanho, o formato e o movimento de vários órgãos possam ser observados.

Raios X dos ossos

imagens dos ossos feitas por raios X.

Residente

médico em treinamento para obtenção do título de especialista.

Ressecção transuretral da próstata (RTUP)

remoção do tecido obstrutor de hiperplasia benigna da próstata, feita por dentro da uretra.

Ressectoscópio

instrumento utilizado em uma ressecção transuretral da próstata.

Ressonância magnética (RM)

exame similar à tomografia computadorizada, em que imagens de cortes transversais são obtidas. O paciente não é exposto à radiação de íons e não se conhece riscos relacionados a ela.

Retenção urinária

incapacidade de urinar quando a bexiga está cheia. Em geral, é causada pela obstrução do fluxo urinário pela hiperplasia benigna da próstata.

Retropúbica

área atrás e abaixo do osso e da sínfise púbica.

Rigidez uretral

escara ou cicatriz dentro da uretra que produz sintomas de dificuldade muito semelhantes aos da hiperplasia benigna da próstata. A área rígida, ou escara, é muitas vezes causada por um dano a uma área específica dentro da uretra.

S

Saída da bexiga
primeira porção do canal através do qual a urina flui quando sai da bexiga.

Secreção prostática
fluido produzido dentro das muitas glândulas da próstata.

Segundo vidro de urina (fluxo médio)
urina coletada do fluxo médio, depois de descartar a parte inicial do fluxo urinário e antes que a parte final do fluxo seja expelida. A coleta somente da porção intermediária do fluxo urinário, ou o segundo vidro de urina (fluxo médio), é uma técnica para examinar a urina da bexiga, ureter ou rim e para excluir a possibilidade de contaminação bacteriana que possa vir da uretra ou da próstata.

Sêmen
secreção espessa e esbranquiçada do órgão reprodutivo masculino; composta de espermatozoides em seu plasma nutriente e de secreções da próstata, das vesículas seminais e de várias outras glândulas.

Síndrome de dor pélvica crônica
dor nas áreas do períneo, do reto ou suprapúbica atribuída à próstata. Nessa condição, a próstata está completamente normal.

Sínfise púbica
junção formada pela união dos ossos púbicos na porção média do corpo e por uma massa fibrosa espessa de material cartilaginoso. É a área dura percebida quando se pressiona firmemente a linha do púbis.

Sistema reprodutor masculino
parte do corpo dos homens relacionada à produção, maturação e transporte dos espermatozoides para o exterior do corpo.

Suprapúbico
acima ou superior a sínfise e osso púbicos. Esse termo também se refere a uma das abordagens cirúrgicas para o tratamento da hiperplasia benigna da próstata.

T

Taxa do fluxo urinário
medida, em mililitros por segundo, da urina expelida da bexiga no momento em que o fluxo é maior. Um resultado menor que o normal demonstra possível obstrução.

Taxa máxima do fluxo urinário

taxa máxima, em mililitros por segundo, do fluxo urinário que um paciente é capaz de gerar.

Tecido

grupo de células especializadas similares e unidas para executar uma função em particular.

Tecido da próstata

substância da próstata, composta de tecido fibroso ou conectivo, muscular e glandular.

Tecido de hiperplasia prostática

ver *Hiperplasia benigna da próstata*.

Terapia com estrógeno

uso de estrógeno para abaixar o nível de andrógenos na circulação até o nível de correspondente ao obtido pela castração; usada no tratamento paliativo contra o câncer de próstata.

Terapia hormonal

redução do hormônio masculino até o nível correspondente ao obtido pela castração; usada como paliativo contra o câncer de próstata.

Terceiro vidro de urina (após massagem prostática)

urina coletada imediatamente após a massagem prostática e que contém as secreções prostáticas que se acumularam na uretra prostática. A análise do conteúdo do terceiro vidro de urina é feita para distinguir uma infecção na uretra de uma infecção na próstata, e uma infecção de apenas uma inflamação dentro da próstata.

Testes de localização bacteriana

exames para isolar o foco de uma infecção bacteriana para que se possa tratá-la da forma adequada. Um exame comum determina se há infecção bacteriana na próstata ou na uretra.

Testosterona

principal hormônio masculino na circulação sanguínea.

Tomografia

Dos ossos

produção de imagem bidimensional (tomografia) representando os raios gama emitidos por um isótopo radioativo concentrado em um tecido específico do corpo, neste caso, os ossos. Quando um osso novo está sendo produzido em uma determinada área (fase de reparação), há aumento da absorção do radioisótopo. A produção do novo osso pode ser uma resposta à destruição decorrente da disseminação do câncer para o osso, mas também pode ser a um trauma ósseo ou à artrite. Maior absorção do radioisótopo por um ou mais ossos de um paciente com câncer de próstata é forte sugestão de que o câncer se disseminou para esses ossos.

Renal

produção de imagem bidimensional (tomografia) representando os raios gama emitidos por um radioisótopo concentrado em um tecido específico do corpo, neste caso, os rins. As tomografias renais são utilizadas para verificar o fluxo de sangue para os rins, a função renal e a obstrução à drenagem desses órgãos.

Tomografia computadorizada (TC)

exame de imagem que combina raios X e tecnologia computadorizada para gerar a imagem de um corte transversal.

Tomógrafo de gálio

aparelho que identifica abscessos.

Tomógrafo de índio

ver *Raios X*.

Trabeculação (da bexiga)

condição em que o músculo da bexiga passa por crescimento de massa muscular em razão da obstrução do fluxo urinário pela hiperplasia benigna da próstata. Esse crescimento é irregular, por isso, o interior da bexiga fica com a aparência de um queijo suíço, com faixas de musculatura desenvolvida e faixas de musculatura retraída sem crescimento muscular aparente. A trabeculação é forte evidência de obstrução da saída da bexiga, em geral decorrente da HBP.

Transuretral

via através da uretra. O termo em geral se aplica a algo que passa pela uretra, como um cateter, um cistoscópio ou um ressectoscópio.

Triângulo (trígono) da bexiga

parte mais dependente e sensível da bexiga, localizada na base do órgão, próximo a seu gargalo.

Túbulos seminíferos

túbulos microscópicos dentro dos testículos em que os espermatozoides são produzidos.

U

Ultrassom (ultrassonografia)

técnica para visualização de estruturas profundas do corpo que utiliza gravação de ecos de ondas de ultrassom enviadas para os tecidos. O ultrassom é um exame de imagem não invasiva que detecta massas dentro do corpo e diferencia as císticas das sólidas. Também é utilizada para auxiliar na execução de biópsias da próstata.

Ureia nitrogenada no sangue

exame de sangue para avaliar a função renal.

Uretra

canal através do qual a urina passa da bexiga para fora do corpo. A partir do gargalo da bexiga, apresenta subdivisões anatômicas.

Bulbosa

porção da uretra entre a uretra membranosa e a peniana ou pendular. É a porção da uretra com o maior diâmetro.

Membranosa

porção da uretra que fica dentro do esfíncter uretral externo. Começa no final da uretra prostática e termina no início da uretra bulbosa.

Peniana (ou pendular)

porção da uretra que fica dentro do pênis.

Posterior

uretra prostática e uretra membranosa.

Prostática

porção da uretra entre o gargalo da bexiga e o esfíncter uretral externo. Localiza-se dentro da próstata.

Uretrite não específica

infecção na uretra posterior que pode ser causada por qualquer micro-organismo, exceto por gonococo.

Urgência

forte necessidade de urinar que, se satisfeita prontamente, causa incontinência.

Urina residual

qualquer quantidade de urina que permaneça na bexiga após o término da micção. A quantidade normal de urina residual é zero (0 cm^3).

Urocultura
incubação de urina em temperatura e meio específicos para permitir crescimento e identificação de micro-organismos. Meio definitivo de diagnosticar infecção do trato urinário.

Urografia excretora
ver *Raios X*.

Urologista
médico especializado no tratamento médico e cirúrgico de doenças do trato urinário de homens e mulheres e do aparelho reprodutor masculino.

Urotélio
revestimento interno de qualquer parte do trato urinário.

V

Vesícula seminal
bolsa, ou saco, formada por estruturas pareadas localizadas atrás da bexiga. Proveem material nutriente para os espermatozoides e também podem armazená-los. Elas despejam seu conteúdo na uretra prostática através do ducto ejaculatório no momento do orgasmo e da ejaculação.

Índice remissivo

A

acetato de medroxiprogesterona, 197
adenoma, 131
administração medicamentosa, 52, 115-6, 122, 153
afro-americanos, 25, 29, 99
agulhas tru-cut para biópsias, 51-2
alergias, 30, 32, 158
    a antibióticos, 66
alfa bloqueadores, 64, 90-2, 145, 161
alteração na voz, 197
American Urological Association (Associação Norte-Americana de Urologia), 75
analgesia controlada pelo paciente, 169, 174
andrógenos, 114-6
anestesia
    espinhal (raquianestesia), 126, 128, 132, 151, 155, 167-9, 174, 193
    geral, 50, 126-8, 132, 153, 167-9, 174
    local, 126-7, 153, 193
anestesistas, 128, 167-8
antiandrógenos, 115-6
antibióticos, 23, 52, 62-6, 160, 170, 172, 190-1
    profilaxia, 52, 170, 172
antígenos específicos da próstata (PSA)
    exames para, 24-9, 50, 82, 97, 99, 105, 109, 112, 119, 155, 163, 171-2
anti-histamínicos, 30
ânus, 51, 58, 61, 142-3, 150-1
apendicite aguda, 166
apomorfina, 185

armazenamento de urina, 180
assoalho pélvico, 58-9, 64, 167
aumento prostático, 73, 132, 168
    do lóbulo lateral, 134
    Ver também hiperplasia benigna da próstata (HBP)

B

baclofen, 64
bactéria, 23, 52, 57-67, 77, 89, 159-60, 172, 190-1
bacteriúria persistente, 190-1
Bactrim, 63, 159
base pélvica, 167
Bellergal-S, 197
bexiga, irrigação da. *Ver* irrigação da bexiga
bexiga, trabeculação da. *Ver* trabeculação da bexiga
bexiga, urinária, 15-7, 19-20, 70, 72, 75-6
    anormalidades musculares da, 42, 76
    câncer da, 36, 77, 87, 160, 165
    cateterismo, 44-7, 78, 82
    compensada, 74
    contração da, 72, 76, 86, 135, 162, 180
    descompensada, 78
    drenagem da, 44-5, 66, 78, 135, 139, 169, 174
    espasmos da, 77, 135, 168
    esvaziamento incompleto da, 24, 42, 44, 76-7, 79-81, 83, 98, 145, 158, 161-4, 190-1
    funções da, 42, 74
    hiperatividade da, 42-3, 76, 86, 162

hipertrofia do trabalho da, 75
inchaço da, 158
infecção bacteriana na, 57, 62, 77, 89, 166
pedras na, 77, 82-3, 89, 140
pressão na, 43, 78, 85-6, 162, 193
radioterapia e a, 154, 156, 196
trígono (ou triângulo) da, 73-4, 168
urina residual dentro da, 44-5, 47, 77-8, 80, 82-3, 87, 89, 92-3, 146, 164, 166
bicalutamida, 116
biofeedback, 59, 64, 161
biópsias
    com tomografias CAT, 55, 99
    com ultrassom, 34-5, 51, 94, 100, 114, 172-3
    interpretação das, 53, 55
    método 'tru-cut', 51
    múltiplas, 51
    níveis de PSA e as, 25-9, 34, 50, 97-9, 101, 105-8, 120-1, 163
    ósseas, 102-3
prostáticas, 25-8, 50, 52
    técnica da "seção congelada", 148-9
    transretal, 109, 114
bloqueador do nervo prostático, 128, 167
bolsas (da bexiga). *Ver* divertículo
braquiterapia, 108, 155-6, 174

C

calicreína 2 humana (k2h), 27
câmeras gama, 32
câncer, 12, 28, 34, 39-40, 50, 53, 77, 95-6, 102, 105, 119-20, 122-3
    metastático, 29, 41, 102, 105, 110, 112, 117
câncer prostático
    alto grau de malignidade do, 53, 96, 98, 103-5
    baixo grau de malignidade, 53, 95-6, 104-5, 110
    biópsias prostáticas para o, 25-9, 34-5, 50-5, 94-5, 97, 99-101, 104-6, 108-9, 114, 120-1, 123, 148, 163, 173, 194
    cirurgia para o. Ver cirurgia da próstata
    cistoscopia para o, 48, 160, 165
    classificação do, 104-114
    como dependente andrógeno, 114-6
    complicações da cirurgia para o, 151, 156, 171, 177-9, 182-91, 193, 195-7
    destruição óssea no, 39-40, 50, 102-3, 111
    diagnóstico para o, 24, 27-8, 36, 38-9, 41, 50, 95-7, 99-100, 163, 172-3
    dieta e o, 123-4
    diploide, 119-20, 122
    disseminação do, 40, 50, 102-8, 110-4, 116-7, 119-22, 126, 137, 148, 152, 155, 173
    escâneres ósseos para o, 39, 41, 50, 102-3, 108
    estadiamento do, 39, 103-5, 110, 148, 173
    estágio A (T1) do, 105-6, 108-10, 114, 118
    estágio B (T2) do, 105-7, 109, 120-1
    estágio C (T3) do, 106-7, 109-11
    estágio D (N1, N2, N3, M1) do, 106-7, 109-16, 119-20
    estatísticas de sobrevivência e o, 95-6, 118
    exames de sangue para o, 24, 26-9, 34, 50, 82, 95, 97, 99, 105-9, 119, 121, 155, 163, 171
    exames laboratoriais para o, 24, 27-8, 36, 38-9, 50, 97, 99-100, 163, 172-3
    grau intermediário de malignidade, 105, 110
    grupo de apoio para o, 195
    imagem de ressonância magnética (IRM) para o, 38, 40-1, 104, 173

imagem de ultrassom para o, 26, 34-5, 51, 54
incidência do, 95-7
localização anatômica do, 96-7, 105, 176
não dependente andrógeno, 114
neoplasia intraepitelial prostática (NIP) e o, 53, 100-1, 123
oculto, 106-7
orquiectomia bilateral contra o. Ver orquiectomia, bilateral
padrão ploidia do, 119
palpável vs. não palpável, 106, 121
PC-SPES e o, 122-23
prevenção contra o, 123
privação andrógena contra o. Ver orquiectomia
prostatectomia perineal. Ver prostatectomia perineal
prostatectomia radical contra o. Ver prostatectomia radical
raios x ósseos para o, 39-41, 50, 95, 99, 101-3, 111-2
sintomas iniciais do, 50, 98-100, 106, 111
sintomas tardios do, 98-99, 111-2, 116-7, 152, 191
técnica da seção congelada contra o, 148
terapia hormonal contra o, 97, 100, 102, 108, 110-1, 113-8, 120, 153, 155
terapia por radiação contra o. Ver radioterapia
terapias alternativas para o, 122-3
tomografia computadorizada (TC) para o, 36-7, 39, 50, 99, 101-4, 108, 137
urografia excretora para o, 30, 32
vacinas contra o, 124
cápsula cirúrgica (da próstata), 70, 72, 111, 130-3, 137-8, 141
cápsula da próstata, 38, 104, 106-7, 110, 130-1, 134, 137, 141-2, 147, 173
cápsula verdadeira da próstata, 70-2, 97, 138, 169-70, 179

carcinoma, 50, 82, 96-8, 112, 152-3, 156
Carduran, 91, 145, 161
Casodex, 116
castração. *Ver* orquiectomia
cateteres, 43-8, 85, 126, 139, 141-2, 149, 151, 167-9, 172, 174-5, 178, 182
   de Foley, 44-7, 135, 137-9, 149, 162, 175, 177, 179
   epidurais, 174
   permanentes, 45
cateterismo da bexiga, 44-7
   de drenagem intermitente, 44
   de longa duração, drenagem, 44-6, 78
   diagnóstico feito com o, 44
   permanente, 45
causas do câncer, inibição das, 123
células, 15, 19, 22, 24, 26-7, 32, 34, 39, 50, 63-4, 74-5, 81, 91, 100, 104, 119, 123, 155, 160, 163, 190
células de pus (glóbulos brancos), 22-3, 63, 81, 124, 163, 170, 190
células *Leydig*, 19
Cipro, 64, 159
ciprofloxacina, 64, 159
cirurgia agressiva, 113
cirurgia da próstata
   a laser, 128-31, 146, 167-8, 178-9, 184, 190
   aberta, 128, 136, 138-40, 167-70
   acompanhamento após, 119-21, 156, 171, 179
   alimentação após a, 168
   anestesia na, 126-7, 167-9
   bacteriuria persistente após a, 190
   complicações da, 12, 132, 141, 144, 151, 171, 177-9, 182-3, 190-1, 193, 195-7
   continência e, exercício para, 175
   disfunção erétil antes da, 144, 184
   disfunção erétil após, 184, 194, 196
   dor após a, 168-9, 174
   ejaculação retrógada após a, 187-90
   endoscópica, 168
   epididimite após, 190

exames de sangue antes da, 81-2, 97-9, 106, 108, 112, 119-21, 163, 171
idade para a, 26,28, 96-7, 108, 113, 154, 156, 170
incisão transuretral a laser, 128, 146, 167
incisão transuretral, 128, 130-1, 146, 167, 178, 188
incisões abdominais vs. perineais na, 138, 141, 143, 149, 169
indicações objetivas para a, 166
indicações subjetivas para a, 166
irrigação da bexiga e a, 135, 137, 168-9
laparoscópica, 149-50, 152
mitos sobre, 144, 183
movimentos intestinais após a, 170, 179
nódulos linfáticos da pelve e a, 102, 110, 112-3, 121, 148-50, 174
para a hiperplasia benigna da próstata, 128-42, 168
para a retenção urinária aguda, 78-9, 92, 163
para hematúria, 78
perda da libido após, 153
período de recuperação após a, 149-50, 152, 170, 175-6, 190
preparação para a, 168-9, 174
procedimentos da, 128-36, 138-9, 141, 147, 149, 151
prostatectomia perineal, 142, 149-50
prostatectomia retropúbica, 140-1, 147, 149, 151
prostatectomia suprapúbica, 136-7, 139-40
radical. Ver prostatectomia perineal; prostatectomia radical; prostatectomia retropúbica, radical
raquianestesia vs. anestesia geral para a, 126-8, 132, 151, 167-9, 174

resultados da, 110, 119, 121-2, 128-30, 132, 135-6, 141, 144, 156, 166, 173, 179
sexo após, 190
transuretral. Ver ressecção transuretral da próstata
urografia excretora antes da, 30, 81-2
cistite, 65, 160
cistoscopia, 47, 49, 87, 162, 165
anatômica vs. obstrução funcional revelada na, 48, 87, 164
como procedimento de consultório, 87
cistoscópios, 47-9, 75, 89, 128, 164-5, 183
flexíveis, 48-9, 164
citometria de fluxo, 119
coagulação necrótica, radiofreqüência, 128
coceira, 30, 57
colágeno, 180, 193
coluna vertebral, 32, 39, 40, 44, 77, 99, 102, 132, 160, 167
complicações
da cirurgia prostática, 122, 144, 171, 177, 183, 190, 193, 195-6
da cirurgia transuretral da próstata, 132, 178-9, 182-3, 191
da radioterapia, 122, 156, 196-7
Conferência de Consenso dos Institutos Nacionais de Saúde – Estados Unidos (*National Institutes of Health (NIH) Consensus Conference*), 58, 66
contagem de colônia bacteriana, 61-2
contratura do gargalo da bexiga, 183, 193
contratura uretral, 16, 70
corpo cavernoso (corpo esponjoso), 20, 185
cortisona, 30
creatinina, 23-4, 30, 78, 81-2, 89, 93, 145
criocirurgia, 151-2, 155
crônica, prostatite bacteriana. *Ver* prostatite bacteriana crônica

cultura de fluidos prostáticos, 61-2, 159
cultura de urina, 22-3, 61, 63, 67, 81, 163

D

dano neural, 184, 194
deidrotestosterona, 97
destruição óssea, 39-41, 50, 102-3, 111
diabete, 42, 44, 79, 87
diagnóstico
    com biópsias prostáticas. Ver biópsias, prostáticas
    com cateterismo da bexiga, 44
    com cistoscopia, 47-8, 165
    com exame de toque retal. Ver exame de toque retal da próstata
    com exame de urina, 93, 163
    com exames de raios x, 41
    com exames de sangue, 24, 26-9, 50, 82, 95, 97-9, 106, 109, 121, 163
    com exames urodinâmicos, 42, 65, 76, 86, 160
    com técnicas de imagem, 33-6
    de prostatite, 57, 59, 61-3, 66-7
    exame físico e, 21, 59, 80, 87, 162, 164
    obtendo um histórico e o, 21, 50, 87, 157, 162-4
    provisório, 21
Diazepam, 64
dietas leves, 123, 169
disfunção erétil, 144, 184-5, 194, 196. Ver também impotência
disúria, 76
divertículo, 74, 140, 191
DNA (ácido desoxirribonucleico), 119
doença cardíaca, 96, 119, 132, 184-5
dor na bexiga, 76
dor nos ossos, 50, 99, 111-2, 116-7
dor pós-operatória, 168-9, 174
dores musculares, 58
doxazosina, 64, 91, 145
doxiciclina, 226
drenagem, cateterismo de longa duração.
    Ver cateterismo de longa duração, drenagem
drogas
    para complicações após uma orquiectomia, 115-7, 152-4, 197
    para dor pós-operatória, 169, 174
    para hiperplasia benigna da próstata (HBP), 88, 90-2
    para impotência, 184, 186
    para incontinência, 180, 192
    para inflamação prostática, 159
dutos ejaculatórios, 17-20
dutos prostáticos, 18-9

E

edema, 177-8
efedrina, 180
ejaculação, 12, 17-20, 52, 57-9, 62, 91, 130, 151, 157, 160, 172, 176-8
    retrógada, 187-90
ejacular, 52, 57
eletrocardiogramas, 167
eletromiograma, 64
enemas, 52
energia de radiofrequência, 127-8
envelhecimento
    câncer prostático e o, 12, 25, 28, 77, 96, 100, 113, 118
    hiperplasia benigna prostática e o, 15, 69, 76, 79, 161
    níveis de PSA e o, 24-5, 28-9
envenenamento urêmico, 78-9, 166
epididimite, 190
epidídimo, 16-7, 19-20, 190
equipamento a vácuo, 176, 185-6, 195
ereções, 91, 144, 153, 158, 172, 176, 183-8, 194
escala *Gleason*, 53, 102, 104-5, 107-8, 118-9, 122, 148, 173-4
escavação, tecido da Hiperplasia Benigna da Próstata (HBP), 138, 141
escroto, 58, 142-3, 150-1, 153, 157-8, 180-2, 188, 190
esfíncter
    anal, 163

uretral externo, 15-6, 18, 70, 130-1, 133, 138, 149, 160, 164, 179, 181, 192
urinário artificial, 180-1, 193
espasmos
bexiga, 77, 135, 168
musculares, 17, 52, 58, 64-5, 160, 172, 187
espermatozóides, 12, 17-20, 58, 176
estadiamento (câncer de próstata), 39, 103-4, 110, 148, 173
sistemas de, 39, 104-5, 109
estado de negação da doença, 79
estase prostática, 58-9, 62-4
esterilização, 22, 62, 159, 190
esteróides, 170
orais, 30
estramustina, 118
estrógeno, 116
efeitos colaterais do, 116
terapia, 116
esvaziamento da próstata, 61, 159
esvaziamento incompleto da bexiga, 44, 76, 98, 145, 158, 162, 164
Eulexin, 116
exame de reflexo bulbocavernoso, 163
exame de sensibilidade bacteriana, 23, 64
exame de toque retal da próstata, 26, 29, 34, 50, 55, 57-9, 66, 71-4, 80, 87, 97-100, 105-12, 121, 131, 134, 148, 158-9, 162-3, 171-2
exame físico, 21, 105, 158, 164, 172
antes da cirurgia, 167
para a hiperplasia benigna da próstata, 80, 162
exames de localização bacteriana, 60-3, 65
exames de sangue, 23-4, 26-9, 34, 50, 81-2, 94-5, 97-9, 105-9, 119, 121, 155, 163, 171
exames urodinâmicos, 42, 45, 65, 76, 85-6, 160

F

fentolamina, 186
fígado, 23
finasterida, 91-2, 123, 145
fluido prostático, 12, 17-8, 20, 58, 61-3, 159
fluoroquinolonas, 64
fluoroscópios, 44, 155
flutamida, 116
Foley, cateteres de, 44-7, 135, 137-9, 149, 162, 175, 177, 179
fontes radioativas, 108, 122, 126, 152, 155, 192
formação de escara na uretra após a RTUP, 162
fosfatase ácida, 29
fraturas, 102, 117
frequência, 42-3, 65, 76, 79, 145, 161-2, 171, 178
Freyer, Peter, 136
fulguração, 135
função renal, 23-4, 30, 81, 92, 145-6, 163
escâneres renais para, 32-3
exames de sangue para, 23
pressão de retorno e, 78, 93, 163
raios x para, 29-31
urografia excretora para a. Ver urografia excretora

G

gargalo da bexiga, 20, 46, 72-3, 77, 86, 90-1, 130-1, 135-41, 147, 149-51, 162, 168, 175, 179-80, 182-3, 187-8, 192-3
gargalo da bexiga, contratura do. *Ver* contratura do gargalo da bexiga
gel anestésico, 48, 126, 164-5
genética, 113, 123, 186
gentamicina, 66
geral, anestesia. *Ver* anestesia, geral
glândula pituitária, 18, 115
glândulas adrenais, 115
glândulas endócrinas, 18-9
glóbulos brancos (células de pus), 22-3, 63, 81, 124, 163, 170, 190
glóbulos vermelhos, 22, 81
gonorreia, 159, 162
gotejamento terminal, 42, 59, 76, 98
graduação (carcinoma prostático), 104
grampos (stents), de aço inoxidável, 142

H

hematúria
    macro, 77
    micro, 77, 81, 84
hesitação, 42, 76, 98
hiperplasia benigna da próstata (HBP), 12, 15, 69, 72
    análise da urina para a, 81, 87
    atividade sexual e a, 12, 69, 79, 90-1, 144, 183-4
    aumento do número de vezes que se urina e a, 42
    causa da, 15, 69, 72, 74, 162
    cirurgia para a, 143, 177-8
    cistoscopia para a, 87, 162
    complicações da cirurgia para a, 177-84, 187, 189-91
    considerações psicológicas do tratamento para, 143-5
    cultura de urina para a, 81
    drogas para a, 88, 90-2
    efeitos da, na bexiga, 44, 72, 74-5, 85
    escara uretral vs. a, 162
    estatísticas da, 69, 125
exames de raios X para a, 82, 87
    exames de sangue e a, 81-2, 87
    exames diagnósticos para a, 48, 76-8, 80-3, 87
    exames físicos para a, 80, 87, 162
    exames urodinâmicos, 42, 76, 85-6
    gotejamento terminal e a, 42, 76
    hematúria e a, 77-8, 81, 84
    hesitação e a, 42, 76
    indicações objetivas de tratamento para a, 88-90, 92, 163
    indicações subjetivas para o tratamento da, 88-90, 92, 163
    intermitência e a, 162
    morte e a, 78
    mudanças anatômicas da, 15, 17, 69-72, 74, 83, 133
    noctúria e a, 42, 76, 79
    resultados cirúrgicos da, 85-6, 128, 130, 132-3, 135-6, 141, 166
    sintomas da, 15, 42, 50, 69, 74, 76, 161-2
    técnicas de imagem para a, 34-41, 83
    tratamento médico alternativo e a, 92-3
    tratamento não cirúrgico para a, 90, 125, 143
    tratamento para a, 128-42, 177-8
    tratamentos minimamente invasivos e a, 88, 127-8, 131, 146, 166, 177
    ultrassom para a, 34, 143
    urina residual e a, 44, 78-80, 82, 89
hipertrofia benigna da próstata. *Ver* hiperplasia benigna da próstata
hipertrofia do funcionamento da bexiga, 75
histórico médico, obtenção do, 21, 57, 87, 157-8, 164
hormônio-resistente, 117-8, 123, 138
hormônios, 15, 18-9, 69, 114-6, 152-4
hormônios luteinizantes - liberadores de hormônio (LH-RH), 115
Hytrin (terazosina), 91, 145, 161

I

imagem de ressonância magnética (IRM), 38, 41, 65, 104, 109, 170, 173
imipramina, 192
impotência
    drogas para, 194
    gerenciamento da. Ver próteses penianas
    pré-operatória vs. pós-operatória, 109, 144, 151, 153, 172, 184, 194, 196
    tratamento para, 176, 184-7. Ver também disfunção erétil; disfunção sexual
inchaço da próstata, 37, 66, 178

incisão transuretral
    a laser da próstata, 128-31, 146, 167-8, 178
    da próstata (ITUP), 128, 130-1, 146, 178, 188
incontinência, 42, 76, 79, 155-6, 175, 179-80, 191-3, 1956
    de esforço, 179-80, 192
    de urgência, 162
    total, 179-80
    transbordamento, 77, 89
    tratamento para, 89
Índice de Sintomas de Prostatite Crônica, 157
infarto prostático, nível do PSA e o, 26
infecção, 12, 23, 26, 32, 34, 36, 41, 52, 57, 59-60, 77, 81-3, 93, 157-60, 163, 166, 170-1, 190
    bacteriana, 57, 59-60, 62, 65-6, 159-60, 190-1
    diagnóstico equivocado da, 62, 66
    recorrente, 13, 66, 77, 81, 89, 92, 146, 160, 163, 166, 191
    sintomas da, 22, 93, 145
    tratamento da, 62, 65-6, 170
inflamação, 12-3, 22, 32, 34, 36, 52, 58, 59-60, 62-5, 69, 104, 158-60, 190
    abstinência de álcool e, 161
    causas da, 160-1
    cistoscopia para, 48
    evitar alimentos temperados e, 161
    sintomas da, 22, 42, 59, 63
    tratamento da, 63, 160
injeções
    hormônios luteinizantes - liberadores de hormônio, 115, 117, 120, 153-4, 197
    penianas, 176, 185-6, 195
    transuretrais de álcool, 143
inseminação artificial, 189
intermitência, 98, 162
intermitente, cateterismo. *Ver* cateterismo, de drenagem intermitente
irrigação da bexiga, 135, 137, 168-9
isoflavonóides, 123

K

Kefazol, 66
Ketaconazole, 116

L

laparoscópica, cirurgia, 149-50, 152
laser, cirurgias, 128-31, 136, 146, 167-8, 178-9, 184, 190
laser KTP, 129
lasers, tipos de, 128-9, 178
lesões A1, 107, 118
A2, 107, 120
B1, 106-7, 121
B2, 106-7, 121
C, 105-7, 109-11, 114, 120, 156
D1, 106-7, 110-3, 119-21
D2, 106-7, 111-3
pré-malignas, 53, 101
lesões ósseas
    blástica, 39-41, 102
    lítica, 39-41, 102
Levaquin, 159
levofloxacina, 159
libido, perda da, 91, 153
litotomia, posição do paciente, 140, 164-5
lóbulo intermediário (da próstata), 134
    aumento dos, 80, 134, 142, 163
lóbulo posterior (da próstata), 80
lóbulos laterais (da próstata), 72, 80, 173
    aumento dos, 80, 83, 87, 134, 163
local, anestesia. *Ver* anestesia, local

M

macro, hematúria. *Ver* hematúria, macro
Macrodantina, 62
massagem prostática, 60-4
masturbação, 64
médicos
    clínico geral, 158, 167, 172
    residente, 13, 167
menopausa, 197
Metamucil, 170
metástase, 105, 110, 112

óssea, 29, 41, 102, 117
método de biópsia 'core'. Ver método de biópsia tru-cut
método de biópsia tru-cut, 51-5
    ultrassom e, 34-5, 51, 53-4
micro, hematúria. Ver hematúria, micro
Millen, Terrence, 140
minociclina, 63
morfina, 169, 185
movimentos intestinais, 170, 179
mulheres, 11, 19, 42, 75-6
músculo da bexiga, 42, 72-4, 76-7, 86, 90

N

não bacteriana, prostatite, crônica. Ver prostatite não bacteriana crônica
não específica, uretrite. Ver uretrite não específica
náusea, 30, 185
neoplasia intraepitelial prostática (NIP), 53, 100-1, 123
Nilandron, 116
nilutamida, 116
nitratos, 184-6
nitrofurantoína, 62
nitroglicerina, 184
níveis de creatinina no sangue, 23-4, 30, 78, 81-2, 89, 93, 145, 163
noctúria, 42, 76, 79, 162, 171
nódulos linfáticos, 97, 102, 104-7, 110, 113, 117, 120-2, 148-9, 152, 155, 173
    ilíacos, 148
    obturadores, 148
    remoção dos, 102, 110, 112-3, 148-9, 174

O

observação (esperar), 88, 93, 96-7, 145
obstrução
    anatômica, 48, 165
    funcional, 87, 165
obstrução da saída da bexiga, 42, 44, 48, 50, 76, 79-80, 82, 86-7, 89-90, 92-3, 98, 107, 145-6, 162-3, 166, 178, 191

oncologistas, 118
ondas de calor, 117, 197
órgão sexual secundário, 17
orgasmo, 12, 17-20, 158, 176, 187-9
orquiectomia, 115-6, 154, 197
    bilateral, 115-7, 126, 152-4
ósseas, biópsias. Ver biópsias, ósseas
ósseos, escâneres. Ver câncer prostático, escâneres ósseos para o
osteoporose, 117
óxido nítrico, 184, 186

P

pacientes
    autoexame, 158
    direito de saber, 195
    histórico médico, 21, 30, 50, 57, 87, 96, 157-8, 162-4, 184, 190
    histórico sexual, 157
    queixa principal, 157
    sequência do tratamento, 171, 173
padrão ploidia do núcleo do DNA, 119
paternidade, possibilidade para, 189
patologistas, 53, 100, 104-5, 107, 112, 149, 177-8
PC-SPES, 122-3, 152
pelve
    cirurgia na, 77
    nódulos linfáticos pélvicos, 102, 105-7, 110, 113, 119-22, 148-50, 155, 174
Ver também síndrome da dor pélvica crônica
pênis, injeções no. Ver injeções penianas
pênis, 16, 18, 20, 22, 47, 61-2, 72, 149, 157-9, 163-5, 168-9, 174-6, 182, 184-8, 192
    próteses para o, 176, 185, 187-8, 195
períneo, 142, 147, 150-1, 155
    desconforto no, 57, 59, 157, 160
pielograma intravenoso (PIV). Ver urografia excretora
pistola para biópsia, 51, 53, 172

piúria, 22-3, 63, 81, 124, 163, 170, 190
placebos, 90
ploidia, 119
polipeptídios intestinais vasoativos, 186
pós-operatória, dor. *Ver* dor pós-operatória
pós-operatório, sangramento. *Ver* sangramento, pós-operatório
Premarin, 197
preparo dos intestinos, 52, 172, 174
pressão sanguínea, 91, 132, 184-5
priapismo, 185
privação de andrógenos, 114-6
procedimento a Holmium laser, 129
produtos à base de soja, 123
Proscar, 91, 123
prostaglandina, 185
    tópica, 186
próstata
    afrouxamento da, 57-9
    aumento da. Ver hiperplasia benigna da próstata
    câncer de, 12-3, 24, 25-9, 32, 34-42, 48, 50-1, 53-6, 69, 82, 94-124, 126, 137-8, 147-8, 150-6, 163, 171-4, 176-8, 184, 191-2, 194-7
    como glândula excretora, 18
    como órgão sexual secundário, 17
    composição da, 16-7
    durante a puberdade, 15
    dutos da, 18-9
    envelhecimento e a, 15, 69, 76, 161
    esvaziamento da, 58, 60-1, 64, 159-60
    exame de toque retal da. Ver exame de toque retal da próstata
    funções da, 12, 15, 18, 20
    glândulas dentro da, 16-9, 26, 71, 91
    inchaço da, 37, 66, 178
    infecção bacteriana da, 12-3, 22, 26, 32, 34, 36, 41, 52, 56-7, 59-60, 62, 65-6, 69, 81-2, 157-60, 190
    infecção da. Ver infecção
    inflamação da. Ver inflamação
    lóbulo central, 72, 74-5
    lóbulo posterior da, 80
    lóbulos intermediários da, 80, 134, 142, 163
    lóbulos laterais da, 72, 80, 83, 87, 134, 163, 173
    musculatura da, 17
    produção da, 12
    sangramento na, 48, 177-8
    secreções da, 12, 17-8, 20
    tamanho da, 15, 24, 26, 30, 34, 87, 91, 97, 128, 140, 154, 162-3
    tecido conectivo da, 16
    uretra prostática e a, 16-8, 20, 52, 61, 66, 71-2, 74, 80, 89-90, 98, 126, 128, 131-5, 149, 159, 163-4, 168, 176, 179-80, 183, 190-2
prostatectomia. *Ver* cirurgia da próstata
prostatectomia perineal, 142, 147, 149
    radical, 147, 150
prostatectomia radical
    complicações, 109, 176, 180, 184, 192-5
    dor após, 174
    procedimentos cirúrgicos, 147, 149-52
    tempo requerido, 149, 174
prostatectomia retropúbica, 140-1, 147, 149, 151
    desvantagens, 140
    radical, 147
    vantagens da, 140, 148
prostatectomia suprapúbica, 136, 140
    aberta (sob visão), 136, 138-40, 168
    às cegas, 136-40
    razões para, 140
prostática, massagem. *Ver* massagem prostática
prostatite
    bacteriana aguda, 66-7
    bacteriana crônica, 59, 61-4, 66
    diagnóstico, 59, 61-3, 66-7
    não bacteriana. Ver prostatite não bacteriana crônica

prostatite bacteriana aguda, 66
    diagnóstico, 66-7
    tratamento, 66
prostatite bacteriana crônica, 59, 62-3, 66
    diagnóstico, 59, 61-4
    tratamento, 63-4
prostatite não bacteriana crônica (estase prostática), 58-9, 63-4
    diagnóstico, 58, 62-3
    ejaculação como tratamento para, 58, 64
    tratamento para, 64
próteses penianas
    inflável, 185, 188
    semirrígida, 185, 187
Provera, 197
PSA livre, 27-8
puberdade, próstata durante a, 15

Q

queixa principal, 157
quimioterapia, 112

R

radiação por feixes externos, 108, 122, 152, 154-6, 174 196
radioisótopos, 33, 39, 41, 85
radiologistas, 30, 35, 55
radioterapia, 48, 10-3, 108, 110-2, 126, 154, 156
    cirurgia radical vs., 100-1, 103-4, 107-9, 113, 117, 124, 196
    complicações da, 156, 191, 196-7
    controvérsia sobre, 122
    estatísticas de sobrevivência, 97, 109, 111, 113-4, 122, 155
    formas de, 108, 122, 152, 154-6, 174, 196
    idade para a, 28, 96, 107, 122, 156
    pós-operatória, 110-2, 114
raios x, 29-30, 36, 44, 81-2, 87, 167
    ósseos, 39-41, 50, 99, 101-3, 111
rede testicular, 19-20

relação sexual, 12-3, 64, 153, 160, 172, 183-5, 187
relaxantes musculares, 64, 161
ressecção transuretral da próstata (RTUP), 106-7, 120, 125, 128, 130, 132-4, 146, 167, 178
    complicações da, 120, 177, 182, 187, 191
    desvantagens da, 140, 178
    instrumentos cirúrgicos utilizados na, 134, 142-3
    processo da, 130-2, 134, 167-8
    resultados da, 107, 125, 130, 178
    sangramento na, 179
    tempo requerido para a, 135
    vantagens da, 140, 146
ressectoscópio, 130, 132, 134-5, 182
retenção urinária aguda, 78-9, 89, 92, 163
retinoides, 123
retirada do núcleo, 119
reto, 16, 38, 51-3, 55, 64, 72, 142, 149-50, 154, 156-7, 163, 170, 172-3, 192, 196-7
retropúbico(a), 129, 140-2, 147-9, 151, 168-9
rigidez uretral, 162
rins, 23-4, 29-37, 44, 67, 77-8, 81-2, 84-5, 89, 145, 164
    falha dos, 23-4, 32, 36, 78, 81-4, 89, 92-5, 145-6, 157, 163-4, 166, 191
    pedras nos, 67, 82, 157, 191

S

saída da bexiga, 42, 44, 48, 50, 76, 79-80, 82, 87, 89-90, 92-3, 107, 145-6, 162-3, 166, 178, 191
sangramento
    dentro da próstata, 48, 89, 172, 174, 177-8
    hematúria, 77, 81, 84
    na cirurgia transuretral da próstata, 135, 179, 191
    pós-operatório, 130, 178-9
    prostatectomia suprapúbica "cega", 137, 139
    tardio, 179

secreções prostáticas, 60-1, 159
sedação intravenosa, 127-8, 167
seios masculinos, 197
selênio, 123
sêmen, 18, 52, 187, 189
Septra, 63, 159
Serenoa repens, 93
sinapse entre os genitais e o cérebro, 65
síncope, 185-6
síndrome da dor pélvica crônica, 56, 58-9, 65, 157
    diagnóstico da, 58, 62
    tratamento para, 63-5, 161
sínfise púbica, 16
sistema imunológico, 124
Sistema Medicamentoso Uretral para Ereção (MUSE em inglês), 185, 195
sistema reprodutivo masculino, 17-8, 20
sistema Targis, 126-7
sulfa, 63
suporte escrotal, 190
supositórios de beladona e ópio, 168

T

tansulosina, 91
taxa de filtragem glomerular, 33
taxa do fluxo de urina, 43-4, 85-6, 90-1, 93, 130, 136
Taxotere, 118
tecido da próstata, 24, 26, 35, 45, 50-2, 71-3, 100, 129-32, 134-6, 138, 141, 143, 170-1
    biópsias para o. *Ver* biópsias
técnica de seção congelada, 148
técnicas de imagem, 26, 29, 35, 82, 164, 173
    ressonância magnética, 36-41, 65, 104, 109, 160, 173
    tomografia computadorizada (TC), 35, 37, 55, 102-4, 108-9, 112, 173
    tomografias renais, 32-4, 82, 85
    ultrassom. Ver raios x
    urografia excretora, 29-32, 34, 81-4, 87, 89, 164

terapia hormonal, 97, 10, 102, 108, 110-1, 113-7, 120, 153-5
terazosina, 64, 91, 145
termoterapia com micro-ondas, 126-7, 167, 177, 188
testículos, 16-20, 69, 115, 117, 120, 126, 152-4, 158, 190
    remoção dos. Ver orquiectomia, bilateral
testosterona, 15, 19, 91, 114-5, 152
tetraciclina, 63, 159
tomografia computadorizada, (TC), 35, 37, 102-3, 108-9, 112, 173
    abdominal, 55, 104, 173
    renal, 32-4, 82, 85
tomografia óssea, 102, 108
    procedimento da, 103, 173
    relacionada a raios x ósseos, 39, 50, 99, 101-3, 111-2
trabeculação da bexiga, 74-5, 89
transbordamento, incontinência. *Ver* incontinência, transbordamento
tratamento
    com fontes radioativas, 108, 122, 126, 152, 155, 196
    com injeções prostáticas, 143
    da inflamação prostática, 160
    para atividade sexual, 184-8
    para bacteriuria persistente, 190-1
    para epididimite, 190
    para impotência, 176, 185, 187-8, 194-5
    para incontinência, 175, 180, 193
    para prostatite bacteriana aguda, 66
    para prostatite bacteriana crônica, 63
    para prostatite não bacteriana crônica, 64
    para síndrome de dor pélvica crônica, 64-5
    para uretrite não específica, 63
    processo do, 78, 111, 113, 116, 154, 159-60, 178, 180, 183, 185, 193, 196
    variações de, 13-4, 63, 122, 128, 184

tratamento médico alternativo, 92, 122-3, 154
trato geniturinário masculino, 16-7, 21-2, 29, 32, 82-4, 147, 157-8, 163, 172
    sintomas do, 57, 76
triângulo (ou trígono) da bexiga, 73-4, 168
trimetoprima, 63
túbulos semíferos, 19-20

U

ultrassom focalizado de alta intensidade, 143
Uprima, 185
ureia nitrogenada, 23-4
ureia nitrogenada no sangue (UNS), 23-4, 78, 163
uretra, 16-20
    bulbosa, 16, 18
    formação de escara na, 162
    membranosa, 16, 18, 70
    peniana (pendular), 16, 18 47, 60, 164
uretra, rigidez da. *Ver* rigidez uretral
uretra prostática, 16-20, 61, 70, 71-2, 97, 131-2, 133-5, 141-2, 149, 168, 170, 171-2, 176, 180, 183, 190-2
    infecção na, 56-7, 59, 158
    inflamação na, diagnóstico de, 48, 56, 59, 62-3, 158, 161
uretrite não específica, 48, 62, 66
    tratamento da, 63
urina
    bactéria na (bacteriuria), 23, 57, 60, 62, 66, 77, 190
    células de pus na (piúria), 22, 81, 163, 190
    esterilização, 62, 190
    gotejamento terminal, 42, 59, 76, 98, 175, 192-3
    mal odor, 77, 157
    primeiro vidro de, 60-2
    residual, 44-5, 47, 77-8, 80, 82-3, 87, 92-3, 146, 164, 166
    sangue na (hematúria), 30, 52, 77-8, 81, 84, 157, 162, 177
    segundo vidro de, 60-2
    terceiro vidro de, 60-2
    vazamento involuntário, 175, 180
urinar, 42-3, 72, 85, 88, 129, 157, 162, 166, 181, 193
    com frequência, 42-3, 65, 76, 79, 145, 161-2, 171, 178
    dificuldade para, 15, 78, 88, 90, 111, 126, 138, 145, 162, 164, 178, 182, 192-3
    dor para, 162, 178
    esforço para, 76, 179, 192
    exames de pressão/fluxo de, 43-4, 85-6
    fluxo fraco, 42, 68, 76, 88, 98, 145, 161-2
    hesitação para, 42, 76, 98
    noctúria, 42, 76, 79, 145, 161-2, 171
    taxa do fluxo de, 43-4, 85-6, 90-1, 93, 130, 136
    urgência, 42-3, 65, 76, 79, 162, 171, 178, 192
urografia excretora, 29-30, 32, 34, 81-4, 87, 89, 164
    procedimento, 30
    reações alérgicas, 30
    reações fatais, 30
    riscos, 30
urologia, como arte e ciência, 13
urologistas, 21-2, 25-6, 29-30, 35, 43-5, 47-8, 51-2, 57-8, 64, 75-6, 81-2, 84, 86, 88, 94, 100-1, 103-4, 110, 113-4, 126, 128, 130, 135-6, 141, 143, 145, 147, 157-8, 164-7, 170, 172-4, 179-80, 183, 185, 194-5, 197
    a escolha de, 21, 26, 36, 87, 105, 110-2, 146, 148-9, 151-3, 165, 172, 191, 194
    treinamento dos, 13
útero, 19, 189

V

vacinas, 124
vagina, 18-9, 158, 189

vaporização transuretral da próstata, 177, 179, 184, 190
vasectomia, 17
vasos deferentes, 16-7, 19-20, 176
vesículas seminais, 16-7, 19-20, 110, 149, 176
vitaminas, 123

W

Walker, Thompson, 136

Y

Young, Hugh, 142

GRÁFICA PAYM
Tel. (011) 4392-3344
paym@terra.com.br